Ventilação Mecânica em Medicina Veterinária

Durante o processo de edição desta obra, foram tomados todos os cuidados para assegurar a publicação de informações técnicas precisas e atualizadas conforme lei, normas e regras de órgãos de classe aplicáveis à matéria, incluindo códigos de ética, bem como sobre práticas geralmente aceitas pela comunidade acadêmica e/ou técnica, segundo a experiência das editoras da obra, pesquisa científica e dados existentes até a data da publicação. As linhas de pesquisa ou de argumentação das editoras, assim como suas opiniões, não são necessariamente as da Editora, de modo que esta não pode ser responsabilizada por quaisquer erros ou omissões desta obra que sirvam de apoio à prática profissional do leitor.

Do mesmo modo, foram empregados todos os esforços para garantir a proteção dos direitos de autor envolvidos na obra, inclusive quanto às obras de terceiros, imagens e ilustrações aqui reproduzidas. Caso algum autor se sinta prejudicado, favor entrar em contato com a Editora.

Finalmente, cabe orientar o leitor que a citação de passagens da obra com o objetivo de debate ou exemplificação ou ainda a reprodução de pequenos trechos da obra para uso privado, sem intuito comercial e desde que não prejudique a normal exploração da obra, são, por um lado, permitidas pela Lei de Direitos Autorais, art. 46, incisos II e III. Por outro, a mesma Lei de Direitos Autorais, no art. 29, incisos I, VI e VII, proíbe a reprodução parcial ou integral desta obra, sem prévia autorização, para uso coletivo, bem como o compartilhamento indiscriminado de cópias não autorizadas, inclusive em grupos de grande audiência em redes sociais e aplicativos de mensagens instantâneas. Essa prática prejudica a normal exploração da obra pelo seu autor, ameaçando a edição técnica e universitária de livros científicos e didáticos e a produção de novas obras de qualquer autor.

Editora Manole

Ventilação Mecânica em Medicina Veterinária

EDITORAS
Aline Ambrósio
Denise Fantoni

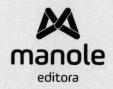

manole
editora

Copyright © Editora Manole Ltda., 2023, por meio de contrato com as editoras.

Produção editorial: EBK Projetos Editoriais/Elke Braga Kropotoff
Diagramação: 3Pontos Apoio Editorial Ltda/Andréa Del Arco Esposito
Projeto gráfico e Capa: Departamento de Arte da Editora Manole
Ilustrações: Eduardo Borges e 3Pontos Apoio Editorial Ltda.

CIP-BRASIL. CATALOGAÇÃO NA PUBLICAÇÃO
SINDICATO NACIONAL DOS EDITORES DE LIVROS, RJ

V576

Ventilação mecânica em medicina veterinária / editoras Denise Tabacchi Fantoni, AlineMagalhães Ambrósio. - 1. ed. - Barueri [SP] : Manole, 2023.   264 p. ; 24 cm.

ISBN 9786555768275

1. Respiradores (Medicina) - Medicina veterinária. 2. Respiração artificial -Medicina veterinária. I. Fantoni, Denise Tabacchi. II. Ambrósio, Aline Magalhães.

23-83895

CDD: 615.8362
CDU: 615.816:636.09

Gabriela Faray Ferreira Lopes - Bibliotecária - CRB-7/6643
10/05/2023   15/05/2023

Todos os direitos reservados.
Nenhuma parte deste livro poderá ser reproduzida, por qualquer processo,
sem a permissão expressa dos editores.
É proibida a reprodução por fotocópia.

A Editora Manole é filiada à ABDR – Associação Brasileira de Direitos Reprográficos.

1ª Edição – 2023
Editora Manole Ltda.
Alameda Rio Negro, 967 – cj 717
Barueri – SP – Brasil
CEP 06454-000
Fone: (11) 4196-6000
www.manole.com.br | https://atendimento.manole.com.br/

Impresso no Brasil | *Printed in Brazil*

Sobre os editores

ALINE MAGALHÃES AMBRÓSIO

Professora Associada da Faculdade de Medicina Veterinária e Zootecnia da Universidade de São Paulo (FMVZ-USP). Mestrado e Doutorado em Clínica Cirúrgica Veterinária pela FMVZ--USP. Pós-Doutorado pela Universidade da Flórida. Professora Coordenadora e Orientadora do Programa de Pós-Graduação em Clínica Cirúrgica Veterinária da FMVZ-USP. Professora responsável pela primeira e única Disciplina de Pós-Graduação em Assistência Ventilatória Mecânica na Medicina Veterinária brasileira. Professora responsável pelo Serviço de Anestesia do Departamento de Cirurgia do Hospital Veterinário da FMVZ-USP. Professora Coordenadora do Curso de Especialização em Anestesia, Dor e Terapia Intensiva da FMVZ-USP. Professora Coordenadora do Programa de Aperfeiçoamento em Anestesiologia da FMVZ-USP. Editora da edição especial do periódico internacional Frontiers in Veterinary Science: Veterinary Emergency and Critical Care Medicine - Mechanical Ventilation in Anesthesia and Critical Care Patients vols. I and II.

DENISE TABACCHI FANTONI

Graduação em Medicina Veterinária pela Faculdade de Medicina Veterinária e Zootecnia da Universidade de São Paulo (FMVZ-USP). Mestrado em Patologia Experimental e Comparada pelo Departamento de Patologia da FMVZ-USP. Doutorado em Cirurgia (Clínica Cirúrgica Veterinária) pela FMVZ-USP. Professora Titular do Departamento de Cirurgia da FMVZ-USP. Vice-Diretora da FMVZ-USP. Professora responsável pela disciplina de Pós-Graduação, Assistência Ventilatória Mecânica, juntamente com a Professora Aline Ambrósio. Vice-Responsável pelo Serviço de Anestesia do Departamento de Cirurgia do Hospital Veterinário da Faculdade de Medicina Veterinária e Zootecnia da Universidade de São Paulo (FMVZ-USP). Vice-Coordenadora do Curso de Especialização em Anestesia, Dor e Terapia Intensiva da FMVZ-USP. Vice-Coordenadora do Programa de Aperfeiçoamento em Anestesiologia da FMVZ-USP. Editora da edição especial do periódico internacional Frontiers in Veterinary Science: Veterinary Emergency and Critical Care Medicine – Mechanical Ventilation in Anesthesia and Critical Care Patients vols. I e II. Vice-Diretora da FMVZ-USP.

Sobre os colaboradores

Alembert Eistein Lino Alvarado
Engenheiro Eletrônico. Mestre em Engenharia Biomédica, Laboratório de Engenharia Biomédica da Escola Politécnica da Universidade de São Paulo (USP).

Ana Flávia Sanchez
Graduação pela Universidade do Norte do Paraná (UNOPAR). Mestre em Ciências pela Faculdade de Medicina Veterinária e Zootecnia da Universidade de São Paulo (*FMVZ-USP*). Especialização *lato sensu* em Anestesia pela *FMVZ-USP*. Colaboradora no Serviço de Anestesiologia do Centro Veterinário Cães e Gatos, Osasco, São Paulo.

André Martins Gimenes
Graduação em Medicina Veterinária pela Universidade Estadual Paulista Júlio de Mesquita Filho (Unesp). Especialização em Cirurgia e Anestesiologia pela Unesp. Mestrado em Medicina Veterinária, área de concentração Anestesiologia, pela Unesp. Doutorado em Ciências, área de concentração Cardiologia, pela Universidade de São Paulo (USP). Professor do Departamento de Clínica Médica da Faculdade de Medicina Veterinária e Zootecnia da Universidade de São Paulo (FMVZ-USP). Coordenador dos cursos de Especialização em Cardiologia do Instituto PAV, São Paulo. Responsável pelo Serviço de Cardiologia do Hospital Veterinário Taquaral, Campinas.

Carina Outi Baroni
Graduação em Medicina Veterinária pela Faculdade de Medicina Veterinária e Zootecnia da Universidade de São Paulo (FMVZ-USP). Sócia-Fundadora da Baroni-Massad Cursos Veterinários. Título de Especialista em Diagnóstico por Imagem. Membro do Colégio Brasileiro de Radiologia Veterinária (CBRV). Sócia da Associação Brasileira de Radiologia Veterinária (ABRV). Mestre pela Faculdade de Medicina Veterinária e Zootecnia da Universidade de São Paulo (FMVZ-USP) com ênfase em Radiologia Digital do Tórax. Doutora pela FMVZ-USP com ênfase em Tomografia Computadorizada e Angiotomografia Computadorizada. Profa. Dra. da Baroni-Massad Cursos Veterinários. Profa. Dra. da FMVZ-USP (cargo temporário com período vigente em 2022). Colaboradora no Centro Veterinário Cães e Gatos 24h/Osasco, São Paulo.

Cristiane Luchesi de Mello Morais
Graduação em Medicina Veterinária pela Faculdade de Medicina Veterinária e Zootecnia da Universidade de São Paulo (FMVZ-USP). Doutorado em Anestesiologia (Ventilação Mecânica Experimental) na Faculdade de Medicina da USP (FM-USP). Pós-Doutoranda na FMVZ-USP (Ultrassom Pulmonar Intraoperatório). Monitora do Curso de Especialização de Anestesiologia da FMVZ-USP. Professora de Anestesiologia em Medicina Veterinária na Faculdade das Américas (FAM).

Denise Aya Otsuki
Doutorado em Medicina Veterinária pelo Programa de Pós-Graduação em Cirurgia da Faculdade de Medicina Veterinária e Zootecnia da Universidade de São Paulo (FMVZ-USP). Pesquisadora Científica no Laboratório de Anestesiologia (LIM08), Hospital das Clínicas da Faculdade de Medicina da Universidade de São Paulo (HCFMUSP).

Henrique Takachi Moriya

Doutor em Engenharia Biomédica. Professor Associado, Laboratório de Engenharia Biomédica na Escola Politécnica da Universidade de São Paulo (USP).

João Henrique Neves Soares

Department of Surgical and Radiological Sciences, School of Veterinary Medicine, University of California, Davis.

Keila Kazue Ida

Graduação em Medicina Veterinária pela Universidade Estadual de Londrina (UEL). Residência de Clínica Médica de Equinos e Cirurgia de Grandes Animais na Faculdade de Medicina Veterinária e Zootecnia da Universidade de São Paulo (FMVZ-USP). Mestrado pela FMVZ-USP. Doutorado pela Faculdade de Medicina da USP (FM-USP) com período sanduíche na University College London, Reino Unido. Após completar o treinamento de residência do European College of Veterinary Anaesthesia and Analgesia (ECVAA) na Université de Liège, Bélgica, foi aprovada no exame de certificação, conquistando o título de ECVAA Diplomate e EBVS® European Specialist in Veterinary Anaesthesia and Analgesia. Professora Clínica Assistente de Anestesiologia na Texas A&M University, EUA.

Marco Aurélio Amador Pereira

Graduação em Medicina Veterinária pela Universidade Federal Fluminense (UFF). Residência em Medicina Veterinária pela UFF (ênfase em Anestesiologia Veterinária). Especialização em Anestesiologia Veterinária pela Faculdade de Medicina Veterinária e Zootecnia da Universidade de São Paulo (FMVZ-USP). Mestrado em Clínica Cirúrgica Veterinária pela FMVZ-USP (ênfase em Anestesiologia). Doutorando em Clínica Cirúrgica Veterinária pela FMVZ-USP (ênfase em Anestesiologia). Colaborador do Ambulatório de Dor e Cuidados Paliativos da FMVZ-USP. Coordenador do Serviço de Anestesia dos Hospitais 4cats. Membro da equipe de anestesia do ENDOSCOPET.

Melissa Luiza Couto Bueno

Graduação em Medicina Veterinária pela Universidade Federal de Minas Gerais (UFMG). Residência em Anestesiologia Veterinária em Animais de Companhia pela UFMG. Mestranda no Programa de Engenharia Biomédica da Universidade Federal do Rio de Janeiro (PEB-UFRJ). Professora convidada no programa de Especialização em Anestesiologia Veterinária na Pontifícia Universidade Católica de Minas Gerais (PUC-MG).

Renata Ramos Rodrigues

Graduação em Medicina Veterinária pela Faculdade de Medicina Veterinária e Zootecnia da Universidade de São Paulo (FMVZ-USP). Aperfeiçoamento em Anestesiologia pela FMVZ-USP. Especialização em Anestesiologia Veterinária pela FMVZ-USP. Mestre em Ciências pelo Programa de Clínica Cirúrgica da FMVZ-USP.

Suzane Lilian Beier

Graduação em Medicina Veterinária pela Universidade do Estado de Santa Catarina (UDESC). Residência em Anestesiologia Veterinária pela Universidade Estadual Paulista Júlio de Mesquita Filho (FMVZ-UNESP). Mestrado em Anestesiologia pela Universidade Estadual Paulista Júlio de Mesquita Filho (FMB-UNESP). Doutorado em Anestesiologia pela Universidade Estadual Paulista Júlio de Mesquita Filho (FMB-UNESP). Professora Adjunta de Anestesiologia Veterinária na Escola de Veterinária da Universidade Federal de Minas Gerais (UFMG).

Dedicatória

Aos meus amados pais, Carmen Lúcia e Oswaldo, que sempre foram meus pilares e inspiração. Seu amor inabalável, orientação e sacrifícios abriram o caminho para eu perseguir meus sonhos e alcançar meus objetivos. Sua sabedoria e valores foram instilados em mim e continuarão a me guiar em todos os aspectos da minha vida. Este livro é uma prova de seu amor incondicional e fé em mim, e eu o dedico a vocês de todo o coração.

Ao meu querido filho Enzo, você é a luz da minha vida e a razão da minha existência. Você trouxe imensa alegria e felicidade ao meu mundo, e vê-lo crescer e florescer me enche de imenso orgulho e gratidão. Ao embarcar em sua própria jornada, que este livro sirva como um lembrete do legado e dos valores que espero transmitir a você. Lembre-se sempre de que você é amado além da medida e seu potencial é ilimitado. Este livro é dedicado a você, meu querido Enzo, com todo meu amor e carinho.

Aline Magalhães Ambrósio

À memória de meu amado pai, Carlo Fantoni, que me inspirou com sua sabedoria, força e bondade. Seu amor incondicional e orientação sempre estarão comigo, e este livro é dedicado a você com profunda reverência e afeição.

À minha querida mãe, Egle Tabacchi Fantoni, seu amor e apoio inabaláveis têm sido uma fonte constante de inspiração e motivação. Sua bondade, resiliência e compaixão me transformaram na pessoa que sou hoje, e sou eternamente grata. Este livro é dedicado a você, minha querida mãe, com sincera gratidão e amor.

À memória de minha querida avó, Maria Olívia Fernandes Tabacchi, cuja graça, elegância e sabedoria continuam a me inspirar. Seu legado de trabalho árduo, fé e amor sempre estarão comigo, e este livro é dedicado a você com profunda reverência e afeição.

Ao meu querido marido, José Otávio Costa Auler Jr, seu apoio, incentivo e amor inabaláveis têm sido minha luz guia. Sua força, paciência e bondade têm sido uma fonte constante de inspiração e motivação. Este livro é dedicado a você, meu querido marido, com profunda gratidão e amor.

À minha preciosa filha, Manuela Fantoni Auler, você é a alegria da minha vida e a luz do meu mundo. Sua curiosidade, criatividade e amor por aprender me inspiram todos os dias. À medida que você cresce e floresce, que este livro sirva como um lembrete dos valores e do legado que espero transmitir a você. Este livro é dedicado a você, minha querida Manu, com todo o meu amor e orgulho.

Denise Tabacchi Fantoni

Agradecimentos

Queremos expressar nossa sincera gratidão aos nossos alunos, pois foram a principal inspiração para iniciarmos a produção desta obra. Esperamos que este livro sirva como um recurso valioso para vocês, enquanto continuam em sua jornada de descobertas e aprendizado. A verdadeira educação não é apenas adquirir conhecimento, mas também despertar paixão e curiosidade pelo aprendizado. Que este livro seja uma das ferramentas para um ensino que os inspire e estimule a buscar conhecimento e continuar aprendendo ao longo de suas vidas.

Aos animais que nos motivam a estudar cada dia mais, agradecemos pelas valiosas lições que nos ensinaram sobre a importância de tratar todos os seres vivos com compaixão e respeito.

À Faculdade de Medicina Veterinária e Zootecnia da Universidade de São Paulo (FMVZ--USP) por nos acolher e nos proporcionar condições para crescermos como profissionais. O Serviço de Anestesia é um parceiro fundamental para o nosso sucesso.

Gostaríamos de agradecer imensamente as contribuições de nossos colaboradores, que nos ajudaram na árdua tarefa de escrever os capítulos deste livro. Sua experiência e trabalho intenso possibilitaram a apresentação magistral do material.

Agradecemos aos funcionários, residentes e médicos veterinários do Serviço de Anestesia da FMVZ-USP que nos deram todo o suporte necessário durante a elaboração deste trabalho. Não poderíamos ter feito isso sem a ajuda deles.

Por fim, à Editora Manole por acreditar em nosso projeto e o tornar realidade, agradecemos profundamente o apoio e a confiança em nós depositados. Esperamos que este livro seja um recurso valioso para qualquer pessoa interessada no campo da anestesia e ventilação mecânica em Medicina Veterinária.

Com gratidão,

Aline Magalhães Ambrósio
Denise Tabacchi Fantoni

Prefácio

Prefaciar uma obra literária é sempre um privilégio e uma enorme satisfação. Apenas aqueles que se propõem a construir um temário e seguir em frente com um livro, selecionar colaboradores, revisar centenas de páginas, sabem o enorme esforço que isso representa. No caso presente esta obra de extraordinária envergadura, tem características especiais. Um tratado de ventilação mecânica no âmbito da Medicina Veterinária significa um extraordinário feito. Demostra o progresso dessa especialidade em relação à anestesia geral, acesso as vias aéreas e ventilação mecânica durante a anestesia, além dos cuidados intensivos nas últimas décadas, em muitas situações equivalendo-se conceitualmente ao que se pratica atualmente na anestesiologia e na medicina intensiva em seres humanos. Em paralelo este tema que já é muito específico, acrescenta uma dificuldade inerente à Medicina Veterinária, pois abrange diferentes espécies, com anatomia e fisiologia diversas o que exige conhecimento ímpar.

Nestes 21 capítulos que compõem esta obra literária, primorosamente escrita pelas editoras Professoras Doutoras Aline Ambrósio e Denise Fantoni, alicerçadas em décadas de experiência e publicações neste campo, trouxeram esta excelente contribuição para a Medicina Veterinária, que tem apresentado um fantástico progresso, principalmente nesta área do saber.

Felicito as editoras e colaboradores, assim como a Faculdade de Medicina Veterinária e Zootecnia da Universidade de São Paulo pelas docentes do seu quadro de professores. Mais uma grandiosa obra literária que vai contribuir, com certeza, para a melhoria da técnica de ventilação mecânica no âmbito da Medicina Veterinária.

Professor Dr. José Otávio Costa Auler Junior
Professor Titular da Faculdade de
Medicina da Universidade de São Paulo
Departamento de Cirurgia – Disciplina de Anestesiologia

Apresentação

A obra atual sobre ventilação mecânica em Medicina Veterinária é pioneira no Brasil. As editoras, Aline Magalhães Ambrósio, professora Associada do Departamento de Cirurgia da FMVZ-USP e Denise Tabacchi Fantoni, professora Titular do Departamento de Cirurgia da FMVZ-USP, são as precursoras dos primeiros trabalhos brasileiros publicados em periódicos internacionais sobre o tema tanto em cães como em equinos, e agora trazem o assunto de forma didática e de fácil compreensão aos alunos e profissionais que almejam aprender e se aprimorar na ventilação mecânica. O livro contém 21 capítulos divididos em 5 seções que abordam os aspectos fundamentais necessários para embasar a realização da ventilação mecânica com segurança e efetividade. As seções começam abordando fisiologia respiratória, manejo da ventilação na anestesia e UTI, incluindo as diferentes modalidades, a monitoração e finalizando com a ventilação em procedimentos especiais e retirada ou desmame da ventilação mecânica.

O conteúdo é abordado com profundidade e engloba os resultados dos últimos estudos publicados internacionalmente, além das publicações das próprias autoras e suas experiências clínicas na rotina hospitalar.

Aline Magalhães Ambrósio
Denise Tabacchi Fantoni

Súmário

SEÇÃO 1

FISIOLOGIA RESPIRATÓRIA APLICADA À VENTILAÇÃO MECÂNICA 1

CAPÍTULO 1 **Mecânica Ventilatória** 2
João Henrique Neves Soares

CAPÍTULO 2 **Trocas Gasosas**...28
João Henrique Neves Soares
Melissa Luiza Couto Bueno

CAPÍTULO 3 **Efeitos Pulmonares da Ventilação Mecânica**................................56
Aline Magalhães Ambrósio

CAPÍTULO 4 **Efeitos Cardiovasculares da Ventilação Mecânica**.......................63
Denise Tabacchi Fantoni

SEÇÃO 2

MANEJO VENTILATÓRIO NA ANESTESIA E UNIDADE DE TERAPIA INTENSIVA 69

CAPÍTULO 5 **Princípio de Funcionamento dos Ventiladores Mecânicos** 70
Alembert Eistein Lino Alvarado
Henrique Takachi Moriya

CAPÍTULO 6 **Sedação e Anestesia durante Ventilação Mecânica**.......................84
Suzane Lilian Beier
Aline Magalhães Ambrósio
Denise Tabacchi Fantoni

CAPÍTULO 7 **Manobras de Recrutamento Alveolar e Pressão Positiva no Final da Expiração**...95
Aline Magalhães Ambrósio

CAPÍTULO 8 **Estratégia de Ventilação Protetora Pulmonar – Alto × Baixo Volume Corrente**..104
Aline Magalhães Ambrósio

XVIII VENTILAÇÃO MECÂNICA EM MEDICINA VETERINÁRIA

SEÇÃO 3

MONITORAÇÃO DA VENTILAÇÃO MECÂNICA   109

CAPÍTULO 9   Oximetria de Pulso, Capnografia e Capnografia Volumétrica 110
Denise Aya Otsuki
Aline Magalhães Ambrósio

CAPÍTULO 10   Exame Radiográfico do Tórax e Tomografia Computadorizada. 118
Ana Flávia Sanchez
Carina Outi Baroni

CAPÍTULO 11   Hemogasometria.. 127
Cristiane Luchesi de Mello Morais
Aline Magalhães Ambrósio

CAPÍTULO 12   Tomografia por Impedância Elétrica Pulmonar........................... 132
Aline Magalhães Ambrósio

CAPÍTULO 13   Ultrassom Pulmonar.. 144
Cristiane Luchesi de Mello Morais
Aline Magalhães Ambrósio

CAPÍTULO 14   Hemodinâmica 155
Denise Tabacchi Fantoni
Marco Aurélio Amador Pereira

SEÇÃO 4

VENTILAÇÃO MECÂNICA EM PROCEDIMENTOS ESPECIAIS   165

CAPÍTULO 15   Trauma Torácico: Hérnia Diafragmática, Pneumotórax e Contusão
Pulmonar 166
Renata Ramos Rodrigues
Aline Magalhães Ambrósio

CAPÍTULO 16   Paciente Neurológico.. 173
Keila Kazue Ida

CAPÍTULO 17   Edema Pulmonar Cardiogênico e não Cardiogênico 186
Denise Tabacchi Fantoni
André Martins Gimenes

CAPÍTULO 18   Síndrome da Angústia Respiratória Aguda – SARA 201
Denise Tabacchi Fantoni

CAPÍTULO 19 **Paciente Obeso**..208

Cristiane Luchesi de Mello Morais

CAPÍTULO 20 **Ventilação Mecânica em Equinos**.................................. 217

Aline Magalhães Ambrósio

SEÇÃO 5

DESMAME OU RETIRADA DO PACIENTE DA VENTILAÇÃO MECÂNICA 225

CAPÍTULO 21 **Desmame ou Retirada do Paciente da Ventilação Mecânica**.... 226

Aline Magalhães Ambrósio

Keila Kazue Ida

SEÇÃO 1

FISIOLOGIA RESPIRATÓRIA APLICADA À VENTILAÇÃO MECÂNICA

CAPÍTULO 1

Mecânica Ventilatória

João Henrique Neves Soares

INTRODUÇÃO

A mecânica ventilatória descreve as forças que movem os pulmões e a parede torácica, e as impedâncias responsáveis pelo processo de entrada e saída de ar dos pulmões. Para isso, refere-se ao estudo da função pulmonar por meio da mensuração de fluxo ($\dot{V}$) e pressão (P). A partir dessas duas variáveis, diversos índices de função pulmonar podem ser obtidos, por exemplo, volume (V), complacência (C), resistência (R), e trabalho respiratório (W). O monitoramento da mecânica ventilatória é fundamental para o ajuste racional das variáveis ventilatórias com resultados importantes no desfecho clínico; por isso, é sempre recomendado para pacientes em ventilação mecânica.[1] O conhecimento da mecânica do sistema respiratório (SR) e seus componentes, pulmões e parede torácica, é essencial para o entendimento e a correta interpretação da interação entre o paciente e o ventilador. Neste capítulo, serão abordados aspectos da mecânica ventilatória de relevância para a ventilação de animais domésticos nas circunstâncias clínicas de anestesia e terapia intensiva. Para mais detalhes sobre mecânica ventilatória básica, o leitor deve consultar livros-textos de referência em fisiologia respiratória.[2,3]

VENTILAÇÃO PULMONAR

A ventilação pulmonar é o movimento cíclico de entrada e saída de ar dos pulmões gerado pela diferença de pressões entre os alvéolos e o meio externo. O ciclo ventilatório se divide nos semiciclos inspiratório e expiratório.

A inspiração espontânea é um processo ativo normalmente gerado pela musculatura inspiratória. O principal músculo da inspiração é o diafragma, o qual tem um formato de cúpula e separa a cavidade torácica da abdominal. O diafragma é inervado pelos nervos frênicos direito e esquerdo, que, em cães, gatos e cavalos, têm sua origem principal nos nervos espinhais C5, C6 e C7. Além do diafragma, os músculos intercostais externos também auxiliam na inspiração durante o repouso e são inervados pelos nervos intercostais. A contração dos músculos inspiratórios aumenta as dimensões dos eixos craniocaudal e dorsoventral da cavidade torácica, o que gera queda da pressão pleural (P_{pl}) e alveolar (P_{alv}), e promove o movimento de ar de fora para dentro dos pulmões. Em condições de inspiração forçada, como durante o exercício ou hipoxemia, os músculos acessórios da inspiração (escaleno, esternomastóideo e extensores espinais) entram em ação para aumentar a eficiência inspiratória.

Em condições de ventilação controlada, o ventilador é responsável por gerar o trabalho inspiratório. Além disso, em situações de ventilação assistida, a inspiração resulta da combinação de esforços do paciente e do ventilador.

Por outro lado, a expiração em condição de repouso é um fenômeno passivo na maioria dos mamíferos, tanto na respiração espontânea quanto na controlada. Durante o relaxamento da musculatura inspiratória, o recuo elástico dos pulmões e da parede torácica causa o aumento da P_{pl} e P_{alv}, que gera o movimento de saída de ar dos pulmões. Em condições de esforço respiratório aumentado, a expiração é auxiliada pela atividade muscular, principalmente da musculatura abdominal (músculos: reto abdominal, abdominal externo, abdominal interno e transverso abdominal) e dos músculos intercostais internos.

Os equinos adultos apresentam uma estratégia ventilatória em repouso diferente da dos outros mamíferos domésticos, na qual tanto a inspiração quanto a expiração apresentam uma fase ativa e outra passiva, coordenadas pela atividade da musculatura respiratória.[4] Essa diferença parece ser decorrente do fato de o diafragma dos equinos ter sua inserção dorsal mais caudal que em outras espécies, o que faz com que grande parte do pulmão destes animais se localize dorsalmente ao abdome e demande esforço muscular ao final de expiração para esvaziar a parte mais caudal dos pulmões e não necessite de atividade muscular no início da inspiração.[5] Essa fase ativa da expiração dos equinos é abolida pelos anestésicos gerais.

VOLUMES E CAPACIDADES PULMONARES

O volume de ar contido nos pulmões pode ser dividido em diferentes volumes e capacidades de importância, tanto para a mecânica ventilatória como para a troca gasosa (**Figura 1**). O volume de ar movimentado durante um ciclo ventilatório é chamado volume corrente (V_T), o qual, junto com a frequência respiratória (f_R), é responsável pela ($PaCO_2$) no sangue arterial.

> Volume Corrente (V_T): volume inspirado ou expirado durante o ciclo respiratório.
>
> Volume Minuto (VM): volume inspirado ou expirado durante 1 minuto.
>
> $$VM = V_T \times f_R$$

O V_T é uma pequena fração da capacidade pulmonar total (CPT). Ao final de uma expiração forçada a seu máximo, o volume contido nos pulmões é denominado volume residual (VR). O volume pulmonar entre o final de uma expiração em repouso e a expiração forçada máxima chama-se volume de reserva expiratório (VRE). A soma do VRE e VR é denominada capacidade residual funcional (CRF), a qual consiste no volume mantido nos pulmões ao final de uma expiração não forçada e tem papel fundamental na troca gasosa. A CRF é mantida pela interrelação das propriedades elásticas dos pulmões e da parede torácica, e provê uma reserva de O_2 para manter a troca gasosa. Aumentos na pressão abdominal, por exemplo, durante a gestação, relaxamento da parede torácica durante a anestesia ou aumento do conteúdo de líquido extravascular nos pulmões pela síndrome da angústia respiratória aguda (SARA) são exemplos de situações clínicas relacionadas com diminuição da CRF e, por

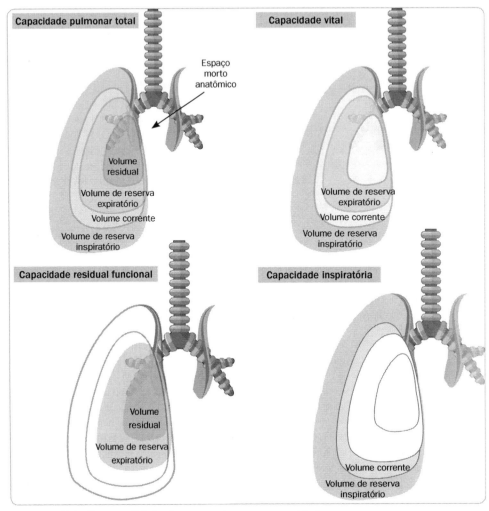

FIGURA 1 Pulmão com divisão de seus volumes e capacidades.
Fonte: Elaborada pelo autor.

conseguinte, com implicações importantes na troca gasosa, principalmente do O_2. Apesar de o VR ser o menor volume pulmonar no SR intacto, em casos de pneumotórax aberto, como em toracotomias ou trauma torácico, o volume pulmonar chega ao seu menor volume possível, chamado volume mínimo ($V_{mín}$). Os pulmões nunca se esvaziarão completamente, pois as vias aéreas pequenas sempre colapsam antes do completo esvaziamento alveolar. Ao final de uma inspiração forçada máxima, os pulmões alcançam sua CPT, a qual é a soma de todos os volumes pulmonares. O volume pulmonar entre o V_T e a CPT é denominado volume de reserva inspiratório (VRI), portanto:

$$CPT = VR + VRE + V_T + VRI$$

Ao alcançar a CPT, qualquer tentativa de incrementos no volume pulmonar vai gerar excessivo aumento da P_{alv}, podendo causar ruptura alveolar, chamado barotrauma. A soma dos volumes pulmonares passíveis de movimentação durante a ventilação normal ou forçada é chamada de capacidade vital (CV), portanto:

$$CV = VRE + VT + VRI$$

A capacidade de fechamento (CF) é o volume pulmonar acima do VR (normalmente abaixo da CRF) em que começa a ocorrer o fechamento das vias aéreas pequenas impedindo a ventilação distal a estas. A CF aumenta em indivíduos idosos, durante a anestesia e em doenças pulmonares. Quando a CF é maior que a CRF, os pulmões tendem ao fechamento das vias aéreas pequenas e atelectasia. Nessa condição de CF > CRF, a utilização de pressão positiva ao final da expiração (PEEP) durante a ventilação mecânica aumenta a CRF, minimiza o colapso das vias aéreas pequenas, e melhora as trocas gasosas pulmonares.

VARIÁVEIS BÁSICAS PARA O ESTUDO DA MECÂNICA VENTILATÓRIA

Pressão

As pressões de interesse para a mecânica ventilatória estão relacionadas a pressão motriz (P_{motriz}) do SR e seus componentes, pulmões e parede torácica (**Figura 2**), normalmente medidas em cmH_2O.

A P_{motriz} do SR é a pressão de vias aéreas (P_{va}), a da parede torácica é a pressão pleural (P_{pl}), e a dos pulmões é a pressão transpulmonar (P_{tp}), calculada pela diferença entre P_{va} e P_{pl}:

$$P_{tp} = P_{va} - P_{pl}$$

Esse conceito será aplicado na partição da mecânica ventilatória em seus componentes, parede torácica e pulmões.

P_{va}: A pressão mais comumente medida durante a ventilação mecânica é a P_{va}, a qual deve ser medida preferencialmente o mais próximo possível da sonda endotraqueal. Normalmente, é medida de maneira contínua ao longo do tempo pelos equipamentos de monitoramento da mecânica ventilatória. A P_{va} medida ao final da inspiração e da expiração são chamadas de pressão de pico inspiratório (PPI) e pressão expiratória final (EEP). Por muitas vezes, a EEP utilizada em ventilação mecânica é positiva, e nesse caso chamada de pressão positiva no final da expiração (PEEP).

P_{pl} e P_{eso}: A mensuração direta da P_{pl} requer a introdução de um cateter no espaço pleural e apresenta dificuldades técnicas e complicações que limitam seu uso clínico ou experimental. Entretanto, a P_{pl} pode ser estimada a partir da pressão esofágica (P_{eso}), a qual é medida por meio de um balão esofágico acoplado a um cateter rígido conectado a um transdutor de pressão. Além desse método, a P_{eso} pode ser medida por meio de um cateter rígido preenchido ou não com solução salina.[6] De modo geral, o posicionamento do cateter esofágico para adequada estimativa da P_{pl} não é um processo simples, e muitas vezes os valores de P_{eso} obtidos são questionáveis. Por esse motivo, a P_{eso} não é comumente utilizada clinicamente. No entanto, há um interesse crescente em monitorar clinicamente a mecânica de parede torácica e dos pulmões separadamente para melhor entendimento da mecânica ventilatória e o ajuste mais adequado das variáveis ventilatórias, a fim de minimizar a lesão pulmonar induzida pela ventilação (VILI). O correto posicionamento do balão esofágico é verificado por uma manobra de oclusão breve das vias aéreas e a medida simultânea da P_{eso} e P_{va}. Durante essa manobra, a variação dessas duas pressões deve ser idêntica quando a parede torácica é comprimida externamente no paciente sem esforço respiratório, ou durante o ciclo ventilatório no paciente em

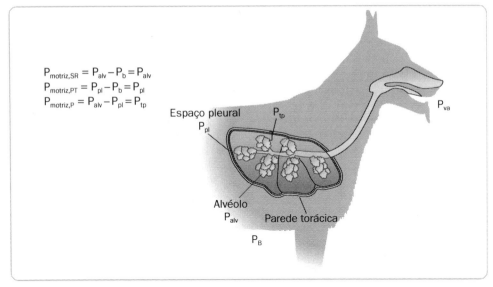

FIGURA 2 Sistema respiratório de um cão e pressões motrizes de interesse para o estudo da mecânica ventilatória. A pressão motriz de sistema respiratório ($P_{motriz,SR}$), pulmões ($P_{motriz,P}$) e parede torácica ($P_{motriz,PT}$) são suas respectivas pressões transmurais (diferença de pressão entre o interior de uma cavidade e o exterior circundante).

P_{va}: pressão de vias aéreas; P_{alv}: pressão alveolar;* P_{pl}: pressão pleural; P_{tp}: pressão transpulmonar; P_b: pressão na superfície corporal = 0 cmH$_2$O.

*A P_{alv} é obtida pela mensuração da P_{va} ao final de uma pausa no fluxo de ar no sistema respiratório e equilíbrio das pressões intrapulmonares.

Fonte: Elaborada pelo autor.

ventilação espontânea.[7] A adequada medida da P_{eso} é fundamental para as medidas de mecânica, não somente da parede torácica, mas também dos pulmões, pois faz parte do cálculo da P_{tp}.

Fluxo

Em ventilação espontânea, o fluxo inspiratório depende das pressões geradas pela musculatura inspiratória e das propriedades mecânicas do SR. Já durante a ventilação mecânica, o ventilador gera o fluxo inspiratório de acordo com os ajustes escolhidos pelo usuário.

O fluxo inspiratório durante a ventilação espontânea no repouso tende a ter um formato sinusoidal, enquanto aquele gerado pelo ventilador vai depender do modo ventilatório selecionado. Normalmente, a ventilação controlada a volume apresenta uma onda de fluxo constante durante a inspiração, enquanto a ventilação controlada a pressão tem um pico de fluxo inicial seguido de queda exponencial (**Figura 3**).

O fluxo expiratório ocorre passivamente e depende do recuo elástico e da resistência dos pulmões e parede torácica, independente do modo ventilatório. O pico de fluxo expiratório ocorre logo no início da expiração e é seguido por sua diminuição exponencial até chegar a zero, antes de uma nova inspiração. Caso uma nova inspiração ocorra antes de o fluxo expiratório chegar a zero durante a ventilação, ocorrerá o acúmulo progressivo de volume nos pulmões que pode gerar a chamada PEEP intrínseca (PEEP$_{int}$).

A medida do $\dot{V}$ sofre influência significante da composição dos gases utilizados. Por isso, a maioria dos equipamentos de moni-

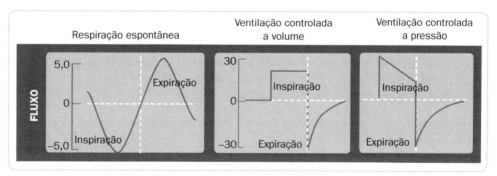

FIGURA 3 Fluxos inspiratórios conforme o tipo de ventilação.
Fonte: Elaborada pelo autor.

toramento clínico de mecânica ventilatória conta com mecanismos de autocorreção das medidas de $\dot{V}$ de acordo com a fração de O_2 e anestésicos inalatórios utilizados, seja pela medida direta dos gases, seja pela entrada desses dados no monitor pelo usuário.

Volume

O volume (V) movimentado durante o ciclo ventilatório é normalmente calculado pela integração do sinal do fluxo ($\dot{V}$) ao longo do tempo. O V_T será, portanto, influenciado pelo $\dot{V}$ e tempo inspiratório (T_{ins}) gerados pelo paciente em ventilação espontânea, pelo ventilador em ventilação controlada, ou pela combinação dos dois na ventilação assistida. Além disso, erros na medida do $\dot{V}$ vão também afetar o V. Durante o ciclo ventilatório normal, o volume de ar inspirado é sempre um pouco maior que o expirado, dado o fato de o volume de O_2 absorvido nos alvéolos durante a troca gasosa ser um pouco maior que o volume de CO_2 eliminado. Essa diferença é normalmente menor que 5%, e valores maiores que este são indicativos de vazamento no circuito de ventilação, comumente no *cuff* da sonda endotraqueal, ou de problemas na medida do $\dot{V}$. A maioria dos equipamentos de monitoramento utiliza o volume expiratório para os cálculos da mecânica ventilatória. A **Figura 4** apresenta os gráficos de pressão, fluxo e volumes durante a ventilação controlada a volume ou controlada a pressão em um gato anestesiado.

PROPRIEDADES MECÂNICAS DO SISTEMA RESPIRATÓRIO E SEUS COMPONENTES

As forças elásticas e resistivas são as propriedades mecânicas mais importantes da mecânica ventilatória; por isso, os fatores que as governam serão descritos com detalhes nas seções seguintes. Para o estudo da mecânica ventilatória, os pulmões e a parede torácica são considerados componentes em série do SR, de forma que as forças elásticas e resistivas do SR equivalem a soma das forças de cada componente.

Forças Elásticas

Os pulmões são considerados estruturas elásticas, os quais, quando isolados do tórax, retraem-se a seu V_{min} devido a seu recuo elástico e à tensão superficial gerada na interface gás-líquido dos alvéolos. Por outro lado, a parede torácica tende a se expandir. O equilíbrio entre as forças de retração pulmonar e expansão torácica no repouso, mantendo a pressão alveolar (P_{alv}) nula, é responsável pela CRF (**Figura 5**). O espaço pleural é um espaço virtual ocupado

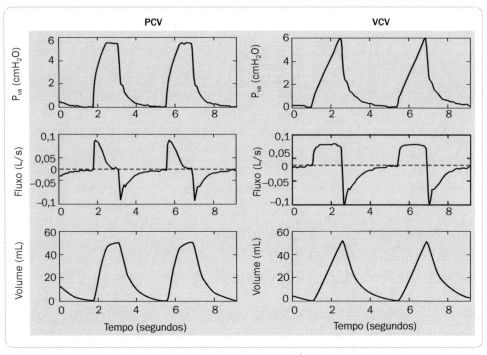

FIGURA 4 Curvas de pressão de vias aéreas (P_{va}), fluxo ($\dot{V}$) e volume (V) durante a ventilação mecânica controlada a pressão (PCV – à esquerda) e a controlada a volume (VCV – à direita) em um gato de 5 kg.
Fonte: Elaborada pelo autor.

por uma pequena camada de líquido interpleural, que ajuda a manter a coesão entre parede torácica e pulmões e sua sincronia durante os movimentos respiratórios. A entrada de ar no espaço pleural que ocorre no pneumotórax impede o coordenado movimento dos pulmões com a parede torácica e favorece a retração pulmonar causando o colapso pulmonar (atelectasia). O pneumotórax aberto é uma condição em que a comunicação da cavidade pleural com o meio externo é grande o suficiente para desacoplar o movimento de parede torácica e pulmões com implicações graves nas trocas gasosas pulmonares, necessitando de intervenção imediata. A toracotomia é o exemplo mais claro de pneumotórax aberto, por isso, a ventilação mecânica é mandatória nesses procedimentos.

Complacência e Elastância

O comportamento elástico do SR e de seus componentes é descrito por suas respectivas complacências ou elastâncias. A relação entre variação de volume (ΔV) e variação de pressão (ΔP) gerada é denominada complacência (C), normalmente expressa em mL/cmH_2O, e descreve quão fácil um sistema se deforma.

$$\text{Complacência} = \Delta V/\Delta P$$

A elastância (E) é o recíproco da complacência, ou seja, é a variação de pressão sobre a variação de volume e descreve quão difícil um sistema se deforma, normalmente é expresso em cmH_2O/L.

$$\text{Elastância} = \Delta P/\Delta V$$

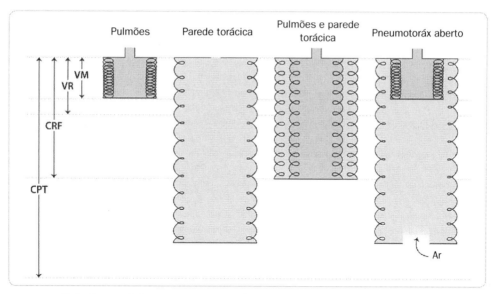

FIGURA 5 Relação mecânica entre parede torácica e pulmões.
VM: volume minuto; VR: volume residual; CRF: capacidade residual funcional; CPT: capacidade pulmonar total.
Fonte: Elaborada pelo autor.

Na literatura médica, a C é mais utilizada para a descrição da mecânica ventilatória que a E. A pressão utilizada para o cálculo da C ou E é a pressão elástica (P_{EL}) de cada componente estudado (SR, pulmões ou parede torácica), obtida pela medida de suas respectivas P_{motriz} na ausência de movimento de ar após o equilíbrio das forças de oposição ao movimento (2 a 5 segundos). Os métodos de avaliação da C de SR (C_{SR}), pulmões (C_P) e parede torácica (C_{PT}) serão explicados com detalhes a seguir. É esperado que a C_{SR} de um animal maior, como o cavalo, seja maior que a de um gato, ou ainda, que a C_{SR} seja maior em um cão São Bernardo que em um Pinscher miniatura, pois o volume pulmonar é proporcional ao tamanho do indivíduo. Por esse motivo, as complacências respiratórias devem sempre ser normalizadas quando comparações entre indivíduos de tamanho diferentes forem feitas. A divisão pelo peso corporal é o método mais comum de normalização, pois, em mamíferos com escore corporal normal, a relação complacência/peso corporal é linear.[8]

Essa proposta tem uma limitação importante de seu uso clínico quando aplicada em pacientes obesos ou caquéticos. Além do peso corporal, as complacências podem ser normalizadas por outras medidas anatômicas, como o comprimento de coluna vertebral, ou por volumes pulmonares como a CRF ou a CPT. Os valores normais de C_{SR}, C_P e C_{PT} para cães, gatos e cavalos dependem muito do método utilizado e serão discutidos adiante.

Curvas Pressão-Volume

A C_{SR}, C_P e C_{PT} são comumente representadas graficamente por suas respectivas curvas pressão-volume. Nas curvas pressão-volume (P-V), a complacência pode ser avaliada pelo ângulo da curva com o eixo x. A **Figura 6A** mostra uma curva P-V típica de um pulmão sadio. Com o volume pulmonar variando do VR até a CPT, observa-se que a C_P no meio da curva é mais alta que em suas extremidades. É possível ainda identificar um ponto no começo da curva (ponto de inflexão inferior – PII) e outro mais para o

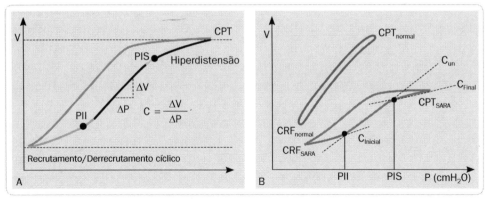

FIGURA 6 Curvas pressão-volume (P-V). **(A)** Curva P-V de um pulmão normal: conforme o volume aumenta no início da inspiração (ramo direito da curva), observa-se que a variação de P é maior que a de V, caracterizando uma região de baixa complacência (atelectasia). O ponto de inflexão inferior (PII) marca o início da região retilínea da curva onde a C atinge seu valor máximo. O ponto de inflexão superior (PIS) marca a região na qual o volume pulmonar se aproxima da capacidade pulmonar total (CPT) em que a C volta a cair. A ventilação em volumes pulmonares abaixo do PII é associada ao recrutamento/colapso alveolar cíclico, enquanto a ventilação em volumes pulmonares acima do PIS gera hiperdistensão alveolar. **(B)** Curva P-V da capacidade residual funcional até a CPT de um pulmão normal (CPT_{normal}) e de um pulmão com SARA (CPT_{SARA}). No pulmão normal a CRF e a CPT são maiores que no pulmão lesado. No pulmão normal, quase não se observam o PII e o PIS, enquanto o pulmão saudável tem esses pontos bem marcados.
Fonte: Elaborada pelo autor.

final (ponto de inflexão superior – PIS), em que a C_P muda mais abruptamente. O PII e o PIS em pulmões saudáveis estão muito próximos da CRF e da TLC, respectivamente. A variação de volume pulmonar durante a ventilação mecânica deve se limitar à região retilínea da curva entre PII e PIS. A **Figura 6B** mostra duas curvas P-V partindo da CRF até a CPT, uma de um pulmão sadio e outra de um pulmão com SARA. É possível observar que as curvas P-V têm um comportamento distinto entre inspiração e expiração, chamado de histerese, resultante do efeito do volume pulmonar na eficácia do surfactante pulmonar, como explicado a seguir.

Tensão Superficial e Surfactante

A interface entre um líquido e o ar é marcada por uma tensão superficial gerada pela força de atração das moléculas de água, que tende a minimizar a área da superfície. A tensão superficial nos alvéolos é um fator importante, que favorece o colapso alveolar. A Lei de Laplace (**Figura 7**) aplicada ao SR descreve que, na presença da tensão superficial, os alvéolos com menor raio se esvaziariam para os de maior raio, por apresentarem maior pressão interna. Sem dúvida, o aumento da tensão superficial alveolar gera grande instabilidade nos pulmões e favorece a atelectasia. No entanto, esse efeito descrito por Laplace é bastante minimizado pela presença do surfactante pulmonar, o qual reduz a tensão superficial alveolar, e é mais eficiente nos alvéolos de menor diâmetro. Apesar de muito utilizada para descrever o efeito da tensão superficial nos alvéolos, a Lei de Laplace tem sérias limitações, pois assume que os alvéolos são perfeitamente esféricos e dispostos como uvas em um cacho e que a tensão superficial é igual em todos os alvéolos, além de negligenciar a interdependência anatômica entre alvéolos adjacentes.[9]

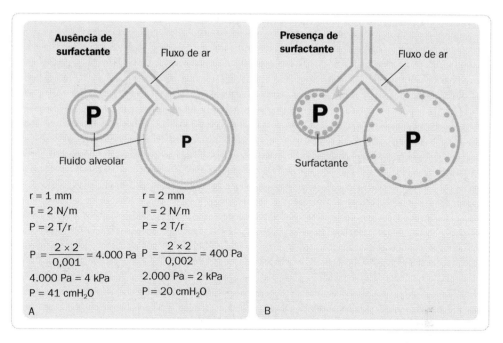

FIGURA 7 Lei de Laplace aplicada a dois alvéolos. Considerando dois alvéolos expostos a mesma tensão (T) de 20 N/m, e o alvéolo **(A)** com raio (r) de 1**(A)** mm e o **(B)** com raio (r) de 2 mm. Segundo a Lei de Laplace, a pressão (P) = 2T/r. Nota-se que o alvéolo de menor raio vai ter maior pressão interna que o alvéolo **(B)** com maior raio. Por ter maior pressão, o volume do alvéolo **(A)** vai ser direcionado para o **(B)**, causando hiperdistensão do alvéolo **(B)** e colapso do alvéolo **(A)**. A presença do surfactante pulmonar minimiza esse efeito, por reduzir a tensão superficial diferentemente em alvéolos de tamanhos diferentes.
Fonte: Elaborada pelo autor.

O surfactante pulmonar é uma fosfolipoproteína produzida pelos pneumócitos tipo II, cujo principal componente é a dipalmitoil fosfatidilcolina. Sua principal função é reduzir a tensão superficial nos alvéolos, por sua ação detergente, e manter a estabilidade alveolar ao colapso, além de minimizar a translocação de líquido do meio intersticial e capilar pulmonar para dentro do alvéolo. A deficiência de surfactante pulmonar causa significante redução da C_p e instabilidade alveolar com consequências importantes nas trocas gasosas pulmonares. Pacientes neonatais prematuros normalmente apresentam deficiência de surfactante pulmonar, que, em alguns casos, requer reposição exógena e ventilação mecânica até a resolução do quadro.

O fenômeno da histerese da curva P-V dos pulmões é em grande parte gerado pela melhor eficiência do surfactante pulmonar em volumes pulmonares mais baixos,[2] fazendo com que a C_P seja mais alta na expiração que na inspiração.

Stress e Strain

No campo da Engenharia e da Ciência dos Materiais, os limites máximos de *stress* e *strain* são uma das causas principais de ruptura ou falha de materiais quando expostos a ação de cargas externas. Em razão de seu comportamento elástico, os conceitos físicos de *stress* e *strain* têm sido aplicados à mecânica dos pulmões, principalmente no estudo dos fatores causadores da lesão pulmonar induzida pela ventilação mecânica (VILI) e do efeito desses dois fatores no desfecho clínico de pacientes em ventilação mecânica.

O *stress* é definido como a força dividida pela área sobre a qual é aplicada, que, no caso dos pulmões, é a P_{tp}. Para exemplificar a importância da P_{tp} e não da P_{va}, na avaliação do *"stress"* pulmonar, observamos que um trompetista pode alcançar P_{va} maiores que 100 cmH$_2$O quando toca uma nota, sem que ocorra excesso de *"stress"* pulmonar, pois a contração da musculatura respiratória e abdominal exercida simultaneamente eleva a P_{pl} para valores que geram uma P_{tp} normal.

O *strain* é a medida da variação na dimensão de uma estrutura a partir de sua dimensão original. O *strain* volumétrico é definido por ΔV dividido pelo volume inicial, que, quando aplicado a ventilação pulmonar corrente, pode ser calculado pela divisão do V_T pela CRF. Sendo assim, não apenas alterações no V_T, mas também na CRF vão modificar o grau de *strain*. Por exemplo, em um cão com pulmão saudável durante a anestesia ventilado com V_T de 100 mL e CRF de 500 mL vai ter um *strain* 20% (100/500). Se este mesmo V_T for aplicado no mesmo cão, agora com SARA em que a CRF está diminuída para 200 mL, o *strain* aumentará para 50% (100/200). Por essa explicação, podemos entender que não somente a utilização de V_T mais baixos mas também o aumento da CRF pelo uso de PEEP associada ou não a manobras de recrutamento alveolar podem minimizar a relação *stress/strain* nos pulmões. O aumento excessivo de *stress* e *strain* nos pulmões está associado a VILI e maior mortalidade e morbidade em pacientes humanos com SARA. O excesso de *stress* e *strain* se inicia regionalmente nos pulmões antes de ser detectado pela típica avaliação global da mecânica ventilatória. Por isso, é grande o interesse atual de se obter uma medida regional que possa revelar aumentos regionais da relação *stress/strain* nos pulmões.

Forças Resistivas

A resistência do SR (R_{SR}) em indivíduos saudáveis ocorre principalmente devido a resistência do fluxo de ar nas vias aéreas (R_{va}) com um menor componente resultante da resistência de deformação dos tecidos torácicos (pulmões e parede torácica), também chamada de resistência tecidual viscoelástica (R_{tecido}). Qualquer fator que aumente as forças viscoelásticas de oposição ao movimento vai aumentar a contribuição da R_{tecido} para a R_{SR}, por exemplo, em doenças pulmonares inflamatórias com aumento do conteúdo de água extravascular. Assim como para a C_{SR}, a P_{va} é utilizada para o cálculo ou estimativa da R_{SR}, e para a sua partição em resistência dos pulmões (R_P) e da parede torácica (R_{PT}) utiliza-se a P_{tp} e a P_{pl}, respectivamente.

Princípios Físicos do Fluxo de Gás e a Resistência

O $\dot{V}$ de gás sempre ocorre de uma região de alta para baixa pressão (P), e sua taxa de transferência depende da diferença dessas pressões (ΔP), chamada pressão resistiva (P_{RES}), e da resistência (R). A relação mais precisa entre a P_{RES} e o $\dot{V}$ depende da natureza do fluxo, que pode ser laminar, turbulento ou transicional. O transicional apresenta uma mistura do laminar e do turbulento (**Figura 8**).

Durante o fluxo laminar, o gás flui como uma série de camadas concêntricas que se deslizam uma sobre a outra. A camada mais central se move mais rápido que as mais periféricas (**Figura 8**). A relação entre $\dot{V}$ e ΔP é linear durante o fluxo laminar, e, por conseguinte, descrita por R (cmH$_2$O/L/s) $= \dot{V}/\Delta P$ (Lei de Ohm). Esse padrão de fluxo pode ainda ser definido pela equação de Hagen-Poiseuille:

$$\dot{V} = \frac{\Delta P \times \pi \times raio^4}{8 \times comprimento \times viscosidade}$$

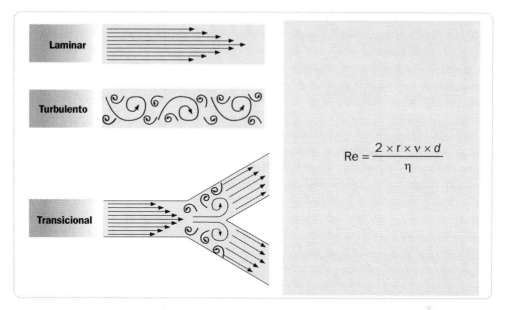

FIGURA 8 Possíveis padrões de fluxo de gás no sistema respiratório. O número de Reynolds é utilizado para classificar o fluxo em laminar, turbulento ou transicional. O número de Reynolds é uma variável adimensional que tem uma relação direta com o raio (r). a velocidade do fluxo (v) e a densidade (d) do gás, e uma relação inversa com a viscosidade (η) desse gás.
Fonte: Elaborada pelo autor.

Aplicando a Lei de Ohm à equação de Hagen-Poiseuille e rearranjando seus termos, tem-se que:

$$R = \frac{8 \text{ comprimento} \times \text{viscosidade}}{\pi \times \text{raio}^4}$$

O comprimento tem pouca importância clínica, pois não varia em um indivíduo em ventilação mecânica. Pode-se, porém, observar a grande importância da variação do raio sobre a R. Se o raio cai pela metade, a R aumenta 16 vezes. Esse conceito tem várias implicações clínicas para o paciente em ventilação mecânica. A escolha de sondas endotraqueais com o maior diâmetro possível tem importante papel em minimizar a R_{SR} no paciente intubado. Qualquer diminuição no diâmetro das sondas endotraqueais pela presença de secreção ou dobras por posicionamento vai aumentar significantemente a R_{SR}. Além disso, alterações no diâmetro das vias aéreas por broncoconstrição ou broncodilatação também vão afetar significantemente a R_{SR}.

O diâmetro da sonda endotraqueal altera significativamente a resistência ao fluxo respiratório do paciente.
Quando se diminui o raio da sonda pela metade, aumenta-se 16 vezes a resistência ao fluxo respiratório. No entanto, o oposto é verdadeiro: ao se aumentar o raio da sonda em 2 vezes, diminui-se a resistência em 16 vezes.

O fluxo de gás se torna turbulento em taxas de fluxo altas, principalmente na presença de bifurcações ou irregularidades. A relação entre $\dot{V}$ e ΔP nesse caso deixa de ser linear e é mais bem descrita como uma função quadrática ($R = \Delta P/\dot{V}^2$). O fluxo turbulento está quase sempre presente em aumentos significantes de R. Diferentemente do fluxo laminar, a P_{RES} é independente da viscosidade no fluxo turbulento, porém dependente da densidade do gás. Por esse motivo, o gás hélio (densidade mais baixa que o ar ambiente e o O_2) é usado clinicamente para diminuir a R_{SR}, e facilitar a ventilação pulmonar em pacientes com doença obstrutiva grave de vias aéreas.

Em grande parte das vias aéreas mais proximais, principalmente nos pacientes intubados, o padrão de fluxo observado na ventilação normal é uma mistura de laminar e turbulento. A relação da P_{RES} e do $\dot{V}$ nesse tipo de fluxo é descrita pela combinação da relação observada para cada padrão de fluxo.

$$P_{RES} = k_1 \times \dot{V} + k_2 \times \dot{V}^2$$

Em que k_1 é a R determinada pelo fluxo laminar, e k_2 pelo fluxo turbulento.

O padrão de $\dot{V}$ pode ser predito pelo número de Reynolds (**Figura 8**). Apesar de originalmente descrito para tubos lisos e retilíneos, o aumento da velocidade de um gás, de sua densidade e do diâmetro das vias aéreas, bem como a diminuição da viscosidade desse gás podem gerar mais turbulência do $\dot{V}$ nas vias aéreas. Números de Reynolds abaixo de 2.000 estão associados à predominância laminar, enquanto valores acima de 4.000 indicam a predominância de $\dot{V}$ turbulento. Valores intermediários caracterizam um padrão de fluxo transicional, com mistura de turbulento e laminar.[2]

Fatores que Alteram a Resistência do Sistema Respiratório

Os principais fatores que alteram a R_{SR} estão ligados à variação do calibre das vias aéreas.

Volume Pulmonar

Em volumes pulmonares abaixo da capacidade de fechamento (CF), as vias aéreas pequenas começam a se fechar, o que re-

sulta em um aumento da R_{SR}. Com a progressiva insuflação dos pulmões do VR até CPT, as vias aéreas vão se abrindo e expandindo, e, com isso, a condutância de ar aos pulmões aumenta, e a R_{SR} e a R_P diminuem. Esse fenômeno ocorre por ação direta da P_{va}, como também pela tração radial das vias aéreas determinada pela interdependência estrutural entre o parênquima pulmonar e as vias aéreas.

Diâmetro das Vias Aéreas

Em cães, gatos e cavalos saudáveis, a parte do SR que oferece mais resistência ao fluxo de ar são as vias aéreas superiores. Na maioria desses animais, de 50 a 70% de toda a R_{SR} ocorre nesta região. Em casos de doenças obstrutivas de vias aéreas superiores, como em cães braquicefálicos, essa contribuição das vias aéreas superiores pode chegar a mais de 90% da R_{SR}. A resistência das vias aéreas superiores nos cães braquicefálicos é ainda mais aumentada durante a recuperação anestésica pelo relaxamento residual da musculatura da laringe e faringe. Por esse motivo, a obstrução total das vias aéreas superiores nesses cães é comum durante a recuperação anestésica. O uso de ventilação não invasiva por máscara de pressão positiva contínua nas vias aéreas (CPAP) ou pela cânula nasal de alto fluxo tem mostrado resultados bem positivos em minimizar esse problema.[10]

> Na maioria dos pacientes em ventilação mecânica, as vias aéreas superiores são excluídas pela presença da sonda endotraqueal, a qual também é um componente importante da resistência total nestes pacientes. Como indicado pela equação de Hagen-Poiseuille, a sonda endotraqueal para utilização em ventilação mecânica deve ter o maior diâmetro possível.

Nos pulmões normais, a R_{SR} é controlada por mudanças no calibre das vias aéreas, principalmente das vias aéreas pequenas e bronquíolos contendo musculatura lisa. Os mecanismos de controle da musculatura lisa desta porção das vias aéreas são: vias neuronais, controle humoral, efeitos químicos ou físicos diretos, e mecanismos celulares locais. A principal via neuronal que controla o calibre das vias aéreas é o sistema nervoso parassimpático, que libera acetilcolina nos pulmões e se liga aos receptores muscarínicos (M_3) causando contração da musculatura lisa das vias aéreas e, consequentemente, broncoconstrição. Ao contrário, fármacos anticolinérgicos muscarínicos, como a atropina, causam relaxamento da musculatura lisa e broncodilatação. A inervação simpática nos pulmões é bem menos importante que a parassimpática, e seu papel no controle da R_{SR} é pouco conhecido. Apesar disso, a ação das catecolaminas circulantes nos receptores β_2-adrenérgicos é um componente importante do controle humoral do calibre das vias aéreas. A ligação de agonistas nestes receptores (por exemplo, epinefrina e salbutamol) causa relaxamento seguido de broncodilatação. A estimulação mecânica do epitélio respiratório, mesmo das vias aéreas superiores, pode disparar estimulação parassimpática e causar broncoconstrição significante. Felinos apresentam as vias aéreas mais reativas a esse efeito que cães e cavalos. A fim de se minimizar esse efeito, preconiza-se a administração tópica de lidocaína na laringe de gato antes da intubação orotraqueal. Os anestésicos inalatórios halogenados são broncodilatadores eficazes com significante efeito em reduzir a R_{SR}. O mecanismo de broncodilatação desses fármacos ainda não é totalmente conhecido, mas uma parte é por inibição direta da musculatura lisa. A inalação de líquidos com baixo pH, como fluido gástrico, pode causar intensa broncoconstrição. Por último, uma série de mediadores inflamatórios resultante de doenças inflamatórias sistêmicas ou pulmonares comuns em pacientes em ventilação mecânica também pode causar broncoconstrição (**Figura 9**).

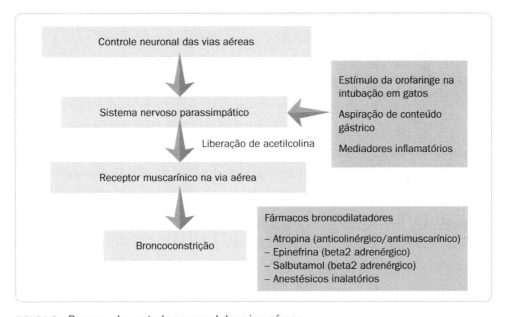

FIGURA 9 Resumo do controle neuronal das vias aéreas.
Fonte: Elaborada pelo autor.

Constante de Tempo Ventilatória

A taxa de variação do volume ao longo do tempo de uma unidade alveolar quando passivamente insuflada ou esvaziada obedece à constante de tempo do SR (τ), que pode ser calculada multiplicando-se sua resistência por sua complacência:

$$\tau = R \ (cmH_2O/L/s) \times C \ (L/cmH_2O)$$

Uma τ equivale ao tempo em segundos para ocorrer uma variação de 63% do volume de uma unidade alveolar. Em duas τ, essa variação é de 87%, 3 τ 95% e 4 τ 98%. Pacientes com aumento de C_{SR} e/ou R_{SR} vão ter uma τ aumentada, por isso vão requerer mais tempo para insuflar ou esvaziar seus pulmões. Por outro lado, pacientes com redução da C_{SR} e/ou da R_{SR} vão apresentar τ mais curta e enchimento ou esvaziamento pulmonares mais rápidos. Esse conceito tem uma importante aplicação na distribuição da ventilação pulmonar, pois alvéolos de diferentes regiões pulmonares têm diferentes τ. Essa variação de τ alveolar nos pulmões é acentuada em doenças respiratórias e contribui para maior heterogeneidade de distribuição da ventilação nesses casos. Pacientes com τ longa estão mais sujeitos a $PEEP_{int}$, pois o esvaziamento pulmonar durante a expiração é mais lento.

NOÇÕES GERAIS PARA A AVALIAÇÃO DA MECÂNICA VENTILATÓRIA

Equação do Movimento do Sistema Respiratório

Durante a ventilação mecânica, tanto o ventilador como a musculatura respiratória podem aplicar pressão no SR. A soma dessas pressões é igual à soma das pressões de oposição: pressão de recuo elástico (P_{EL}), pressão resistiva (P_{RES}) e pressão inercial (P_{IN}). Portanto:

$$P_{vent} + P_{musc} = P_{EL} + P_{RES} + P_{IN}$$
$$(\text{Equação 1})$$

Em que P_{vent} é a pressão gerada pelo ventilador, e P_{musc} a pressão gerada pela musculatura respiratória.

A equação do movimento do SR baseada na terceira Lei de Newton e descrita por Rohrer em 1915[11] é o fundamento teórico da mecânica ventilatória e reescreve a equação 1 da seguinte forma:

$$P_{vent} + P_{musc} = f_1(V) + f_2(\dot{V}) + f_3(\ddot{V})$$
$$(\text{Equação 2})$$

Em que f_1 descreve a relação entre P_{EL} e V; f_2 descreve a relação entre P_{RES} e $\dot{V}$; e f_3 a relação entre P_{IN} e a aceleração ($\ddot{V}$).

O componente inercial da ventilação originalmente descrito por Rohrer não será incluído nas versões seguintes da equação 2, por ser considerado pequeno e negligível na maioria das condições clínicas. Na equação 2, P_{vent} equivale à P_{va}; f_1 à E_{SR} ($1/C_{SR}$); e f_2 à R_{SR}. Substituindo na equação 2, tem-se:

$$P_{va} + P_{musc} = 1/C_{sr} \times V + R_{sr} \times \dot{V}$$
$$(\text{Equação 3})$$

Além disso, a PEEP obtida pelo ventilador mais qualquer $PEEP_{int}$ presente durante a ventilação ($PEEP_{total}$) deve ser incorporada na equação. Por conseguinte, a equação do movimento mais apropriada para a mecânica do SR é:

$$P_{va} + P_{musc} = 1/C_{sr} \times V + R_{sr} \times \dot{V} + \mathbf{PEEP}_{total}$$
$$(\text{Equação 4})$$

Durante a ventilação controlada, a P_{musc} é nula, e a P_{motriz} do sistema é a P_{va}. O oposto ocorre na ventilação espontânea, em que a P_{motriz} é a P_{musc}. Já na ventilação assistida, a P_{motriz} é a soma de P_{va} e P_{musc}. Dada a grande dificuldade de se medir P_{musc}, a mecânica do SR não é facilmente medida em ventilação espontânea ou assistida. Por esse motivo, os cálculos acurados de C_{SR} e R_{SR} dependem da ausência de atividade da musculatura respiratória, ou seja, P_{musc} nula. Qualquer assincronia do paciente com o ventilador, mesmo que mínima, vai gerar valores de C_{SR} e R_{SR} errôneos. A **Figura 10** ilustra a equação do movimento aplicada ao SR durante a ventilação passiva.

Equação do Movimento Aplicada aos Pulmões e Parede Torácica

A mesma equação do movimento descrita para o SR pode ser utilizada para descrever as propriedades mecânicas dos pulmões e da parede torácica durante a ventilação controlada, substituindo-se a P_{va} na equação 4 por suas respectivas P_{motriz}. A P_{tp} é a P_{motriz} aplicada aos pulmões, enquanto a P_{pl} é a P_{motriz} da parede torácica na ausência de atividade muscular. Consequentemente, tem-se:

$$P_{pl} = 1/C_{PT} \times V + R_{PT} \times \dot{V} + \mathbf{P}_{pl,EEP}$$
(Equação 5)

$$e: P_{tp} = 1/C_P \times V + R_P \times \dot{V} + \mathbf{P}_{tp,EEP}$$
(Equação 6)

Em que $P_{pl,EEP}$ é a P_{pl} expiratória final, e $P_{tp,EEP}$ é a P_{tp} expiratória final.

Assim como para a mecânica do SR, a presença de atividade muscular também dificulta a avaliação da mecânica da parede torácica, pois nessa condição a pressão aplicada na parede torácica não é somente a P_{pl}, mas também a soma de P_{pl} e P_{musc}. No entanto, a passividade da movimentação dos pulmões pelo balanço entre P_{va} e P_{pl} (únicas pressões atuando nos pulmões mesmo na presença de P_{musc}) permite a avaliação de sua mecânica a partir da P_{tp} durante a ventilação espontânea ou assistida.

Como mencionado, há um interesse recente de se quantificar a mecânica dos

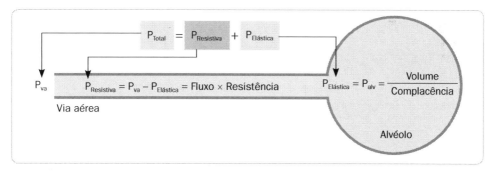

FIGURA 10 Equação do movimento aplicada ao modelo linear unicompartimental do sistema respiratório. Esse modelo considera o pulmão como sendo composto de uma via aérea e um grande alvéolo. A pressão motriz do sistema respiratório é a pressão das vias aéreas (P_{va}), a qual é a soma da pressão resistiva ($P_{Resistiva}$) e a pressão elástica ($P_{Elastica}$). A $P_{Elastica}$ é a pressão que efetivamente atua nos alvéolos (P_{alv}) e a pressão resistiva é a pressão necessária para vencer a resistência ($P_{va} - P_{alv}$). A equação do movimento descreve que a $P_{Resistiva}$ é calculada pelo produto do fluxo pela resistência, e a $P_{Elastica}$ pela divisão do volume pela complacência.
Fonte: Elaborada pelo autor.

pulmões para guiar o ajuste das variáveis de ventilação. Um estudo recente[12] demonstrou que a escolha da PEEP, baseada na mecânica dos pulmões, diminuiu a mortalidade em pacientes humanos com SARA.

O movimento do SR é descrito pelo movimento em série dos seus componentes, parede torácica e pulmões. Por esse motivo, suas respectivas complacências e resistências podem ser descritas como apresentado a seguir.

$$\frac{1}{C_{SR}} = \frac{1}{Cp} + \frac{1}{C_{PT}} \text{ (Equação 7)}$$

$$R_{SR} = R_{p} + R_{PT} \text{ (Equação 8)}$$

MÉTODOS DE AVALIAÇÃO DA MECÂNICA VENTILATÓRIA

Os métodos de avaliação da mecânica ventilatória no paciente em ventilação mecânica podem ser separados em duas categorias básicas: métodos estáticos e dinâmicos. Está fora do escopo deste capítulo revisar todos os métodos de avaliação da mecânica ventilatória, portanto, somente os principais métodos utilizados na prática clínica da ventilação mecânica serão descritos. Não existe método perfeito para a avaliação da mecânica ventilatória, particularmente em condições clínicas. Por esse motivo, é importante entender as limitações de cada um deles para seu adequado uso e interpretação dos resultados.

MECÂNICA VENTILATÓRIA ESTÁTICA

Os métodos estáticos avaliam a relação de P e V na ausência de $\dot{V}$, após completo equilíbrio da pressão entre todos os compartimentos pulmonares. Esse equilíbrio de pressões é obtido ao fim de uma pausa de 2 a 5 segundos no $\dot{V}$.[13] Devido à ausência de $\dot{V}$, esses métodos excluem completamente o componente resistivo e têm sido considera-

dos mais acurados para se avaliar C_{SR}, C_{P} e C_{PT}, que a maioria dos métodos dinâmicos. No entanto, a alteração no curso corrente da ventilação mecânica necessária limita a prática clínica desses métodos. Além disso, alguns ventiladores utilizados em Medicina Veterinária, principalmente na anestesia, não disponibilizam a realização de pausas prolongadas no $\dot{V}$.

Método de Interrupção do Fluxo

Esse método se baseia na realização de uma pausa inspiratória durante a ventilação corrente seguida de uma pausa expiratória, ambas de 2 a 5 segundos de duração. É comumente realizado na unidade de terapia intensiva (UTI), pois a maioria dos ventiladores utilizados nesses pacientes possibilita a realização das longas pausas necessárias. A relação da P_{va}, $\dot{V}$ e V observada nesse método é apresentada na **Figura 11**. No começo da pausa inspiratória, a P_{va} está em seu valor máximo, ou seja, a PPI. Durante o curso da pausa inspiratória, a P_{va} apresenta uma queda rápida (P_1) seguida de uma segunda queda mais lenta até atingir um platô, quando é chamada de pressão de platô (P_{plat}). A queda rápida de pressão entre PPI e P_1 representa o componente resistivo ao fluxo de ar nas vias aéreas (R_{va}), enquanto a queda mais lenta entre P_1 e P_{plat} é resultante do fenômeno de Pendeluft e redistribuição das forças viscoelásticas teciduais; por isso reflete a R_{tecido}. A P_{plat} equivale à P_{alv} no fim da inspiração (P_{EL} do SR), pois nessas condições de ausência de fluxo, a P medida nas vias aéreas se equilibra com os alvéolos. Em seguida, a pausa expiratória é realizada, e a P_{va} medida em seu final é a pressão expiratória final (EEP), que na maioria dos pacientes em ventilação mecânica é positiva e chamada de PEEP. A complacência estática (C_{ST}) pode ser calculada pela fórmula:

$$C_{ST} = V_T/(P_{plat} - PEEP)$$

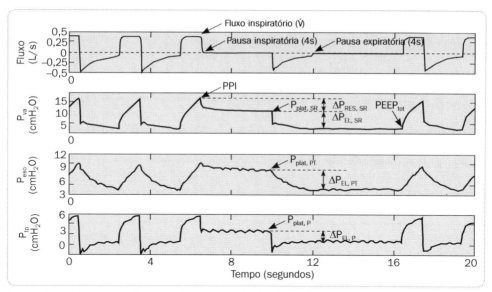

FIGURA 1.1 Gráficos escalares do fluxo, pressão de vias aéreas (P_{va}), pressão esofágica (P_{eso}) e pressão transpulmonar (P_{tp}) durante uma manobra de interrupção do fluxo para a medida da mecânica ventilatória estática em um cão de 30 kg durante ventilação controlada a volume. Uma pausa inspiratória de 4 segundos seguida de uma pausa expiratória de mesma duração foram realizadas.

PPI: pressão de pico inspiratório; $P_{plat, SR}$: pressão de platô do sistema respiratório; $P_{plat, PT}$: pressão de platô da parede torácica; $P_{plat, P}$: pressão de platô dos pulmões; $PEEP_{tot}$: pressão positiva expiratória final total; $\Delta P_{EL, SR}$: variação da pressão elástica do sistema respiratório; $\Delta P_{EL, PT}$: variação da pressão resistiva da parede torácica; $\Delta P_{EL, P}$: variação da pressão resistiva dos pulmões.

Fonte: Elaborada pelo autor.

A pausa expiratória é fundamental para a identificação de $PEEP_{int}$ para a correta medida da PEEP. A falta da pausa expiratória na presença de $PEEP_{int}$ vai superestimar a C_{ST}.

A diferença entre P_{plat} e PEEP é conhecida como *driving pressure* (DP), e mais recentemente tem sido utilizada como uma variável robusta para guiar os ajustes de V_T e PEEP durante a ventilação mecânica. O aumento da DP tem sido associado a maior mortalidade na UTI[14] e maior incidência de complicações pulmonares pós-operatórias[15] em pacientes humanos ventilados mecanicamente. Apesar de esses tipos de estudos ainda não terem sido realizados em pacientes veterinários, o conceito de minimização da DP durante a ventilação mecânica está relacionado a menor *stress* alveolar, portanto, deve ser aplicado em qualquer espécie animal. Entretanto, os valores absolutos de DP recomendados para seres humanos (DP < 15 cmH_2O) devem ser utilizados com cautela em outras espécies animais pela diferença das propriedades elásticas de seus SR.

Esse método também permite o cálculo da R_{SR} pela fórmula:

$$R_{RS} = (PPI - P_{plat})/\dot{V}$$

Para o cálculo da R_{RS} por esse método, é preciso que o paciente esteja em ventilação controlada a volume com fluxo inspiratório constante. Mais recentemente, a realização da pausa inspiratória longa durante a utilização clínica desse método tem sido questionada.[1] O prolongamento da pausa inspiratória causa efeitos no SR não relacionados à ventilação corrente. A contínua troca gasosa durante a pausa, as alterações na função do surfactante pulmonar e a possibilidade de possíveis vazamento parecem resultar em subestimação da verdadeira P_{alv} máxima e, consequentemente, em superestimação da C_{SR}. Além disso, muitos pacientes têm dificuldade de tolerar essa manobra por instabilidade hemodinâmica ou por seus efeitos deletérios na troca gasosa. Todavia, quanto mais curta a pausa inspiratória, maiores as chances de se subestimar a C_{SR} e a R_{SR}. Uma pausa inspiratória mais breve (0,3 a 1,0 segundo) tem sido recomendada para o uso clínico dessa técnica, por apresentar melhor compromisso entre vantagens e desvantagens.[1,13] A mecânica ventilatória medida nessas circunstâncias tem sido chamada de mecânica quase-estática. A adição de uma pausa inspiratória curta durante a ventilação controlada a volume está disponível em muitos ventiladores de anestesia e terapia intensiva, e permite a avaliação da C_{SR} e R_{SR} quase-estática durante todo o período de ventilação.

Esse método também pode ser aplicado para a partição da mecânica do SR em seus componentes, pulmões e parede torácica, pela utilização de suas respectivas P_{motriz} (P_{tp} e P_{pl}).

Pela descrição do método, nota-se que este avalia apenas a mecânica inspiratória, pois exclui a expiração dos seus cálculos. Por esse motivo, os valores de R e C calculados por esse método podem divergir daqueles obtidos por métodos que avaliem todo o ciclo ventilatório.

Métodos da Superseringa e Fluxo Lento

A mecânica ventilatória estática pode também ser obtida para descrever a curva P_{EL}-V ao longo do volume pulmonar acima da CRF, ou seja, a CV. Pelo método da superseringa, pequenas alíquotas de volume são injetadas nos pulmões até se atingir a CPT, seguida do caminho reverso de volta à CRF. A pressão obtida após a interrupção do $\dot{V}$ em cada degrau dessa manobra é usada para a construção das curvas P_{EL}-V inspiratória e expiratória. Dada a dificuldade da realização desse método no cenário clínico, este tem sido substituído pelo método do fluxo lento. Nesse caso, a insuflação pulmonar da CRF até a CPT ocorre pela administração de um fluxo constante e lento, medindo-se V e P durante a manobra. A premissa da avaliação da mecânica estática por esse método é que o $\dot{V}$ lento gera mínima R e permite o equilíbrio das pressões intrapulmonares. A automatização desse método e sua incorporação em muitos ventiladores de terapia intensiva têm facilitado seu uso clínico.

Tanto o método da superseringa como o do fluxo lento permitem a identificação dos pontos de inflexão inferior e superior da curva P_{EL}-V do SR. A partir daí, o V_T e a PEEP podem ser ajustados com metas objetivas de manter a ventilação corrente na região retilínea da curva P_{EL}-V, entre PII e PIS (**Figura 6**).

Mecânica Ventilatória Dinâmica

Diferentemente dos métodos estáticos, o estudo da mecânica ventilatória dinâmica é realizado a partir dos valores de P, $\dot{V}$ e V obtidos durante a ventilação corrente, sem a necessidade de manobras especiais, o que é uma das vantagens principais desses métodos. Há uma grande confusão quanto à acurácia dos valores de C_{SR} e R_{SR} obtidos por esses métodos, pois alguns deles não separam completamente as forças elásticas das resistivas durante as mensurações. O monitoramento gráfico da mecânica ventilatória dinâmica a partir das curvas P-V e $\dot{V}$-V ajuda muito a entender as variações de C_{SR} e R_{SR} que possam ocorrer durante o período ventilatório.

O método mais simples de avaliar a mecânica ventilatória dinâmica requer somente a mensuração do V_T, e a P_{va} nos momentos do ciclo ventilatório com $\dot{V} = 0$, ou seja, a PPI e PEEP. A C_{SR} calculada por esse método é comumente chamada de complacência dinâmica (C_{din}), e é obtida pela fórmula:

$$C_{din} = V_T/(PPI - PEEP)$$

Com base nos conceitos apresentados neste capítulo, fica claro que este método não separa os componentes elástico e resistivo do SR, e consequentemente, a C_{din} calculada por esse método subestima a verdadeira C_{SR}. A grande difusão desse método se deve à facilidade de sua utilização clínica, pois este não requer computação sofisticada para o cálculo da C_{din}, e todos os equipamentos de ventilação fornecem o V_T, PPI e PEEP.

Método de Regressão Linear Múltipla

Esse método utiliza os sinais de P_{va}, $\dot{V}$, e V obtidos ao longo da ventilação corrente para estimar a C_{SR} e a R_{SR} a partir de um modelo matemático que descreve a mecânica ventilatória. O modelo linear unicompartimental (MLU) descrito pela equação do movimento apresentada neste capítulo é o modelo mais utilizado por este método[16] e está ilustrado na **Figura 9**. Muitos estudos clássicos de mecânica ventilatória usam esse método para estimar a C_{SR} dinâmica ($C_{SR,din}$) e a R_{SR}. Uma desvantagem desse método é a necessidade de um gasto computacional maior para executar o algoritmo de regressão linear múltipla. No entanto, muitos ventiladores e monitores de mecânica ventilatória atuais utilizam esse método para descrever a mecânica ventilatória dinâmica.

Modelos não Lineares

A regressão linear múltipla pode ser utilizada em inúmeros modelos de mecânica ventilatória. A maioria dos métodos de avaliação da mecânica ventilatória assume que a C_{SR} e a R_{SR} não variam ao longo do ciclo respiratório. No entanto, variações nesses dois parâmetros podem acontecer durante a ventilação mecânica. A sonda endotraqueal é uma fonte importante de não linearidades da R_{SR}, assim como aumento de turbulência dentro das vias aéreas. Em pulmões com distribuição heterogênea de ventilação, por exemplo, na SARA, o recrutamento, colapso e hiperdistensão alveolar cíclicos são causas importantes de não linearidades na C_{SR} dentro do ciclo ventilatório. Dada a maior complexidade dos modelos não lineares e a falta de evidência de vantagens, eles não têm sido utilizados clinicamente para estimar C_{SR} e R_{SR}.

TRABALHO VENTILATÓRIO

Trabalho é produto entre força e deslocamento, que, quando relacionado ao SR, refere-se ao produto entre pressão e volume. O trabalho ventilatório (W_{vent}) é realizado durante a inspiração, por ser a fase ativa da ventilação, para vencer as duas maiores impedâncias do SR: o recuo elástico dos pulmões e da parede torácica (Trabalho elástico = W_{EL}), e a resistência ao movimento de ar e dos tecidos (Trabalho resistivo = W_{RES}), em que

$$\text{Trabalho ventilatório total}$$
$$(W_{tot}) = W_{EL} + W_{RES}$$

Durante a ventilação espontânea, o W_{tot} é realizado pelos músculos inspiratórios, enquanto o ventilador é responsável por realizar este trabalho na ventilação controlada. O W_{tot} é mínimo na ventilação espontânea em repouso, porém a diminuição da C_{SR} e/ou o aumento da R_{SR} podem aumentá-lo significativamente. O W_{vent} se refere a um ciclo ventilatório e é expresso em joules (J).

Contudo, o W_{vent} muitas vezes é expresso em J/min por se referir ao trabalho realizado em 1 minuto. Nesse caso, o termo mais correto seria a potência ventilatória.

Para uma ventilação minuto constante, o W_{EL} aumenta na ventilação em f_R mais lenta e V_T mais alto, enquanto o W_{RES} aumenta na ventilação com f_R mais alta e V_T mais baixo. A f_R ótima durante a ventilação espontânea de diferentes espécies é aquela associada ao menor W_{tot}. A diminuição da C_{SR} em pacientes obesos gera uma f_R ótima mais alta e V_T mais baixo, enquanto no aumento da R_{SR} em doenças obstrutivas de vias aéreas, a f_R ótima diminui e o V_T aumenta. Esse mesmo conceito se aplica a espécies com diferentes propriedades elásticas e resistivas. Quando comparados com bovinos, a ventilação espontânea de cavalos no repouso tem f_R menor e V_T maior, pois a C_{SR} é maior nesses animais que em bovinos.[5]

MECÂNICA VENTILATÓRIA EM DIFERENTES ESPÉCIES

Cada espécie animal vem sofrendo um processo evolucionário de seleção natural (ou não) que adaptou o SR para as diversas necessidades específicas de cada espécie. Este processo teve um papel importantíssimo nas diferenças da mecânica ventilatória de cada espécie. Variações fenotípicas de importância para a mecânica ventilatória também são encontradas em uma mesma espécie quando raças diferentes são comparadas. Essas variações raciais são ainda mais marcadas nas espécies domésticas, pois a seleção não natural promovida pelo ser humano exacerbou características fenotípicas ligadas a aptidões de cada raça, que tiveram forte influência na adaptação da função ventilatória. Entre as espécies domésticas, os cães são os animais considerados com maiores variações fenotípicas. Por esse motivo, os valores de referência para as complacências e resistên-

cias ventilatórias para diferentes espécies devem ser interpretados com cuidado. Além disso, o método utilizado para avaliação da mecânica ventilatória tem influência importante nos valores de complacência e resistência gerados, e comparações entre valores obtidos por métodos diferentes muitas vezes trazem conclusões inadequadas. Por último, é importante considerar que o tamanho do animal vai ter influência direta nos valores absolutos das complacências e resistências, portanto, a normalização dessas variáveis pelo peso corporal ou outra medida morfológica permite comparações mais adequadas.

Antigos estudos alométricos comparando a função ventilatória entre diferentes espécies animais oferecem fórmulas para normalização de diferentes variáveis da mecânica ventilatória baseada no peso corporal.[8,17,18] Entretanto, a maioria dos dados destes estudos foi obtida em condições distintas daquelas observadas na prática clínica, até mesmo incluindo dados de cadáveres. Infelizmente, não existem muitos estudos comparativos da mecânica ventilatória em diferentes espécies e raças de interesse clínico. A **Tabela 1** apresenta valores de complacências e resistências ventilatórias em cães, gatos e cavalos encontrados na literatura.

ALTERAÇÕES DA MECÂNICA VENTILATÓRIA

Efeito da Anestesia e Decúbito

A anestesia afeta direta e indiretamente a mecânica ventilatória. O relaxamento muscular observado durante a anestesia causa deslocamento cranial do diafragma, que promove a redução da CRF com queda da C_{SR} e C_P, e aumento da R_{SR}. A queda da C_{SR} é progressiva ao longo do tempo de anestesia, principalmente na ausência de PEEP e com fração inspirada de O_2 alta. Os anestésicos inalatórios halogenados e a cetamina promovem broncodilatação e consequente redução da R_{SR}, sendo indicados para pacientes com doenças obstrutivas das vias aéreas. Bloqueio alto de plexo braquial (técnica subescalena) ou bloqueio paravertebral cervical podem causar paralisia do nervo frênico com relaxamento parcial do diafragma, e contribuir para maiores quedas de CRF, C_{SR} e C_P. Esses bloqueios devem ser realizados com cautela em pacientes cuja ventilação controlada é contraindicada. Fármacos que causem liberação de histamina vão causar broncoconstrição com aumento da R_{SR}.

O decúbito dorsal durante a anestesia normalmente está associado a quedas da CRF e C_{SR} maiores que o decúbito lateral, porém esse efeito parece não ser muito importante clinicamente. O decúbito dorsal pode fazer com que a CF ultrapasse a CRF, e promova fechamento de vias aéreas pequenas e atelectasia. O decúbito que melhor favorece a mecânica ventilatória é o ventral ou esternal, porém seu uso em anestesia é bastante limitado. Quando comparado com o decúbito dorsal, o decúbito esternal está associado a maior CRF, C_{SR} e C_P. A posição de Trendelenburg, necessária para alguns procedimentos cirúrgicos, causa profunda redução da C_{SR}, C_P e C_{PT}. As alterações diretas da mecânica ventilatória durante a anestesia e àquelas pelo decúbito podem ser minimizadas pela utilização de PEEP e manobras de recrutamento alveolar.

EFEITO DA OBESIDADE

A obesidade é uma condição cada vez mais comum em animais domésticos, principalmente cães e gatos. Está associada ao excessivo acúmulo de tecido adiposo intratorácico, intra-abdominal e ao redor da parede torácica que vai causar redução da CRF, C_{SR}, C_P e C_{PT}, além de aumento da R_{SR}. Animais obesos vão apresentar diminuição do V_T e aumento da f_R, quando comparado com animais não obesos. A utilização de PEEP durante a ventilação de pacientes obesos parece ter eficácia maior em melhorar a mecânica ventilatória, que nos pacientes não obesos.

EFEITO DA IDADE

A mecânica ventilatória é significativamente afetada pela idade, pois a composição corporal do indivíduo neonato e do adulto é bem diferente. A menor composição muscular na parede torácica nos neonatos resulta em uma C_{PT} maior quando comparada com indivíduos adultos, o que causa uma CRF menor nesses pacientes e maior tendência ao colapso alveolar durante a ventilação mecânica, quando comparados com indivíduos adultos. Em indivíduos neonatos, recomenda-se a normalização da C_{SR} pela CRF, pois o desenvolvimento do pulmão tem um ritmo diferente de outros órgãos. Indivíduos neonatos prematuros podem vir a termo com deficiência importante de surfactante pulmonar, a qual vai reduzir a C_{SR} e C_L, muitas vezes requerendo suporte ventilatório até a estabilização da função pulmonar. A literatura da mecânica ventilatória em animais idosos é bem escassa. Cães idosos parecem ter a pressão de recuo elástico dos pulmões e a C_{PT} diminuídas, o que parece ser a causa do aumento da relação CRF/CPT observada nesses animais. Essas alterações nos cães parecem começar a ser significativas a partir de 4 anos de idade.[19] Em seres humanos idosos, a CF ultrapassa a CRF e favorece o fechamento das vias aéreas pequenas.

VENTILAÇÃO MECÂNICA EM MEDICINA VETERINÁRIA

TABELA 1 Valores de mecânica ventilatória em diferentes espécies.

Espécie	Estado	Método	C_{SR} [(mL/kg)/cmH$_2$O]	C_P [(mL/kg)/cmH$_2$O]
Cão – raças variadas	Anestesiado – Halotano + 70% N$_2$O	Estático – Superseringa	2,22	2,98
Cão – Border Collie	Anestesiado – Halotano + 70% N$_2$O	Estático – Superseringa	3,31	4,34
Cão – Pastor Alemão	Anestesiado – Halotano + 70% N$_2$O	Estático – Superseringa	2,94	4,05
Cão – Labrador Retriever	Anestesiado – Halotano + 70% N$_2$O	Estático – Superseringa	1,93	2,92
Cão – Rottweiler	Anestesiado – Halotano + 70% N$_2$O	Estático – Superseringa	1,33	1,98
Cão – Tórax profundo	Anestesiado – Halotano + 70% N$_2$O	Estático – Superseringa	2,85	3,71
Cão – Tórax redondo	Anestesiado – Halotano + 70% N$_2$O	Estático – Superseringa	1,79	2,48
Cão – Beagle	Anestesiado – Isoflurano 1,5% ET$_{ISO}$	Dinâmico – Regressão linear múltipla	2,4 ZEEP 2,4 PEEP$_{máxCrs}$ 2,4 PEEP$_{máxCrs+2}$ 2,0 PEEP$_{máxCrs+4}$	ND
Cão – Beagle	Anestesiado – Isoflurano 1,3 x CAM$_{ISO}$	Dinâmico – Regressão linear múltipla	ND	ND
Cão – raças variadas	Anestesiado – Isoflurano ET$_{ISO}$ 1,0 – 1,2% - rocurônio	Dinâmico - V$_T$/ (PIP – PEEP)	0,7 (V$_T$ = 7 mL/kg) 1,1 (V$_T$ = 12 mL/kg)	ND
Cão – raças variadas	Anestesiado – Isoflurano (ET$_{ISO}$ 1,2 – 1,5% e Vecurônio	Estático – P$_{insp}$ e P$_{exp}$ 4 segundos	1,7 V$_T$8 ZEEP 1,9 V$_T$8 PEEP5 1,9 V$_T$15 ZEEP 1,9 V$_T$15 ZEEP	3,5 V$_T$8 ZEEP 4,1 V$_T$8 PEEP5 4,4 V$_T$15 ZEEP 5,0 V$_T$15 ZEEP
Gato – doméstico de pelo curto	Anestesiado Isoflurano – 1,3 CAM e rocurônio	Dinâmico – Regressão linear múltipla	1,7 ZEEP 1,9 PEEP$_{máxCrs-2}$ 2,1 PEEP$_{máxCrs}$ 1,9 PEEP$_{máxCrs+2}$	3,5 ZEEP 4,8 PEEP$_{máxCrs-2}$ 4,7 PEEP$_{máxCrs}$ 3,8 PEEP$_{máxCrs+2}$
Cavalo – raças variadas	Desperto	Dinâmico sem pausa	ND	7,5
Cavalos	Anestesiado – Isoflurano (ET$_{ISO}$ 1,5 – 1,8%) e atracúrio	Estático Pausa insp. 10 segundos	0,79 PEEP5 0,98 PEEP10 1,03 PEEP15 1,19 PEEP20 1,27 PEEP15 1,21 PEEP10 0,90 PEEP5	ND

C_{SR}: complacência do sistema respiratório; C_P: complacência dos pulmões; C_{PT}: complacência da parede torácica; R_{SR}: resistência do sistema respiratório; V_T: volume corrente; ZEEP: pressão expiratória final zero; PEEP: pressão positiva expiratória final; PEEP$_{máxCrs}$: PEEP de máxima C_{RS}; PEEP$_{máxCrs-2}$: PEEP de máxima C_{RS} – 2 cmH$_2$O; PEEP$_{máxCrs+2}$: PEEP de máxima C_{RS} + 2 cmH$_2$O; PEEP$_{máxCrs+4}$: PEEP de máxima C_{RS} + 4 cmH$_2$O; ET$_{ISO}$: fração expirada de isoflurano; F$_i$O$_2$: fração inspirada de O$_2$; CAM: concentração alveolar mínima; PEEP5: pressão positiva expiratória final de 5 cmH$_2$O; PEEP10: pressão positiva expiratória final de 10 cmH$_2$O; PEEP15: pressão positiva expiratória final de 15 cmH$_2$O; PEEP20: pressão positiva expiratória final de 20 cmH$_2$O; insp: inspiratória; exp: expiratória; ND: não determinado.

Fonte: Elaborada pelo autor.

C_{PT} [(mL/kg)/cmH$_2$O]	R_{SR} (cmH$_2$O/L/s)	Referência	Comentários
3,5	ND	(20)	Descrição pobre do método
5,35	ND	(20)	Descrição pobre do método
4,51	ND	(20)	Descrição pobre do método
3,42	ND	(20)	Descrição pobre do método
2,24	ND	(20)	Descrição pobre do método
4,2	ND	(20)	Descrição pobre do método
3,37	ND	(20)	Descrição pobre do método
ND	5,35 ZEEP 5,48 PEEP$_{máxCrs}$ 5,25 PEEP$_{máxCrs+2}$ 5,81 PEEP$_{máxCrs+4}$	(21)	Decúbito dorsal. V_T = 15 mL/kg, ZEEP, PEEP$_{máxCrs}$, PEEP$_{máxCrs+2}$, PEEP$_{máxCrs+4}$, F_IO_2 > 0,90
2,74	ND	(22)	Decúbito dorsal. V_T = 15 mL/kg, ZEEP, F_IO_2 > 0,90
ND	ND	(23)	Decúbito dorsal. V_T = 7 ou 12 mL/kg, ZEEP, F_IO_2 > 0,8.
ND	ND	(24)	Decúbito dorsal. V_T = 8 ou 15 mL/kg; ZEEP ou PEEP5; F_IO_2 = 0,8
4,1 ZEEP 4,7 PEEP$_{máxCrs-2}$ 3,8 PEEP$_{máxCrs}$ 4,1 PEEP$_{máxCrs+2}$	20 19,4 18,9 19,1	Soares *et al.* Não publicado. (Apresentado no Autumn AVA *meeting* 2022)	Decúbito dorsal. V_T = 10 mL/kg; ZEEP, PEEP$_{máxCrs-2}$, PEEP$_{máxCrs}$, PEEP$_{máxCrs+2}$, F_IO_2 = 0,90
ND	0,32 (insp.) 0,31 (exp.)	(25)	Ventilação espontânea – em estação
ND	26 PEEP5 27 PEEP10 26 PEEP15 26 PEEP20 21 PEEP15 21 PEEP10 22 PEEP5	(26)	V_T 15 mL/kg F_IO_2 > 0,9 Titulação de PEEP ascendente e descendente

REFERÊNCIAS BIBLIOGRÁFICAS

1. Henderson WR, Chen L, Amato MBP, Brochard LJ. Fifty Years of Research in ARDS. Respiratory Mechanics in Acute Respiratory Distress Syndrome. Am J Respir Crit Care Med. 2017;196(7):822-833.
2. Lumb AB, Thomas C, Nunn JF. Nunn's Applied Respiratory Physiology. 9th ed. Amsterdam: Elsevier; 2020.
3. West JB, Luks A. West's respiratory physiology: the essentials. 10th ed. Philadelphia: Wolters Kluwer; 2016.
4. Koterba AM, Kosch PC, Beech J, Whitlock T. Breathing strategy of the adult horse (Equus caballus) at rest. J Appl Physiol (1985). 1988;64(1):337-346.
5. Gallivan GJ, McDonell WN, Forrest JB. Comparative pulmonary mechanics in the horse and the cow. Research in veterinary science. 1989;46(3):322-330.
6. Beda A, Guldner A, Carvalho AR, Zin WA, Carvalho NC, Huhle R et al. Liquid- and air-filled catheters without balloon as an alternative to the air-filled balloon catheter for measurement of esophageal pressure. PLoS One. 2014;9(9):e103057.
7. Mauri T, Yoshida T, Bellani G, Goligher E, Carteaux G, Rittayamai N et al. Esophageal and transpulmonary pressure in the clinical setting: meaning, usefulness and perspectives. Intensive Care Med. 2016;42(9):1360-1373.
8. Stahl WR. Scaling of respiratory variables in mammals. J Appl Physiol. 1967;22(3):453-460.
9. Prange HD. Laplace's law and the alveolus: a misconception of anatomy and a misapplication of physics. Adv Physiol Educ. 2003;27(1-4):34-40.
10. Jagodich TA, Bersenas AME, Bateman SW, Kerr CL. Preliminary evaluation of the use of high-flow nasal cannula oxygen therapy during recovery from general anesthesia in dogs with obstructive upper airway breathing. J Vet Emerg Crit Care (San Antonio). 2020.
11. Rohrer F. Der StrSmunffswiderstand in den mensehliehen Atemwegen und tier Einfluss der unregelmfissigen Verzweigung Bronchialsystems auf den Atmungsverlauf in versehiedenen Lungenbezirken. Pflügers Archiv European Journal of Physiology. 1915;162(5-6):225-299.
12. Sarge T, Baedorf-Kassis E, Banner-Goodspeed V, Novack V, Loring SH, Gong MN et al. Effect of Esophageal Pressure-Guided Positive End-Expiratory Pressure on Survival from Acute Respiratory Distress Syndrome: A Risk-Based and Mechanistic Reanalysis of the EPVent-2 Trial. Am J Respir Crit Care Med. 2021.

13. Henderson WR, Sheel AW. Pulmonary mechanics during mechanical ventilation. Respir Physiol Neurobiol. 2012;180(2-3):162-172.
14. Amato MB, Meade MO, Slutsky AS, Brochard L, Costa EL, Schoenfeld DA et al. Driving pressure and survival in the acute respiratory distress syndrome. N Engl J Med. 2015;372(8):747-755.
15. Neto AS, Hemmes SNT, Barbas CSV, Beiderlinden M, Fernandez-Bustamante A, Futier E et al. Association between driving pressure and development of postoperative pulmonary complications in patients undergoing mechanical ventilation for general anaesthesia: a meta-analysis of individual patient data. Lancet Resp Med. 2016;4(4):272-280.
16. Lanteri CJ, Kano S, Nicolai T, Sly PD. Measurement of dynamic respiratory mechanics in neonatal and pediatric intensive care: the multiple linear regression technique. Pediatr Pulmonol. 1995;19(1):29-45.
17. Ranieri VM, Zhang H, Mascia L, Aubin M, Lin CY, Mullen JB et al. Pressure-time curve predicts minimally injurious ventilatory strategy in an isolated rat lung model. Anesthesiology. 2000;93(5):1320-1328.
18. Bennett FM, Tenney SM. Comparative mechanics of mammalian respiratory system. Respir Physiol. 1982;49(2):131-140.
19. Robinson NE, Gillespie JR. Lung volumes in aging beagle dogs. J Appl Physiol. 1973;35(3):317-321.
20. Corcoran BM. Static Respiratory Compliance in Normal Dogs. J Small Anim Pract. 1991;32(9):438-442.
21. Soares JHN, Machado ML, Oliveira RLS, Henao-Guerrero N, Pavlisko N, Countermash-Ott S et al. Respiratory mechanics effects of different levels of end-expiratory pressure in anesthetized and mechanically ventilated beagles. 13th World Congress of Veterinary Anesthesiology; 2018; Venice, Italy.
22. Soares JH, Henao-Guerrero N, Pavlisko ND, Williamson A, Giannella-Neto A. The effect of two doses of fentanyl on chest wall rigidity at equipotent doses of isoflurane in dogs. Vet Anaesth Analg. 2019;46(3):360-364.
23. Ambrosio AM, Carvalho-Kamakura TPA, Ida KK, Varela B, Andrade F, Faco LL et al. Ventilation distribution assessed with electrical impedance tomography and the influence of tidal volume, recruitment and positive end-expiratory pressure in isoflurane-anesthetized dogs. Vet Anaesth Analg. 2017;44(2):254-263.
24. De Monte V, Bufalari A, Grasso S, Ferrulli F, Crovace AM, Lacitignola L et al. Respiratory effects of low versus high tidal volume with or without positive end-expiratory pressure in anesthetized dogs with

healthy lungs. American journal of veterinary research. 2018;79(5):496-504.

25. Gallivan GJ, McDonell WN, Forrest JB. Comparative ventilation and gas exchange in the horse and the cow. Research in veterinary science. 1989;46(3):331-336.

26. Ambrosio AM, Ida KK, Souto MT, Oshiro AH, Fantoni DT. Effects of positive end-expiratory pressure titration on gas exchange, respiratory mechanics and hemodynamics in anesthetized horses. Vet Anaesth Analg. 2013;40(6):564-572.

CAPÍTULO 2

Trocas Gasosas

João Henrique Neves Soares
Melissa Luiza Couto Bueno

INTRODUÇÃO

A troca gasosa, também chamada de hematose, é a principal função pulmonar, responsável pela manutenção da quantidade necessária de oxigênio (O_2) para a respiração celular aeróbica e eliminação do excesso de dióxido de carbono (CO_2) produzido. A troca gasosa pulmonar descreve a captação de O_2 do meio externo para os alvéolos e sua transferência para o sangue, e a eliminação do CO_2 produzido pelas células para o meio externo pelo ar expirado. Alterações ou ineficiência em qualquer etapa da troca gasosa pulmonar pode gerar hipoxemia e/ou hipercapnia, que precisam ser bem compreendidas para o entendimento e conduta adequada de quadros clínicos de insuficiência respiratória. Este capítulo descreve os mecanismos envolvidos nas trocas gasosas pulmonares, bem como diferencia os aspectos das suas anormalidades. Serão abordados aspectos da estrutura pulmonar, do transporte de gases no sangue, e da ventilação e perfusão pulmonar fundamentais para o entendimento das trocas gasosas normais e anormais. Neste capítulo, foram omitidos detalhes da fisiologia respiratória de menor importância para a ventilação mecânica que podem ser consultados em livros-textos.[1,2] O **Apêndice 1** apresenta detalhes de simbologia e notações, além de fórmulas utilizadas no estudo da troca gasosa pulmonar. Casos clínicos com avaliação e interpretação da troca gasosa pulmonar podem ser encontrados no **Apêndice 2**.

ESTRUTURA PULMONAR

O trato respiratório é composto pelas vias aéreas de condução e dos ácinos pulmonares. As vias aéreas de condução superiores são formadas por boca, nariz e faringe, enquanto as inferiores por laringe, traqueia, brônquios, bronquíolos até os bronquíolos terminais. Nessa porção do trato respiratório, não ocorrem trocas gasosas e apenas condução do ar do meio externo até os ácinos pulmonares, constituindo o chamado espaço morto anatômico (V_{DAnat}). A forma mais comum de suporte ventilatório nos pacientes veterinários é invasiva por meio de intubação orotraqueal. Nesse caso, as vias aéreas superiores são excluídas do V_{DAnat}, e peças do aparato ventilatório entre o circuito de ventilação e o tubo endotraqueal, como filtros, umidificadores ou conectores, constituem o espaço morto instrumental (V_{DInst}). Com o aumento do V_{DInst}, a ventilação pulmonar se torna menos eficiente.

Os ácinos pulmonares ou unidades alveolares são compostos pelos bronquíolos respiratórios, sacos alveolares e ductos alveolares, e são as regiões pulmonares que contêm os alvéolos. Estes últimos são sacos aéreos revestidos por uma densa rede de capilares sanguíneos e que constituem as unidades funcionais de troca gasosa. A membrana alveolocapilar que está presente nessas estruturas possibilita que os gases (O_2 e CO_2) se movimentem entre o ar alveolar e o sangue por difusão simples, obedecendo a um gradiente de pressão (de alta para baixa pressão).

O mecanismo de difusão desses gases é descrito pela Lei de Fick (**Apêndice 1**), a qual afirma que a taxa de transferência de um gás através de um tecido é diretamente proporcional a sua área de troca, sua constante de difusão e ao gradiente de pressão parcial desse gás, e inversamente proporcional à sua espessura. Isso explica por que as membranas alveolocapilares extremamente finas e com ampla área de superfície são altamente eficientes para realizar as trocas gasosas. Além disso, a constante de difusão, determinada pela Lei de Graham (**Apêndice 1**), é única para cada gás, e seu valor é diretamente proporcional a sua solubilidade e indiretamente proporcional à raiz quadrada de seu peso molecular. É possível explicar, portanto, por que o CO_2 se difunde cerca de 20 vezes mais que o O_2 através dos tecidos, uma vez que apresenta maior solubilidade, e um peso molecular não muito diferente.

TRANSPORTE DOS GASES NO SANGUE

O O_2 é transportado no sangue de duas maneiras: dissolvido e combinado à hemoglobina (Hb), enquanto o CO_2 é transportado dissolvido, na forma de íons bicarbonato e em combinação com proteínas na forma de compostos carbamínicos. Os valores normais dos gases sanguíneos em cães, gatos e cavalos despertos estão apresentados no **Quadro 1**.

Oxigênio

O conteúdo ou concentração arterial total de O_2 (C_aO_2) é calculada pela soma da quantidade de O_2 carreada pela Hb mais aquela dissolvida no sangue (**Apêndice 1**). Uma pequena quantidade do O_2 total no sangue (~ 3%) é transportada dissolvida no plasma, e obedece à Lei de Henry, que determina que a concentração de um gás em um líquido é proporcional a sua pressão parcial multiplicada por sua solubilidade (**Apêndice 1**). Como a solubilidade do O_2 no sangue é baixa (0,003 mL O_2/mmHg de PO_2), incrementos na pressão parcial arterial de O_2 (P_aO_2) para valores em que a Hb está 100% saturada ($P_aO_2 \approx 200$ mmHg) têm um efeito muito pequeno na quantidade total de O_2.

QUADRO 1 Valores normais de pressões parciais de oxigênio (P_aO_2) e dióxido de carbono (P_aCO_2), pH e concentração de hemoglobina (Hb) no sangue arterial de cães, gatos e cavalos.

Espécie	pH	P_aCO_2 (mmHg)	P_aO_2 (mmHg)	Hb (g/dL)	Referência
Cão	7,35 a 7,46	31 a 43	81 a 103	11,9 a 18,9	(3)
Gato	7,31 a 7,46	25 a 37	95 a 118	9,8 a 15,4	(3)
Cavalo	7,30 a 7,50	33 a 50	89 a 101	10,1 a 16,1	(4,5)

Fonte: Elaborado pelos autores.

O O_2 é transportado principalmente (~ 97%) em combinação reversível com a Hb. Uma molécula de Hb pode carrear no máximo quatro moléculas de O_2, e sua quantidade total depende da PO_2 do sangue. A capacidade de transporte máxima de O_2 na Hb de mamíferos é de 1,36 a 1,39 mL de O_2 por grama de Hb.[4,6] É importante lembrar que a saturação de O_2 na Hb segue uma relação sigmoidal com a PO_2 sanguínea, demonstrada pela curva de dissociação da oxiemoglobina (Hb-O_2) (**Figura 1**). A P_aO_2 obtida num animal ventilando normalmente em ar ambiente [fração inspirada de O_2 (F_IO_2) 0,21] é de aproximadamente 100 mmHg, o que corresponde à saturação de O_2 na Hb (S_aO_2) de 97 a 98%. Hipoxemia é definida clinicamente como P_aO_2 < 80 mmHg, e valores abaixo de 60 mmHg são classificados como hipoxemia grave. Já a S_aO_2 correspondente à P_aO_2 de 60 e 80 mmHg varia conforme o grau de afinidade do O_2 pela Hb de cada espécie animal. Um valor médio de S_aO_2 considerado comumente no cenário clínico é de 90% para P_aO_2 de 60 mmHg e de 95% para P_aO_2 de 80 mmHg.

Os gatos têm menor afinidade do O_2 pela Hb que cães, enquanto cavalos e ruminantes têm afinidade maior entre essas quatro espécies.[6,7] Dessa forma, a S_aO_2 num gato ou cão será menor que em um cavalo ou ruminante para uma mesma P_aO_2. Quando a P_aO_2 se aproxima de 200 mmHg, a Hb está 100% saturada de O_2 na maioria dos mamíferos. Pela importância do carreamento do O_2 ligado a Hb, qualquer fator que diminua a concentração de Hb ou a S_aO_2 vão diminuir significativamente a C_aO_2 e podem contribuir para a diminuição da entrega de O_2 aos tecidos e possível hipóxia. Em pacientes anêmicos, a diminuição na concentração de Hb não altera a S_aO_2 nem a P_aO_2, porém a C_aO_2 é diminuída signifi-

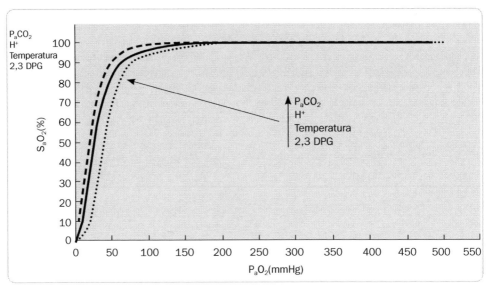

FIGURA 1 Curva de dissociação do oxigênio à hemoglobina (gráfico contínuo) e fatores que podem aumentar (gráfico tracejado) ou diminuir (gráfico pontilhado) a afinidade do O_2 pela hemoglobina.

Fonte: Elaborada pelos autores.

cativamente. A afinidade do O_2 pela Hb pode ser alterada pela temperatura, 2,3 difosfoglicerato (2,3 DPG), PCO_2, e pH. Mais detalhes sobre o efeito desses fatores e variações entre espécies podem ser encontrados em literatura mais específica.[1,2,6,7] Além disso, alterações na Hb causada pela oxidação dos seus íons Fe (Fe^{2+}) do estado ferroso para férrico (Fe^{3+}) gerando metaemoglobina, e a ligação da Hb com o monóxido de carbono (CO) formando carboxiemoglobina, diminuem significativamente a capacidade de carreamento da Hb no sangue e consequentemente a C_aO_2.

Dióxido de Carbono

Aproximadamente 5% de todo o CO_2 no sangue arterial são carreados em sua forma dissolvida. Por sua maior solubilidade, a quantidade de CO_2 dissolvido tem um papel mais significativo em sua quantidade total no sangue do que quando comparado com o O_2. Entretanto, sua principal maneira de ser transportado no sangue arterial (cerca de 90%) é através de íons bicarbonato (HCO_3^-).

O CO_2 se liga às moléculas de água (H_2O) do sangue, formando o ácido carbônico (H_2CO_3). Essa reação ocorre lentamente no plasma, mas é catalisada no interior das hemácias pela enzima anidrase carbônica. A partir daí, o H_2CO_3 se dissocia em íons H^+ e HCO_3^-. Por esse motivo, alterações da P_aCO_2 causam alterações imediatas no pH sanguíneo e têm papel fundamental no controle do equilíbrio ácido-basico. O aumento da P_aCO_2 gera mais H^+, e consequentemente queda do pH sanguíneo (acidose respiratória); e sua diminuição, o contrário (alcalose respiratória). O aumento ou diminuição da P_aCO_2 vai imediatamente aumentar ou diminuir a concentração sanguínea de HCO_3^- respectivamente, devido ao CO_2 ser transportado desse modo. Alterações

mais tardias no HCO_3^- sanguíneo também vão ocorrer devido a compensações renais de acidose ou alcalose respiratória. Mais detalhes dessa importante relação entre a P_aCO_2 e o equilíbrio ácido-básico podem ser encontrados em literatura específica.[3] O CO_2 é também transportado ligado ao terminal amina das proteínas, principalmente da Hb, formando os chamados compostos carbamínicos. Esse modo de transporte no sangue arterial corresponde a aproximadamente 5% do seu total. A Hb reduzida (não ligada ao O_2) tem uma capacidade de transporte do CO_2 maior que a Hb-O_2.

VENTILAÇÃO

A ventilação é o movimento de gás para dentro e fora do sistema respiratório, enquanto a respiração se refere mais especificamente à obtenção de energia celular na forma de adenosina trifosfato (ATP), normalmente a partir da glicose em uma sequência de reações dentro da mitocôndria que consome O_2 e produz CO_2 (respiração aeróbia). O volume de cada inspiração ou expiração é chamado volume corrente (V_T). Para fins de monitoramento da função ventilatória, o volume expirado é o mais comumente utilizado como V_T. Mais detalhes sobre volumes pulmonares são encontrados no **Capítulo 1 Mecânica Ventilatória**.

A ventilação total por minuto [ventilação minuto (VM)] é calculada pelo produto da frequência respiratória e o V_T. Como explicado, nem todo o V_T chega até os alvéolos, responsáveis pelas trocas gasosas. A parte do V_T que ventila o espaço morto anatômico se chama volume de espaço morto anatômico (V_{DAnat}), enquanto a parte responsável pelas trocas gasosas é denominada volume alveolar (V_A). Portanto, o V_T é a soma do V_{DAnat} e o V_A. Aplicando-se esse conceito à ventilação minuto, é possível dividi-la em ventilação alveolar ($\dot{V}_A$) e ventilação de espaço morto anatômico ($\dot{V}_{DAnat}$). Para fins de comparação entre indivíduos da mesma espécie e peso corporal diferentes, os volumes e as ventilações pulmonares devem ser divididos pelo peso corporal. O **Quadro 2** apresenta valores médios de V_T e frequência respiratória (f_R) de cães, gatos e cavalos. Em ventilação mecânica, o V_T utilizado varia de 8 a 15 mL/kg.

A $\dot{V}_A$ é fundamental na entrega de O_2 e eliminação de CO_2 alveolares e, por conseguinte, essencial para a manutenção dos valores normais da P_aO_2 e P_aCO_2. Diminuição na $\dot{V}_A$ vai gerar aumento da pressão parcial alveolar de CO_2 (P_ACO_2) e P_aCO_2, e a diminuição da pressão parcial alveolar de O_2 (P_AO_2) e P_aO_2. Em condições normais, a P_ACO_2 é 1 a 5 mmHg menor que a P_aCO_2, diferença essa causada principalmente pelos níveis fisiológicos de desequilíbrio $\dot{V}_A/\dot{Q}$ existente nos pulmões. A P_AO_2 pode ser calculada pela diferença entre a pressão inspirada de O_2 (P_IO_2) e sua absorção pulmonar (equação do ar alveolar), descrita mais adiante neste capítulo e com mais detalhes no **Apêndice 1**.

A $\dot{V}_A$ e a produção de CO_2 ($\dot{V}CO_2$) são os principais fatores regentes da P_aCO_2. Essa relação é determinada pela equação da ventilação:

$$P_aCO_2 = (\dot{V}CO_2/\dot{V}_A) \times 0,863$$

Em que 0,863 é uma constante de ajuste de unidades de pressão e volume.

Por essa relação, é possível entender que, para uma $\dot{V}CO_2$ constante, a P_aCO_2 é inversamente proporcional à $\dot{V}_A$, e diretamente proporcional à $\dot{V}CO_2$. No animal desperto, a P_aCO_2 é mantida relativamente constante independentemente de variações na $\dot{V}CO_2$, pois a $\dot{V}_A$ varia proporcionalmente devido ao constante controle da ventilação. Por exemplo, durante o exercício leve a moderado a $\dot{V}_A$ acompanha o aumento da $\dot{V}CO_2$, a fim de manter a P_aCO_2 dentro da normalidade.

> No animal em ventilação mecânica, o anestesista ou o intensivista é o responsável por manter a P_aCO_2 dentro dos valores desejados variando a $\dot{V}_A$.

No paciente em ventilação mecânica, variação na temperatura corporal é o fator mais comum de mudança da $\dot{V}CO_2$. Pacientes que apresentam variações significativas de temperatura ao longo do tempo de ventilação com $\dot{V}_A$ fixa, vão apresentar uma variação diretamente proporcional da P_aCO_2.

A ventilação é comumente monitorada pela mensuração da pressão parcial de CO_2 ao final da expiração ($P_{ET}CO_2$), a qual é normalmente de 2 a 5 mmHg menor que a P_aCO_2. Em pacientes com troca gasosa pulmonar alterada, a diferença entre P_aCO_2 e $P_{ET}CO_2$ aumenta, o que dificulta a utilização da $P_{ET}CO_2$ como uma estimativa acurada da P_aCO_2. Nesses casos, a gasometria arterial deve ser utilizada para monitorar a função ventilatória.

QUADRO 2   Valores médios da ventilação em cães, gatos e cavalos despertos.

Espécie	f_R (irm)	V_T (mL/kg)	Comentários	Referência
Cão	22 ± 10	13 ± 6	Beagle	(8)
Cão	24 ± 10	18 ± 9	Mesocefácilo	(9)
Cão	23 ± 10	25 ± 7	Dolicocefálico	(9)
Gato	43 ± 7	14 ± 4	Diversas raças	(10)
Cavalo	11 ± 3	15 ± 2	Puro-sangue Inglês	(11)

irm: incursões respiratórias por minuto.

Fonte: Elaborado pelos autores.

Controle da Ventilação

A ventilação pulmonar é controlada por uma inter-relação contínua entre os sensores (centrais e periféricos), o controle central da ventilação (centros respiratórios) e os efetores (músculos respiratórios). Essa complexa relação é responsável pela manutenção da P_aCO_2 e da P_aO_2 dentro de um limite estreito de normalidade. Em condições normais, a ventilação pulmonar é controlada pela quantidade de CO_2 e seu resultante efeito nos pH encefálico e sanguíneo detectados pelos quimiorreceptores centrais e periféricos, respectivamente. Em situações de queda da P_aO_2 abaixo dos valores da normalidade, os quimiorreceptores periféricos são ativados e aumentam a ventilação pulmonar, sobrepondo-se ao controle ventilatório feito pelo CO_2 e pH. O controle central, localizado no bulbo, na ponte e no córtex cerebral, tem como função gerar o padrão rítmico da inspiração e da expiração, informando aos músculos da respiração o grau de atividade necessário para manter P_aO_2, P_aCO_2 e pH dentro da normalidade. Os músculos respiratórios são os efetores desse sistema de controle que geram as diferenças de pressão no sistema respiratório necessárias para gerar a ventilação pulmonar. Qualquer fator que altere um dos três componentes do controle ventilatório (controle central, sensores e efetores) pode gerar alterações na P_aCO_2 e P_aO_2. Em anestesia e na unidade de terapia intensiva, comumente o centro respiratório tem sua função deprimida pela ação de fármacos utilizados para sedação e anestesia. Os detalhes do controle complexo da ventilação estão além do escopo deste capítulo e podem ser encontrados em livros-textos de fisiologia respiratória.[1,2]

Hipoventilação

Hipoventilação é definida pela diminuição da $\dot{V}_A$ com aumento da P_aCO2 e sempre será sinônimo de hipercapnia. Valores de P_aCO_2 acima de 45 mmHg são comumente associados à hipoventilação. Entre as causas mais comuns de hipoventilação, pode-se citar o efeito depressor de anestésicos gerais, sedativos e analgésicos opioides, o aumento do trabalho respiratório durante anestesia ou em casos de fadiga muscular, obstrução das vias aéreas superiores, e diminuição iatrogênica da $\dot{V}_A$ durante a ventilação mecânica. Dependendo do grau de hipoventilação, sua decorrente acidose respiratória pode gerar acidemia significativa (pH < 7,2), o que afeta a estrutura e função de proteínas importantes, como enzimas celulares e proteínas estruturais (por exemplo, miosina e actina). A manutenção de acidemia com pH < 7,2 tem sido associada a maior mortalidade em pacientes humanos críticos. A hipoventilação pode, ainda, causar hipoxemia por redução da P_aO_2. No entanto, esse efeito só ocorre em ventilação em ar ambiente ($F_IO_{2} = 0,21$) e será discutido com mais detalhes adiante.

> O aumento da P_aCO_2 causa aumento do volume sanguíneo cerebral e é contraindicado em pacientes com aumento da pressão intracraniana. Além disso, a hipercapnia causa vasoconstrição pulmonar e deve ser evitada em pacientes com hipertensão pulmonar.

Durante a anestesia inalatória, a hipoventilação pode reduzir a taxa de absorção e de eliminação dos anestésicos inalatórios, contribuindo para prolongada estabilização do plano de anestesia ou recuperação anestésica.

Quando grave (pH < 7,2), a hipoventilação pode causar depressão cardiovascular por diminuição de contratilidade e vasodilatação periférica. Por outro lado, a hipoventilação leve a moderada pode melhorar a função cardiovascular por estimulação simpática indireta.

Outros efeitos benéficos da hipoventilação leve a moderada são: seu efeito anti-inflamatório, aumento da perfusão periférica e aumento da oxigenação tecidual. A hipoventilação leve a moderada tem sido extensivamente utilizada na ventilação de pacientes críticos em protocolos de ventilação protetora (hipercapnia permissiva). Os efeitos deletérios da hipoventilação estão diretamente ligados à acidemia gerada, portanto, pacientes com acidose ou alcalose metabólica poderão apresentar efeitos deletérios da hipoventilação em valores menores ou maiores de P_aCO_2, respectivamente.

Hiperventilação

A hiperventilação ocorre quando a $\dot{V}_A$ aumenta com relação à $\dot{V}CO_2$ e está sempre associada a baixa P_aCO_2. De modo geral, valores de P_aCO_2 abaixo de 35 mmHg são considerados hiperventilação em mamíferos, porém, gatos podem apresentar P_aCO_2 normal de até 25 mmHg.

> Reação a dor, hipertermia, acidose metabólica, doenças do sistema nervoso central, e aumento da $\dot{V}_A$ iatrogênica durante a ventilação mecânica são as causas mais comuns de hiperventilação.

É importante diferenciarmos hiperventilação de taquipneia, a qual expressa somente um aumento de frequência respiratória sem promover trocas gasosas. A hiperventilação pode estar associada a taquipneia, porém, muitas vezes a taquipneia não aumenta ou até diminui a $\dot{V}_A$.

> A hiperventilação causa alcalose respiratória que pode gerar alcalemia significativa. Seus efeitos deletérios são depressão cardiovascular e vasoconstrição cerebral, principalmente em valores de P_aCO_2 abaixo de 25 mmHg.

Durante a anestesia de pacientes em que se espera aumento da pressão intracraniana, recomenda-se a ventilação mecânica com alvo de P_aCO_2 entre 30 e 35 mmHg, a fim de se evitar a hipoventilação e o seu decorrente aumento da perfusão cerebral e da pressão intracraniana. A hiperventilação ($PaCO_2$ entre 25 e 30 mmHg) pode ser utilizada como terapia de resgate para diminuir a pressão intracraniana em casos de aumento abrupto. No entanto, não se recomenda hiperventilação prolongada nessas situações, pois a perfusão cerebral pode ficar comprometida, e sua eficácia é diminuída ao longo do tempo.

PERFUSÃO PULMONAR

A circulação pulmonar tem a função primária de transportar o sangue vindo dos tecidos até os pulmões onde ocorrerão as trocas gasosas. Pode ser considerada um reservatório sanguíneo já que é capaz de aumentar ou diminuir seu volume de sangue quando ocorrem variações no volume e/ou pressões sanguíneas entre circulação pulmonar e circulação sistêmica. O pulmão, parte essencial dessa circulação, ainda, desempenha o papel de filtrar o sangue venoso de êmbolos, trombos, toxinas, e mediadores inflamatórios.

A circulação pulmonar se inicia no ventrículo direito que bombeia o sangue (com alta PCO_2 e baixa PO_2) para as artérias pulmonares direita e esquerda. O sangue que passa pelas artérias pulmonares é chamado de venoso misto ($\bar{v}$), pois corresponde ao sangue venoso coletado de todos os tecidos corporais. Em seguida, esse sangue passa para as arteríolas pulmonares e os capilares pulmonares onde ocorrem as trocas gasosas. Após a hematose, o sangue capilar pulmonar, com alta PO_2 e baixa PCO_2, segue em direção às vênulas pulmonares, atingindo as veias pulmonares direita e esquerda, e finalmente o átrio esquerdo. A partir daí, o sangue arterial é bombeado pelo ventrículo esquerdo para a circulação sistêmica a fim de prover a entrega de O_2 (DO_2) e a remoção do excesso de CO_2 tecidual. Apesar de receberem o mesmo volume de sangue da circulação sistêmica, as pressões sanguíneas na circulação pulmonar são bem menores por conta da menor resistência vascular nos pulmões em comparação com os tecidos periféricos.

Os pulmões recebem todo o débito cardíaco por meio da circulação pulmonar, diferentemente dos outros órgãos do corpo. Além disso, os pulmões apresentam a circulação brônquica que emerge da aorta, ou das artérias intercostais, e corresponde entre 1 e 2 % do débito cardíaco. A circulação pulmonar garante suporte para os alvéolos e bronquíolos respiratórios e é responsável pela troca gasosa, enquanto a circulação brônquica perfunde as vias aéreas inferiores da porção caudal da traqueia até os bronquíolos terminais. Cerca de um terço da circulação brônquica retorna ao lado esquerdo do coração sem que ocorra troca gasosa, o que caracteriza uma fonte fisiológica de mistura venosa, também chamada de *shunt* da direita para a esquerda.

DISTRIBUIÇÃO DA VENTILAÇÃO E DA PERFUSÃO PULMONAR E A RELAÇÃO $\dot{V}_A/\dot{Q}$

Distribuição da Ventilação

A distribuição da ventilação nos pulmões é determinada principalmente pela postura, gravidade e forma de ventilação. Em decúbito dorsal e esternal, a ventilação pulmonar é quase igualmente distribuída entre os dois pulmões (um pouco mais de ventilação no pulmão direito, em razão de seu maior volume). Em decúbito lateral, a ventilação é maior no pulmão que está com face para cima, chamado de não dependente. Dada a gravidade, a ventilação é menor na região dos pulmões que estão com face para baixo, chamados então de dependentes, pois estes recebem mais circulação sanguínea devido a força da gravidade. No entanto, a gravidade não é o único mecanismo de controle passivo da ventilação pulmonar. A variação no diâmetro das vias aéreas em diferentes regiões dos pulmões ajuda a minimizar o efeito da gravidade e distribuir a ventilação. De modo geral, a ventilação é maior nas regiões ventrais que nas dorsais dos pulmões, porém essa distribuição pode ser alterada por alterações regionais de complacência, resistência e fluxo inspiratório aplicado.

Distribuição da Perfusão Pulmonar

A perfusão pulmonar possui diversos mecanismos de controle de sua distribuição como a gravidade, os padrões de ramificações das estruturas vasculares, o volume pulmonar, e a vasoconstrição pulmonar hipóxica (VPH). A gravidade é um dos fatores mais importantes em causar uma maior distribuição da perfusão nas regiões ventrais dos pulmões que nas dorsais, e está relacionada ao gradiente hidrostático dentro dos vasos sanguíneos. Por esse motivo, o fisiologista John West criou um modelo arbitrário de distribuição da perfusão pulmonar em três zonas (zonas de West) baseado na distribuição da pressão na artéria pulmonar (P_a), alveolar (P_{Alv}) e venosa (P_v) nos pulmões (**Figura 2**).

Por esse modelo, as regiões dorsais do pulmão que apresentam a P_{Alv} maior que a P_a e a P_v não apresentam perfusão (Zona 1). Na Zona 2, intermediária, o fluxo capilar pulmonar começa a ocorrer pois a P_a é maior que a P_{Alv}, porém o fluxo sanguíneo nessa região é parcialmente limi-

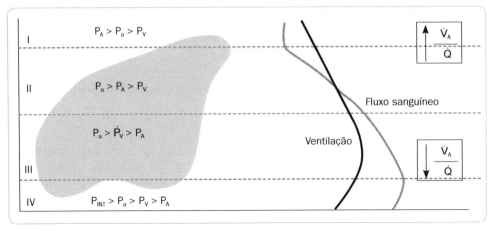

FIGURA 2 Diagrama da distribuição horizontal (dorsal para ventral) das Zonas de West demonstrando as relações entre a pressão arterial (P_a), alveolar (P_{Alv}), venosa (P_v) e intersticial (P_{INT}) nos pulmões e seus efeitos na distribuição da perfusão pulmonar (linha cinza claro à direita). A distribuição da ventilação pulmonar (linha preta) e da relação ventilação perfusão ($\dot{V}_A/\dot{Q}$) também estão demonstradas à direita.
Fonte: Elaborada pelos autores.

tado porque a P_v é menor que a P_{Alv}. Já na Zona 3, mais ventral, tanto a P_a quanto a P_v são maiores que a P_{Alv}, facilitando o fluxo sanguíneo nessas regiões dos pulmões. Mais recentemente, uma zona mais ventral dos pulmões (Zona 4) foi acrescentada a esse modelo. A pressão intersticial (P_{INT}) nessa zona é maior que no restante do pulmão e promove uma diminuição relativa da perfusão nessas regiões. Essa Zona 4 tem maior importância nos pacientes anestesiados ou críticos em que a pressão da artéria pulmonar possa estar diminuída ou a P_{INT} possa estar aumentada por decúbito, ou haja aumento do líquido extravascular pulmonar em casos de edema ou lesão pulmonar aguda. As zonas de West facilitam o entendimento do efeito da gravidade (gradiente hidrostático) na perfusão pulmonar preferencial das regiões dependentes do pulmão. No entanto, outros fatores como a variação na distribuição da resistência vascular pulmonar ajuda a balancear o impacto da gravidade na distribuição do fluxo sanguíneo, principalmente nos equinos.[12] Para tal fim, a resistência vascular pulmonar no animal em posição quadrupedal é maior nas regiões pulmonares ventrais e menor nas dorsais. Com a ajuda desse mecanismo, a falta de perfusão na Zona 1 de West é minimizada.

Apesar de suas limitações, o modelo de West também ajuda a entender o importante efeito da P_{Alv} na perfusão pulmonar.

> A distensão alveolar que ocorre com o aumento do volume pulmonar promove a compressão dos capilares pulmonares e dificulta a perfusão pulmonar. Ajustes ventilatórios que causam aumento excessivo da P_{Alv} e do volume pulmonar (por exemplo, PEEP ou V_T altos) vão afetar diretamente a distribuição da perfusão pulmonar.

Outro importante mecanismo de controle da distribuição da perfusão pulmonar é a VPH, a qual promove vasoconstrição em regiões pulmonares expostas a baixas tensões de O_2. Seu mecanismo ainda não é totalmente conhecido, mas a baixa P_AO_2 tem um efeito vasoconstritor mais predominante que a baixa $P_{\bar{v}}O_2$. A VPH é muito importante para manter as trocas gasosas eficientes na presença de atelectasia, pois distribui a perfusão pulmonar de áreas não ventiladas para áreas ventiladas. A VPH é potencializada por acidose metabólica e/ou respiratória e inibida por alcalose, anestésicos inalatórios e inflamação. Além disso, é mais eficiente em ruminantes que em suínos, cavalos, gatos e cães. Outros mecanismos endógenos e exógenos de menor importância para este capítulo também atuam controlando a distribuição da perfusão pulmonar e podem ser revisados em livros de fisiologia respiratória.[1,2]

Relação $\dot{V}_A/\dot{Q}$

A troca gasosa eficaz depende de um equilíbrio entre a ventilação e a perfusão alveolares, normalmente expresso pela razão $\dot{V}_A/\dot{Q}$. A variação nessa relação tem efeitos importantes na composição do ar alveolar e do sangue arterial. O modelo da banheira (**Figura 3**), que utiliza a torneira e o ralo de um único alvéolo como análogos da ventilação e da perfusão pulmonar, ajuda bastante a compreender o efeito desses dois fatores na composição do ar alveolar. Quando usado para explicar as variações de P_AO_2, a vazão da torneira da banheira é a $\dot{V}_A$, enquanto o escoamento pelo ralo é a $\dot{Q}$, e o nível de água na banheira, a P_AO_2. Se a vazão da torneira ($\dot{V}_A$) for maior que o escoamento do ralo ($\dot{Q}$), a P_AO_2 sobe, e se o escoamento pelo ralo ($\dot{Q}$) for maior que a vazão da torneira, a P_AO_2 desce. Por outro lado, ao se usar esse modelo para entender as alterações na P_ACO_2, a vazão da torneira é a $\dot{Q}$, e o escoamento pelo ralo a $\dot{V}_A$. Se a vazão da torneira ($\dot{Q}$) for maior que o escoamento do ralo ($\dot{V}_A$), o nível da água (P_ACO_2) sobe, porém, se o escoamento pelo ralo ($\dot{V}_A$) for maior que a vazão da torneira ($\dot{Q}$), o nível de água (P_ACO_2) desce. Por esse modelo, é possível entender que uma razão $\dot{V}_A/\dot{Q}$ alta vai promover P_AO_2 alta e P_ACO_2 baixa, e uma razão $\dot{V}/\dot{Q}$ baixa vai causar um aumento da P_ACO_2 e uma diminuição da P_AO_2. O efeito da $\dot{Q}$ em remover o O_2 dos alvéolos e prover o CO_2 para eliminação alveolar atua em conjunto com o consumo de O_2 ($\dot{V}O_2$) e a $\dot{V}CO_2$, respectivamente.

Para o entendimento do efeito da relação $\dot{V}_A/\dot{Q}$ nas trocas gasosas pulmonares, os fisiologistas Riley e Cournard em 1949[13] propuseram um modelo de três compartimentos pulmonares: um compartimento ideal com $\dot{V}_A$ e $\dot{Q}$ idênticos ($\dot{V}_A/\dot{Q} = 1$), outro com ausência de $\dot{V}_A$ e $\dot{Q}$ mantida ($\dot{V}_A/\dot{Q} = 0$, *shunt intrapulmonar*), e um último

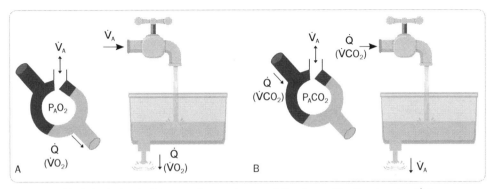

FIGURA 3 Modelo da banheira para demonstrar o efeito da ventilação alveolar ($\dot{V}_A$) e sua perfusão ($\dot{Q}$) na pressão parcial alveolar de O_2 (PAO$_2$) **(A)** e CO_2 (PACO$_2$) **(B)**.
Fonte: Adaptada de Glenny (2008).[14]

com $\dot{V}_A$ normal, porém sem $\dot{Q}$ ($\dot{V}_A/\dot{Q} = \infty$, espaço morto alveolar) (**Figura 4**). Apesar de negligenciar os alvéolos com relação $\dot{V}_A/\dot{Q}$ intermediárias, esse modelo facilita o entendimento da fisiopatologia das trocas gasosas pulmonares deficientes e seus possíveis tratamentos. A distribuição normal da relação $\dot{V}_A/\dot{Q}$ está ilustrada na **Figura 2**. Em um pulmão sadio, as regiões dorsais apresentam uma relação $\dot{V}_A/\dot{Q}$ maior (mais $\dot{V}_A$ com relação à perfusão), enquanto nas regiões ventrais, essa relação é diminuída (mais perfusão com relação à $\dot{V}_A$).

A P_aO_2 e a P_aCO_2 são geradas pela combinação do sangue vindo de regiões pulmonares com diferentes graus de relação $\dot{V}_A/\dot{Q}$. De modo geral, condições que aumentem a quantidade de alvéolos com baixa $\dot{V}_A/\dot{Q}$ vão afetar mais a oxigenação arterial, enquanto condições que aumentem a quantidade de alvéolos com alta $\dot{V}_A/\dot{Q}$ vão afetar mais a eliminação do CO_2.

TROCA GASOSA PULMONAR NORMAL

A influência da ventilação pulmonar e $\dot{V}CO_2$ na P_aCO_2 já foi descrita anteriormente. A oxigenação arterial (P_aO_2) dependerá de dois fatores principais: adequada P_AO_2 e sua transferência para o sangue arterial. Em um pulmão ideal, a P_aO_2 deveria ser igual a P_AO_2, porém, devido às desigualdades normais de $\dot{V}_A/\dot{Q}$ e a presença de *shunt* extrapulmonar fisiológico, a P_aO_2 em mamíferos é sempre menor que a P_AO_2. A diferença alveoloarterial de PO_2 [$P_{(A-a)}O_2$] em animais despertos ventilando em ar ambiente é entre 5 e 15 mmHg. A avaliação dessa diferença em casos clínicos ajuda a entender a fisiopatologia das trocas gasosas deficientes e seus possíveis tratamentos. Importante lembrar que a $P_{(A-a)}O_2$ aumenta com a F_IO_2, portanto comparações dessa variável só devem ser feitas em condições de mesma F_IO_2. A P_AO_2 pode ser calculada pela equação

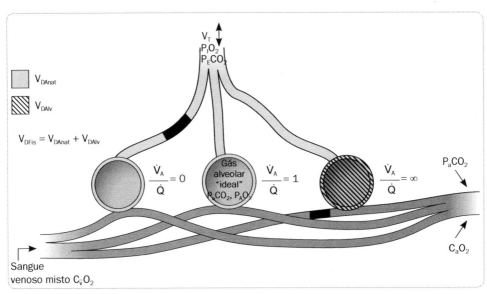

FIGURA 4 Relação ventilação alveolar ($\dot{V}_A$) e sua perfusão ($\dot{Q}$) ilustrada em três unidades alveolares com seus respectivos efeitos na pressão parcial alveolar de O_2 (PAO$_2$) e CO_2 (PACO$_2$). Ao centro, uma unidade alveolar normal com $\dot{V}A/\dot{Q} = 1$; à esquerda, uma unidade sem $\dot{V}A$ ($\dot{V}A/\dot{Q} = 0$); e à direita, uma unidade sem perfusão ($\dot{V}A/\dot{Q} = \infty$).
Fonte: Elaborada pelos autores.

do ar alveolar apresentada abaixo e descrita em detalhes no **Apêndice 1**:

$$P_AO_2 = P_IO_2 - P_ACO_2/R$$

Em que P_IO_2 é a pressão parcial inspirada de O_2, e R é o quociente respiratório.

Assumindo que a P_ACO_2 se equilibre perfeitamente com a P_aO_2 e que o R médio em mamíferos é 0,8, é possível reescrever a equação do ar alveolar para:

$$P_AO_2 = P_IO_2 - P_aCO_2/0,8.$$

A P_IO_2 é calculada multiplicando-se a F_IO_2 pela pressão barométrica (P_B) subtraída da pressão de vapor da água (P_{H_2O}). Portanto:

$$P_IO_2 = F_IO_2 \times (P_B - P_{H_2O})$$

Expandindo a equação anterior e usando o valor de P_{H_2O} a 38,5 ºC (50 mmHg), temos que:

$$P_AO_2 = F_IO_2 \times (P_B - 50) - P_aCO_2/0,8$$

O compartimento alveolar apresenta a maior PO_2 do corpo e o percurso do O_2 até as células obedece a seu gradiente de pressão parcial. Por conseguinte, a diminuição da P_AO_2 é uma causa importante de redução da P_aO_2. Por outro lado, o aumento da P_AO_2 causado pela suplementação de O_2 vai aumentar a P_aO_2. Esse aumento pode ser predito pela razão P_aO_2/F_IO_2, a qual em um indivíduo normal é de 400 a 500 mmHg. Por exemplo: um indivíduo ventilando com $F_IO_2 = 1,0$ (100%) a PaO_2 esperada é entre 400 e 500 mmHg.

A razão P_aO_2/F_IO_2 é bastante utilizada para avaliar a troca gasosa pulmonar em F_IO_2 acima de 0,21 e valores abaixo de 300 mmHg são indicativos de troca gasosa significativamente anormal.

Essa variável é menos sensível a variações de F_IO_2, e é também utilizada para estratificar a gravidade de pacientes com síndrome da angústia respiratória aguda (SARA).

Para o cálculo da $P_{(A-a)}O_2$, recomenda-se a correção da gasometria arterial e da P_{H2O} para a temperatura corporal do animal.

ANORMALIDADES NAS TROCAS GASOSAS PULMONARES

Diversos mecanismos de alteração nas trocas gasosas serão descritos a seguir. As principais alterações nas trocas gasosas vão resultar em hipoxemia. A ocorrência de hipercapnia em pacientes despertos com troca gasosa deficiente é menor, pois o centro respiratório continua ativo aumentando a ventilação minuto, a fim de manter a P_aCO_2 dentro da normalidade. Além disso, a maior solubilidade do CO_2, quando comparado ao O_2, facilita a sua eliminação na presença de alterações da troca gasosa. No entanto, a hipercapnia ocorre mais facilmente nessas condições quando o paciente está sedado, anestesiado ou com fadiga muscular. A ventilação mecânica mal conduzida também pode gerar hipercapnia significativa nessas condições.

Hipoxemia

É importante diferenciar que hipoxemia é a queda da P_aO_2 no sangue, enquanto hipóxia é quando essa queda ocorre no nível celular. Hipoxemia é uma causa comum de hipóxia, porém outras causas de hipóxia como queda do débito cardíaco, anemia grave e intoxicação por cianeto podem ocorrer na ausência de hipoxemia.

Existem cinco causas básicas de hipoxemia:

1. Redução da P_IO_2;
2. Hipoventilação;
3. Desequilíbrio na relação $\dot{V}_A/\dot{Q}$;
4. Difusão limitada;
5. *Shunt* anatômico da direita para a esquerda.

As cinco causas de hipoxemia podem ainda ser agrupadas em duas categorias:

1. Redução da P_AO_2 (redução da P_IO_2 e hipoventilação);
2. Aumento da mistura venosa e consequentemente da $P_{(A-a)}O_2$ (desequilíbrio $\dot{V}/\dot{Q}$, difusão limitada, e *shunt* anatômico da direita para a esquerda).

Muitas vezes mais de uma causa de hipoxemia estão presentes concomitantemente em quadros clínicos. A hipoxemia pode não ocorrer em casos leves a moderados de deficiência de oxigenação em pacientes recebendo suplementação de oxigênio ($F_IO_2 > 0,3$). Porém, a identificação dessas deficiências durante a ventilação mecânica é importante já que sua correção pode minimizar a ocorrência de hipoxemia durante a retirada do suporte ventilatório e tem o potencial de melhorar o desfecho clínico do paciente. Algumas características das cinco causas de hipoxemia estão apresentadas no **Quadro 3**, e exemplos de casos clínicos com alteração de troca gasosa se encontram no **Apêndice 2**.

Redução da P_IO_2

Como visto anteriormente, a P_IO_2 é o produto da F_IO_2 pela P_B subtraída da P_{H2O}.

Por conseguinte qualquer fator que diminua a F_IO_2 ou a P_B pode causar hipoxemia. A queda da P_IO_2 não é uma causa comum de hipoxemia em pacientes durante ventilação mecânica, pois normalmente a F_IO_2 é monitorada e facilmente controlada. Pacientes iniciados precocemente em anestesia de baixo fluxo, ou durante a utilização de óxido nitroso em concentrações altas, podem sofrer de hipoxemia por redução da P_IO_2. Nesses casos, é imperativo o monitoramento da F_IO_2. Pacientes ventilados em altitudes altas, em que a P_B é mais baixa, são mais suscetíveis à hipoxemia.

Hipoventilação

A redução da $\dot{V}_A$ não causa apenas hipercapnia como também pode causar hipoxemia. No entanto, a hipoxemia decorrente da hipoventilação ocorre somente em ar ambiente, pois a oferta de ar enriquecido de O_2 previne a queda excessiva da P_AO_2. Ao recapitular a equação do ar alveolar, é possível entender melhor a razão dessa particularidade. Em um paciente ventilando ar ambiente ($F_IO_2 = 0,21$) no nível do mar ($P_B = 760$ mmHg) em hipoventilação (por exemplo, $P_aCO_2 = 68$ mmHg), a P_AO_2 calculada será de 64 mmHg. Em casos de hipoxemia por simples hipoventilação, a transferência do O_2 alveolar para o sangue não está alterada, e, por conseguinte, a $P_{(A-a)}O_2$ não se altera. Por isso, a P_aO_2 esperada nesse paciente é entre 49 e 59 mmHg (= hipoxemia). Casos de hipoxemia como esses são altamente responsivos à suplementação de O_2. Com

QUADRO 3   Características das cinco causas primárias de hipoxemia.

Causas	P_AO_2	$P_{(A-a)}O_2$	Resposta da P_aO_2 ao aumento da F_IO_2
Diminuição de P_IO_2 ou Hipoventilação	Reduzido	Normal	Aumentado
Baixo ou nulo $\dot{V}_A/\dot{Q}$	Reduzido nos alvéolos afetados	Aumentado	Aumentado
Difusão limitada	Normal	Aumentado	Aumentado
Shunt extrapulmonar	Normal	Aumentado	Aumento mínimo em *shunt* > 30%

Fonte: Elaborado pelos autores.

o aumento da F_IO_2 para 0,4 (40%), usando os mesmos valores de P_B e P_aCO_2, pode-se ver que a P_AO_2 sobe para 199 mmHg. Apesar de a hipoxemia ser facilmente tratada nesses casos por suplementação de O_2, a acidose respiratória causada pela hipoventilação e sua decorrente acidemia podem ter consequências danosas para o paciente. Essa causa de hipoxemia não é comum durante a ventilação mecânica, pois o ar ambiente não é recomendado. Pacientes na sala de emergência ou de terapia intensiva, ou durante a recuperação anestésica ventilando em ar ambiente, podem, porém, apresentar hipoxemia por hipoventilação. Por último, a oferta de O_2 antes da indução anestésica (pré--oxigenação) tem como objetivo primário aumentar a P_AO_2 e evitar a hipoxemia causada pela hipoventilação pós-indução anestésica.

Desequilíbrio da Relação $\dot{V}_A/\dot{Q}$

Alterações na relação $\dot{V}_A/\dot{Q}$ são as causas mais comuns de troca gasosa anormal durante a anestesia e na unidade de terapia intensiva. O tipo de desequilíbrio $\dot{V}_A/\dot{Q}$ associado à redução da oxigenação arterial é a $\dot{V}_A/\dot{Q}$ baixa ou nula (**Figuras 4 e 5**). A utilização de um modelo de pulmão com dois alvéolos ajuda a entender o efeito do desequilíbrio $\dot{V}_A/\dot{Q}$ na oxigenação arterial (**Figura 5**). A $\dot{V}_A/\dot{Q}$ baixa ocorre principalmente por redução da $\dot{V}_A$ em regiões pulmonares com secreção ou compressão das vias aéreas pequenas, ou por redução regional da complacência pulmonar. Em casos mais graves, a $\dot{V}_A$ pode ser completamente interrompida em algumas regiões dos pulmões gerando atelectasia e consequentemente $\dot{V}_A/\dot{Q}$ nula. Como mostrado na **Figura 5A**, a P_AO_2 nos alvéolos com baixa $\dot{V}_A/\dot{Q}$ vai ser diminuída com relação aos com $\dot{V}_A/\dot{Q}$ normal, e o sangue proveniente desses

alvéolos vai ter PO_2 menor. Ao fim da circulação pulmonar, a mistura do sangue vindo desses alvéolos com o sangue dos alvéolos com $\dot{V}_A/\dot{Q}$ normal vai ser responsável pela queda da P_AO_2 observada nesses casos. Na **Figura 5B**, é possível observar que a $\dot{V}_A/\dot{Q}$ nula funciona exatamente como um *shunt* da direita para a esquerda, e muitas vezes é chamado de *shunt* intrapulmonar, pois o sangue venoso misto contendo baixa PO_2 passa pelo alvéolo sem mudar sua composição gasosa. A presença de $\dot{V}_A/\dot{Q}$ nulo tende a produzir maiores quedas na P_AO_2 que a $\dot{V}_A/\dot{Q}$ baixa, porém o resultado final na oxigenação arterial (P_AO_2) vai depender da quantidade de alvéolos afetados. Em pacientes anestesiados, o decúbito e o efeito dos anestésicos gerais na distribuição da ventilação e da perfusão podem causar alterações significativas na relação $\dot{V}_A/\dot{Q}$ e queda significativa da P_AO_2.

Equinos apresentam distúrbio $\dot{V}_A/\dot{Q}$ durante anestesia muito mais acentuado que cães e gatos, por maior formação de atelectasia nas áreas dependentes do pulmão e pelo desvio da perfusão pulmonar para essas áreas. O tipo de procedimento realizado também pode causar maior ou menor efeito na relação $\dot{V}_A/\dot{Q}$. Por exemplo:

> Cirurgias abdominais videolaparoscópicas causam mais atelectasia e redução da P_aO_2 que as laparotomias, devido ao aumento da pressão intra-abdominal e intratorácica. A troca gasosa é otimizada na posição esternal (prona), e seu uso em pacientes críticos tem sido associado a melhor desfecho clínico.

> A posição de Trendelenburg usada em algumas cirurgias provoca queda significativa da troca gasosa, pois o peso das vísceras abdominais comprime o sistema respiratório e favorece a atelectasia.

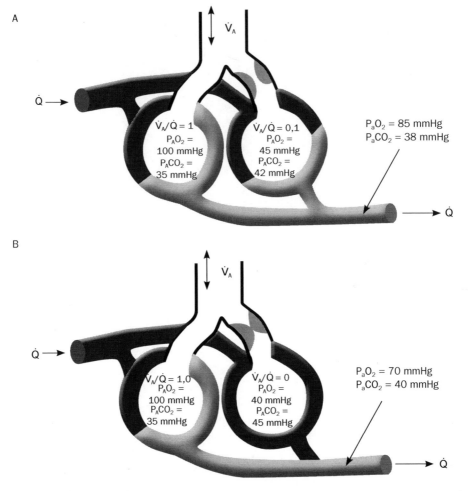

FIGURA 5 Modelo de pulmão com dois alvéolos demonstrando o efeito do desequilíbrio $\dot{V}_A/\dot{Q}$ na oxigenação arterial. **(A)** Diminuição da relação $\dot{V}_A/\dot{Q}$. **(B)** Relação $\dot{V}_A/\dot{Q} = 0$.
Fonte: Elaborada pelos autores.

A ventilação monopulmonar utilizada em cirurgias toracoscópicas é um caso extremo de desequilíbrio $\dot{V}_A/\dot{Q}$, pois um pulmão inteiro fica sem receber ventilação. Isso também se dá caso ocorra intubação de um dos brônquios primários acidentalmente.

Na presença de atelectasia, a VPH tem o papel de desviar o sangue das unidades alveolares em atelectasia para as bem ventiladas, a fim de minimizar a queda da P_aO_2. No entanto, a VPH é inibida na presença de inflamação pulmonar ou durante a anestesia, o que dificulta a manutenção da oxigenação arterial nessas situações.

A maioria das estratégias de melhoria da relação $\dot{V}_A/\dot{Q}$ em pacientes com baixa P_aO_2 tem o objetivo de reverter a atelectasia e compressão das vias aéreas pequenas por meio de manobras ventilatórias (por exemplo, manobra de recrutamento alveolar ou pressão positiva no fim da expiração). Apesar disso, terapias para melhorar a distribuição da perfusão pulmonar pela administração inalatória de vasodilatadores como óxido nítrico e albuterol têm mostrado bons resultados na oxigenação arterial, particularmente quando as manobras ventilatórias não são efetivas ou apresentam graves efeitos adversos.

Por último, vale lembrar que a hipoxemia por desequilíbrio $\dot{V}_A/\dot{Q}$ é responsiva à suplementação de O_2.

Difusão Limitada

O espessamento da interface alveolocapilar pulmonar, seja pela presença de líquido, seja pelo remodelamento do tecido pulmonar (por exemplo, fibrose pulmonar), pode resultar em hipoxemia por dificultar a difusão dos gases (Lei de Fick – **Apêndice 1**). Normalmente, o tempo de trânsito do eritrócito no capilar pulmonar é de 0,75 segundo, e a P_AO_2 se equilibra com a pressão parcial de O_2 no capilar pulmonar em aproximadamente 0,25 segundo. A difusão limitada prolonga esse equilíbrio e favorece a hipoxemia; quadro esse agravado pelo exercício, pois a velocidade de trânsito dos eritrócitos no capilar pulmonar se eleva. A hipoxemia nesses casos ocorre por aumento da mistura venosa, a qual aumenta a $P_{(A-a)}O_2$. A hipoxemia por difusão limitada também é responsiva à suplementação de O_2, e afeta muito pouco o CO_2, pois sua difusibilidade é bem maior que o O_2.

Shunt anatômico da direita para a esquerda

Defeitos congênitos no coração ou grandes vasos que permitam a passagem direta de sangue venoso misto para a circulação sistêmica são importantes causas extrapulmonares de hipoxemia. Forame oval patente ou defeito do septo ventricular são defeitos congênitos associados a hipoxemia por *shunt*. O ducto arterioso patente é uma comunicação anômala entre a artéria pulmonar e a aorta que normalmente gera um *shunt* da esquerda para a direita. O fluxo desse *shunt* pode, porém, reverter-se em quadros avançados com hipertensão pulmonar e causar hipoxemia. Quando a fração de *shunt* passa de 30%, a hipoxemia se torna pouco responsiva à suplementação de O_2.

Espaço Morto

A parte do V_T que não participa da troca gasosa é chamado de espaço morto fisiológico (V_{DFis}), o qual é a soma do espaço morto alveolar (V_{DAlv}) mais o V_{DAnat}. O V_{DAnat} é a porção do V_T que ventila as vias aéreas de condução, enquanto o V_{DAlv} é a porção que ventila os alvéolos com mais ventilação com relação a sua perfusão, ou seja, relação $\dot{V}_A/\dot{Q}$ maior que 1. O caso mais extremo de V_{DAlv} é a ausência de perfusão alveolar ($\dot{V}_A/\dot{Q} = \infty$, **Figuras 4** e **6**). Por esse motivo, o aumento do V_{DAlv} representa uma deficiência da troca gasosa, principalmente relacionada à menor eficiência pulmonar em eliminar o CO_2. Em animais saudáveis e despertos, o V_{DAlv} é bem pequeno e o V_{DFis} é praticamente igual ao V_{DAnat}, porém, situações que aumentam a relação $\dot{V}_A/\dot{Q}$ vão aumentar o V_{DAlv}.

> Situações que aumentam a relação $\dot{V}A/\dot{Q}$:
> - Tromboembolismo pulmonar;
> - Baixo débito cardíaco;
> - Hiperdistensão alveolar (por exemplo, por PEEP alta).

Em todas essas situações, a perfusão alveolar está diminuída com relação a sua ventilação.

Tanto o V_{DFis} quanto o V_{DAnat} e o V_{DAlv} podem ser descritos como valores absolutos ou como fração do V_T (V_{DFis}/V_T, V_{DAnat}/V_T, V_{DAlv}/V_T).

O cálculo da V_{DFis}/V_T foi idealizado pelo fisiologista Christian Bohr (VD_{Bohr}/V_T) como:

$$VD_{Bohr}/VT = (P_ACO_2 - P_ECO_2)/P_ACO_2$$

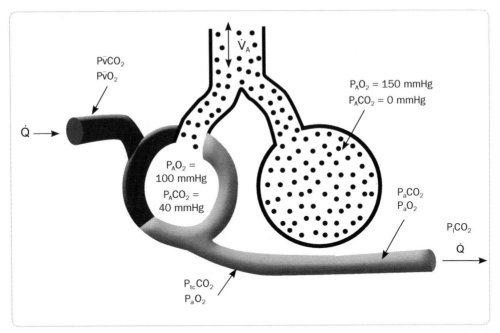

FIGURA 6 Modelo de pulmão com dois alvéolos. O alvéolo da esquerda tem relação $\dot{V}A/\dot{Q}$ normal, enquanto o da direita tem relação $\dot{V}A/\dot{Q} = \infty$, pois não há perfusão.
Fonte: Adaptada de Glenny (2008).[14]

Em que a P_ACO_2 é a pressão parcial alveolar média de CO_2, e a P_ECO_2 é a pressão parcial expirada mista de CO_2.

Pela dificuldade em se mensurar a P_ACO_2 média, Enghoff, em 1938, propôs o cálculo do VD_{Fis}/V_T ($VD_{Enghoff}/V_T$) substituindo a P_ACO_2 pela P_aCO_2, assumindo um perfeito equilíbrio do CO_2 entre o alvéolo e o sangue arterial. Entretanto, essa premissa não é verdadeira e estudos recentes têm demonstrado que o $VD_{Enghoff}$ superestima o verdadeiro V_{DFis}/V_T (VD_{Bohr}), principalmente por incluir uma fração correspondente à mistura venosa.[15,16] No entanto, o $VD_{Enghoff}$ é mais comumente calculado na clínica, pois o cálculo do VD_{Bohr} requer o uso de modelos matemáticos ainda não disponíveis em monitores clínicos. O $VD_{Enghoff}$ e o VD_{Bohr} parecem variar entre espécies animais, principalmente pela variação no V_{DAnat}.

> Em cães e cavalos anestesiados, o VD_{Bohr}/V_T é de aproximadamente 0,5 e 0,38, e o $VD_{Enghoff}$ 0,6 e 0,5, respectivamente.[15,16]

Variações de $VD_{Enghoff}$ e VD_{Bohr} entre raças de cães também são esperadas devido à variação natural do V_{DAnat}, porém ainda não são claramente descritas na literatura. Cães anestesiados podem ter V_{DAnat} de até 8 mL/kg, enquanto cavalos parecem ter V_{DAnat} de aproximadamente 4 mL/kg.[15,16] O V_{DAlv} pode ainda ser calculado como fração do volume alveolar pela fórmula:

$$V_{DAlv}/V_A = (P_aCO_2 - P_{ET}CO_2)/P_aCO_2$$

Além disso, o aumento da diferença entre P_aCO_2 e $P_{ET}CO_2$ [$P_{(a-ET)}CO_2$] é um indicativo de aumento de V_{DAlv}, pois o CO_2 vindo dos alvéolos com troca gasosa normal é diluído pelo ar com baixa ou nula PCO_2

vindo dos alvéolos com V_{DAlv} (**Figura 6**). A $P_{(a-ET)}CO_2$ e a V_{DAlv}/V_A em animais acordados são aproximadamente de 2 a 5 mmHg e de 0,1, respectivamente. Apesar de terem boa correlação com o verdadeiro V_{DFis} (VD_{Bohr}), essas duas variáveis aumentam também por aumento da mistura venosa ou *shunt*.

A utilização da $P_{ET}CO_2$ em valores próximos a 20 mmHg como marcador de eficiente massagem cardíaca externa durante a ressuscitação cardiopulmonar tem sua base no conceito do V_{DAlv}. A $P_{ET}CO_2$ abaixo de 20 mmHg indica que o fluxo sanguíneo gerado pela massagem cardíaca não está adequado, pois os pulmões não estão recebendo perfusão suficiente para eliminar o CO_2. Além disso, o aumento repentino da $P_{ET}CO_2$ para valores acima de 30 mmHg durante a ressuscitação é um grande indicativo de retorno à circulação espontânea.

REFERÊNCIAS BIBLIOGRÁFICAS

1. Lumb AB, Thomas C, Nunn JF. Nunn's Applied Respiratory Physiology. 9th ed. Amsterdam: Elsevier; 2020.
2. West JB, Luks A. West's respiratory physiology: the essentials. 10th ed. Philadelphia: Wolters Kluwer; 2016.
3. DiBartola SP. Fluid, electrolyte, and acid-base disorders in small animal practice. 4th ed. St. Louis, MO: Elsevier; 2012.
4. McDonell WN, Kerr CL. Physiology, Pathophysiology, and Anesthetic Management of Patients with Respiratory Disease. In: Grimm KA, Lamont LA, Tranquilli WJ, Greene SA, Robertson SA, editors. Veterinary Anesthesia and Analgesia. 5th ed. Iowa: John Wiley & Sons; 2015. p. 513-558.
5. Hedenstierna G, Nyman G, Kvart C, Funkquist B. Ventilation-perfusion relationships in the standing horse: an inert gas elimination study. Equine Vet J. 1987;19(6):514-519.
6. Clerbaux T, Gustin P, Detry B, Cao ML, Frans A. Comparative study of the oxyhaemoglobin dissociation curve of four mammals: man, dog, horse and cattle. Comp Biochem Physiol Comp Physiol. 1993;106(4):687-694.
7. Cambier C, Wierinckx M, Clerbaux T, Detry B, Liardet MP, Marville V *et al.* Haemoglobin oxygen affinity and regulating factors of the blood oxygen transport in canine and feline blood. Research in veterinary science. 2004;77(1):83-88.
8. Talavera J, Kirschvink N, Schuller S, Garreres AL, Gustin P, Detilleux J *et al.* Evaluation of respiratory function by barometric whole-body plethysmography in healthy dogs. Vet J. 2006;172(1):67-77.
9. Rozanski EA, Greenfield CL, Alsup JC, McKiernan BC, Hungerford LL. Measurement of upper airway resistance in awake untrained dolichocephalic and mesaticephalic dogs. American journal of veterinary research. 1994;55(8):1055-1059.
10. McKiernan BC, Dye JA, Rozanski EA. Tidal breathing flow-volume loops in healthy and bronchitic cats. J Vet Intern Med. 1993;7(6):388-393.
11. Steffey EP, Dunlop CI, Farver TB, Woliner MJ, Schultz LJ. Cardiovascular and respiratory measurements in awake and isoflurane-anesthetized horses. American journal of veterinary research. 1987;48(1):7-12.
12. Hlastala MP, Bernard SL, Erickson HH, Fedde MR, Gaughan EM, McMurphy R *et al.* Pulmonary blood flow distribution in standing horses is not dominated by gravity. J Appl Physiol. 1996;81(3):1051-1061.
13. Riley RL, Cournand A. Ideal alveolar air and the analysis of ventilation-perfusion relationships in the lungs. J Appl Physiol. 1949;1(12):825-847.
14. Glenny RW. Teaching ventilation/perfusion relationships in the lung. Adv Physiol Educ. 2008; 32(3):192-195.
15. Mosing M, Bohm SH, Rasis A, Hoosgood G, Auer U, Tusman G *et al.* Physiologic Factors Influencing the Arterial-To-End-Tidal CO_2 Difference and the Alveolar Dead Space Fraction in Spontaneously Breathing Anesthetised Horses. Front Vet Sci. 2018; 5:58.
16. Bumbacher S, Schramel JP, Mosing M. Evaluation of three tidal volumes (10-, 12- and 15-mL kg(-1)) in dogs for controlled mechanical ventilation assessed by volumetric capnography: a randomized clinical trial. Veterinary Anaesthesia and Analgesia. 2017;44(4):775-784.

APÊNDICE 1

Leis, Fórmulas e Equações Relacionadas às Trocas Gasosas Pulmonares

NOTAÇÕES DE VARIÁVEIS DE INTERESSE PARA TROCA GASOSA PULMONAR

Os gases são normalmente quantificados quanto a sua pressão parcial (P) em uma mistura gasosa ou sua fração volumétrica (F). A P é definida como a pressão individual que cada gás exerce em uma mistura de gases (mmHg ou kPa), e F é a fração ou porcentagem (%) que cada gás ocupa em determinado compartimento com relação ao volume total da mistura gasosa. Na notação comumente utilizada em fisiologia respiratória, a primeira letra se refere à unidade de medida do gás, seguida de uma letra em subscrito designando o local de mensuração ou cálculo desse gás, seguida finalmente pela abreviatura do gás em questão (**Tabela 1** e **Figura 1**).

Por exemplo:

A. Concentração ou conteúdo arterial de oxigênio = C_aO_2 (mL O_2/dL de sangue).
B. Pressão parcial arterial de oxigênio = P_aO_2 (mmHg ou kPa).
C. Pressão parcial do CO_2 ao final da expiração = $P_{ET}CO_2$.
D. Conversão de fração de um gás em sua pressão parcial.

TABELA 1 Glossário de símbolos e outras notações de uso em trocas gasosas pulmonares.

Símbolo	Definição
I	Gás inspirado
E	Gás expirado
$\bar{E}$	Gás expirado misto
A	Gás alveolar
a	Sangue arterial
B	Barométrica
c	Capilares pulmonares
$\bar{v}$	Sangue venoso misto
C	Conteúdo ou concentração (mL desse gás em 100 mL de sangue)
$\dot{V}$	Ventilação pulmonar (mL/min ou L/min)
$\dot{V}_A$	Ventilação alveolar
V_{DFis}	Espaço morto fisiológico
V_{Danat}	Espaço morto anatômico
V_{DAlv}	Espaço morto alveolar
V_{Alv}	Volume alveolar
V_T	Volume corrente total
ET	Ao final da expiração, ou término-expiratório
tc	Ao final do capilar pulmonar, ou terminocapilar
$\dot{Q}$	Fluxo sanguíneo

Fonte: Elaborada pelos autores.

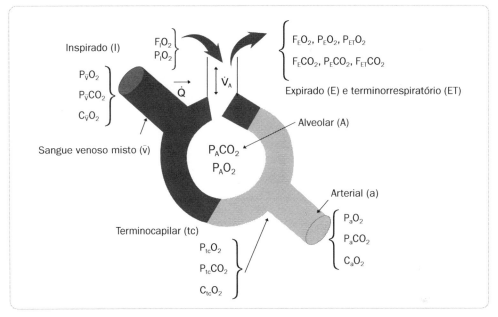

FIGURA 1 Alvéolo recebendo ventilação e perfusão. Abreviaturas comumente utilizadas em fisiologia respiratória com suas respectivas localizações.
Fonte: Adaptada de Glenny (2008).[1]

PO_2 do ar ambiente no nível do mar, sendo $F_IO_2 = 0{,}21$ e $P_B = 760$ mmHg.

$PO_2 = 0{,}21 \cdot 760 = 160$ mmHg

LEI DE DALTON

A soma das pressões parciais de todos os gases presentes em uma mistura é igual à pressão total dessa mistura (**Figura 2**).

A Lei de Dalton tem uma aplicação bem importante no cálculo da pressão parcial inspirada de O_2 (P_IO_2). A fração inspirada de O_2 (F_IO_2) é medida antes de o ar chegar aos alvéolos. Quando chega aos alvéolos, o ar inspirado é saturado com vapor d'água durante o processo de umidificação que ocorre nas vias aéreas. Com isso, o valor final da P_IO_2 precisa ser corrigido subtraindo-se a pressão de vapor d'água (P_{H2O}) da pressão barométrica (P_B), como mostrado no exemplo a seguir.

$F_IO_2 = 0{,}21$ ou 21%; temperatura = 38,5 °C; P_{H2O} a 38,5 °C = 50 mmHg; $P_B = 760$ mmHg

$$P_IO_2 = (P_B - P_{H2O}) \times F_IO_2 = 710 \times 0{,}21 = 149 \text{ mmHg}$$

LEI DE FICK

A taxa de transferência de um gás através de um tecido é diretamente proporcional a sua área (A), sua constante de difusão (D) e ao gradiente de pressão parcial desse gás entre os dois meios de troca ($P_1 - P_2$), e inversamente proporcional a sua espessura (T).

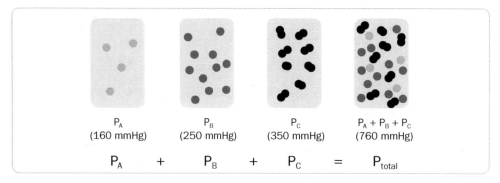

FIGURA 2 Esquema representativo da Lei de Dalton.
Fonte: Elaborada pelos autores.

$$\dot{V}gás = \frac{A}{T} \times D \times (P_1 - P_2)$$

A constante de difusão (D) de um gás, também conhecida como Lei de Graham, é diretamente proporcional à solubilidade (Sol) desse gás e inversamente proporcional à raiz quadrada de seu peso molecular (PM).

$$D = \frac{Sol}{\sqrt{PM}}$$

A **Figura 3** ilustra a Lei de Fick. O aumento da espessura da membrana respiratória é uma causa comum de oxigenação arterial deficiente em casos de fibrose pulmonar ou edema pulmonar. Além disso, a queda do gradiente de pressão de O_2 entre o alvéolo e o sangue capilar pulmonar prejudicam significativamente a difusão do O_2 e contribuem para a hipoxemia decorrente da hipoventilação e da altitude alta.

LEI DE HENRY

A Lei de Henry determina que a concentração de um gás (C_x) em um líquido é proporcional a sua pressão parcial (P_x) multiplicada por sua solubilidade (Sol_x).

$$C_x = Sol_x \, P_x$$

Por exemplo, a concentração de O_2 **dissolvido** no sangue (C_{Diss}) é igual a sua solubilidade (0,003 mL/mmHg/100 mL de sangue) multiplicada por sua pressão parcial.

Em P_aO_2 de 100 mmHg; C_{Diss} = 0,003 × 100 = 0,3 mL de O_2/ 100 mL de sangue.

A **Figura 4** ilustra a variação da concentração de um gás de acordo com sua pressão parcial. É importante lembrar que a solubilidade de um gás em um meio líquido varia inversamente com a temperatura do líquido (menor temperatura = maior solubilidade).

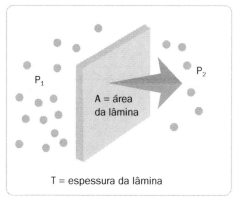

FIGURA 3 Esquema representativo da Lei de Fick.
Fonte: Elaborada pelos autores.

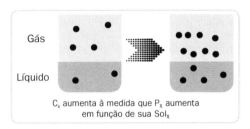

FIGURA 4 Esquema representativo da Lei de Henry. À medida que a pressão parcial do gás no meio gasoso (bolas) aumenta da condição A para B, sua concentração aumenta proporcionalmente.

Fonte: Elaborada pelos autores.

COMPONENTES DA VENTILAÇÃO PULMONAR (FIGURA 5)

Em que:

- Volume corrente $(V_T) = V_{Danat} + V_A$;
- VM (mL/min) = $V_T f_R$, em que f_R é a frequência respiratória;
- $\dot{V}_A$ (mL/min) = $V_A \times f_R$;
- Ventilação de espaço morto anatômico $(\dot{V}_{Danat}) = V_{Danat} \times f_R$;
- Pressão parcial arterial de O_2 $(P_aCO_2) = 0{,}863 \times \dfrac{\dot{V}CO_2}{\dot{V}_A}$, em que $\dot{V}CO_2$ é a produção de CO_2.

OXIGENAÇÃO NORMAL

Conteúdo ou Concentração de Oxigênio no Sangue Arterial (C_aO_2)

O conteúdo ou concentração de oxigênio no sangue arterial (C_aO_2): a soma da quantidade de O_2 ligado à hemoglobina (Hb) e àquela dissolvida no sangue equivale a C_aO_2. Dada a importância do transporte do O_2 pela Hb, a saturação de O_2 no sangue arterial (S_aO_2) e a concentração de Hb são os principais determinantes da C_aO_2. Um grama de Hb se combina com 1,36 a

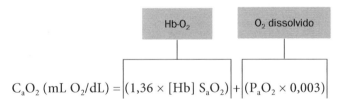

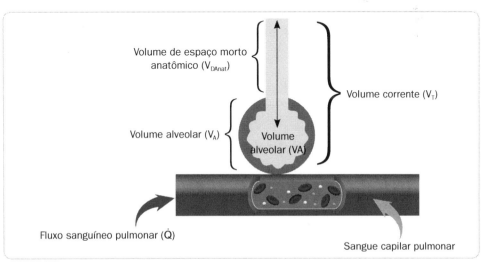

FIGURA 5 Diagrama de um pulmão contendo um único alvéolo ilustrando o fluxo e os volumes pulmonares.

Fonte: Elaborada pelos autores.

1,39 mL de O_2, e, para cada mmHg de P_aO_2, 0,003 mL de O_2 se dissolve no sangue.

Equação do Ar Alveolar

A equação do ar alveolar é muito utilizada na avaliação da troca gasosa, pois permite o cálculo da P_AO_2, e, a partir desse valor, calcular a diferença alveoloarterial de PO_2 ($P_{(A-a)}O_2$). Essa diferença em mamíferos ventilando em ar ambiente é normalmente de 5 a 15 mmHg. A verificação de $P_{(A-a)}O_2$ normal ou aumentada em casos de hipoxemia permite quantificar o grau de gravidade da deficiência da oxigenação arterial e ajuda a identificar a causa primária. A $P_{(A-a)}O_2$ aumenta com a F_IO_2, e, por conseguinte, comparações entre indivíduos ou em um mesmo indivíduo devem sempre ser feitas na mesma F_IO_2. A fórmula simplificada da equação do ar alveolar está apresentada a seguir. Ela assume que a mesma ventilação inspirada e a expirada são idênticas.

$$P_AO_2 = P_IO_2 - \frac{P_aCO_2}{R}$$

Em que R é o quociente respiratório, comumente atribuído o valor de 0,8 para cães, gatos e cavalos. O valor de R pode ser calculado dividindo-se o consumo de O_2 pela produção de CO_2 ($R = \dot{V}O_2/\dot{V}CO_2$). Variações no substrato utilizado para obtenção de energia a partir do O_2 podem gerar R maiores ou menores que 0,8. Quanto maior a utilização de carboidratos para obtenção de energia celular, mais o R se aproxima de 1. Assumindo um equilíbrio perfeito entre a P_ACO_2 e a P_aCO_2, e pressão de vapor de água (P_{H2O}) de 50 mmHg a 38,5 ºC, a fórmula pode ser reescrita para:

$$P_AO_2 = F_IO_2 \ (P_B - 50) - \frac{P_aCO_2}{0,8}$$

A fórmula expandida do ar alveolar está expressa a seguir, e é mais robusta pois não assume que a ventilação expiratória é igual à inspiratória.[2]

$$P_AO_2 = F_IO_2 \times (P_B - 50) - \frac{P_aCO_2}{R} +$$

$$P_aCO_2 \times F_IO_2 \times \frac{(1-R)}{R}$$

Em indivíduos com troca gasosa normal respirando ar ambiente, não é raro obter valores negativos de $P_{(A-a)}O_2$. A razão para isso está em algumas premissas assumidas pela fórmula como:

- Ventilação inspiratória igual a expiratória no caso da fórmula simplificada;
- R igual a 0,8;
- O equilíbrio perfeito entre P_ACO_2 e P_aCO_2.

A fim de minimizar essa possibilidade, além de obter valores de instrumentos calibrados, é importante usar P_{H_2O} e P_aCO_2 corrigidos para a temperatura corporal do indivíduo, e P_B local.

Relação P_aO_2/F_IO_2

A relação $\dfrac{P_aO_2}{F_IO_2}$ é um índice de oxigenação arterial muito utilizado em F_IO_2 maior que 0,21. Esse índice sofre uma influência menor da F_IO_2 que a $P_{(A-a)}O_2$, e por isso tem sido utilizado clinicamente para comparar a oxigenação arterial em F_IO_2 diferentes. Por outro lado, $\dfrac{P_aO_2}{F_IO_2}$ pode ter grande influência da P_aCO_2 quando usado para avaliar oxigenação arterial em indivíduos ventilando em ar ambiente. Os valores normais de $\dfrac{P_aO_2}{F_IO_2}$ são de 400 a 500 mmHg, sendo que valores menores que 300 mmHg são indicativos de troca gasosa significativamente deficiente com potencial de gerar hipoxemia, caso o paciente venha a ventilar em ar ambiente.

Fração de Mistura Venosa ($\dot{Q}s/\dot{Q}$)

Mistura venosa pode ser definida como a quantidade de sangue venoso misto necessário para gerar a diferença de concentração de O_2 entre o sangue terminocapilar e o sangue arterial. A fração de mistura venosa ($\dot{Q}s/\dot{Q}$) também é conhecida como fração de *shunt*, porém o cálculo da fração da mistura venosa não apenas inclui sangue vindo de *shunt* extrapulmonares e intrapulmonares ($\dot{V}_A/\dot{Q} = 0$), mas também sangue vindo de regiões pulmonares de baixo $\dot{V}_A/\dot{Q}$. Em indivíduos ventilando com F_IO_2 de 100%, a fórmula da fração de mistura venosa se aproxima da fração do verdadeiro *shunt*, pois as regiões de baixo $\dot{V}_A/\dot{Q}$ conseguem saturar a hemoglobina por 100%. Para o cálculo da fração de *shunt*, é necessária a coleta simultânea de sangue arterial e venoso misto para cálculo de suas respectivas concentrações de O_2. A $C_{tc}O_2$ usa a P_AO_2 proveniente da equação do ar alveolar para seu cálculo.

$$\frac{\dot{Q}_S}{\dot{Q}} = \frac{C_{tc}O_2 - C_aO_2}{C_{tc}O_2 - C_{\bar{v}}O_2}$$

F-*shunt*

A fim de simplificar o cálculo da fração de mistura venosa, a fórmula do F-*shunt* dispensa a coleta de sangue venoso misto e assume uma diferença fixa de 3,5 mL/dL entre C_aO_2 e $C_{\bar{v}}O_2$. O F-*shunt* apresenta uma concordância muito boa com a verdadeira fração de mistura venosa em pacientes com função cardiovascular normal.[3,4] No entanto, essa fórmula pode apresentar discrepâncias importantes na presença de má perfusão tecidual em que se espera aumento da diferença entre C_aO_2 e $C_{\bar{v}}O_2$.

$$F - shunt = \frac{C_{tc}O_2 - C_aO_2}{C_{tc}O_2 - C_aO_2 + 3,5}$$

ESPAÇO MORTO

O cálculo fração de espaço morto fisiológico (V_{DFis}/V_T) tem sido motivo de bastante discussão nos últimos 10 anos, dada a recente possibilidade de se estimar a pressão parcial alveolar média de CO_2 (P_ACO_2). A fórmula original do V_{DFis}/V_T descrita pelo fisiologista Christian Bohr, também conhecida por V_{DBohr}/V_T, está apresentada a seguir

$$\frac{V_{DBohr}}{V_T} = \frac{P_ACO_2 - P_{\bar{E}}CO_2}{P_ACO_2}$$

Em que $P_{\bar{E}}CO_2$ é a pressão parcial de CO_2 no ar expirado misto. Com a introdução da capnografia volumétrica, que associa a medição da PCO_2 e do volume durante a expiração, o $P_{\bar{E}}CO_2$ pode ser calculado ciclo a ciclo. Por muitos anos, a fórmula do V_{DBohr} não foi utilizada pela dificuldade em se estimar ou medir P_ACO_2. Para contornar esse problema, o fisiologista Enghoff modificou ao cálculo do V_{DBohr}/V_T substituindo a P_ACO_2 pela P_aCO_2 ($V_{DEnghoff}/V_T$), assumindo que as duas se equilibram perfeitamente, como mostrado na fórmula a seguir.

$$\frac{V_{DEnghoff}}{V_T} = \frac{P_aCO_2 - P_{\bar{E}}CO_2}{P_aCO_2}$$

Como visto anteriormente, o V_{DFis} é a soma do V_{DAnat} e o V_{DAlv}. Dada a natureza mais fixa do V_{DAnat}, variações do V_{DFis} têm sido associadas às variações do V_{DAlv}. Por esse motivo, o cálculo do V_{DFis} tem sido utilizado para avaliar variações de V_{DAlv} associados a mudanças de estratégia ventilatória. Enquanto o V_{DBohr}/V_T avalia a quantidade de regiões pulmonares com alto $\dot{V}_A/\dot{Q}$, o $V_{DEnghoff}/V_T$ também inclui em seu cálculo as regiões com $\dot{V}_A/\dot{Q}$ baixo e nulo. Com o advento recente da estimativa mais robusta da P_ACO_2 por modelagem matemática da curva de capnografia volumétrica, o V_{DBohr}/V_T tem ganho mais relevância na literatura do tema, porém seu cálculo ainda não se encontra disponível para uso clínico.

RESISTÊNCIA VASCULAR PULMONAR

O pulmão recebe todo o débito cardíaco, porém a pressão da artéria pulmonar é aproximadamente 1/10 da pressão arterial sistêmica. Isso ocorre, pois, a resistência vascular pulmonar (RVP) é aproximadamente 1/10 da resistência vascular sistêmica. O cálculo da RVP segue a Lei de Ohm como apresentado a seguir.

$$RVP = \frac{PAP - PAE}{\dot{Q}}$$

Em que PAP é a pressão média da artéria pulmonar e PAE é a pressão no átrio esquer-do, a qual clinicamente é estimada pela pressão de oclusão da artéria pulmonar (PAoP).

REFERÊNCIAS BIBLIOGRÁFICAS

1. Glenny RW. Teaching ventilation/perfusion relationships in the lung. Adv Physiol Educ. 2008; 32(3):192-195.
2. Wagner PD. The physiological basis of pulmonary gas exchange: implications for clinical interpretation of arterial blood gases. Eur Respir J. 2015;45(1):227-243.
3. Araos JD, Larenza MP, Boston RC, De Monte V, De Marzo C, Grasso S et al. Use of the oxygen content-based index, Fshunt, as an indicator of pulmonary venous admixture at various inspired oxygen fractions in anesthetized sheep. American journal of veterinary research. 2012;73(12):2013-2020.
4. Briganti A, Portela DA, Grasso S, Sgorbini M, Tayari H, Bassini JR et al. Accuracy of different oxygenation indices in estimating intrapulmonary shunting at increasing infusion rates of dobutamine in horses under general anaesthesia. Vet J. 2015;204(3):351-356.

APÊNDICE 2

Casos Clínicos de Trocas Gasosas Pulmonares Anormais

CASO CLÍNICO 1

Cão, macho, 10 anos de idade, sem raça definida, 15 kg, 38,5 °C durante a recuperação anestésica após procedimento cirúrgico de esplenectomia ventilando em ar ambiente. Hemogasometria arterial 5 minutos após a extubação revelou pH 7,17, P_aO_2 45 mmHg e P_aCO_2 77 mmHg. Qual a causa da hipoxemia nesse paciente?

Usando a equação do ar alveolar:

$$P_AO_2 = P_IO_2 - \frac{P_ACO_2}{R} \text{, em que:}$$

$$P_IO_2 = F_IO_2 (P_B - P_{H2O})$$

Sendo P_B no nível do mar igual a 760 mmHg, P_{H2O} a 38,5 °C = 50 mmHg, R = 0,8 e $P_ACO_2 = P_aCO_2$, teremos:

$$P_AO_2 = 0,21 \ (760 - 50) - \frac{77}{0,8} = 53 \text{ mmHg}$$

Logo, a causa da hipoxemia nesse paciente está relacionada à baixa P_AO_2 causada pela hipoventilação. Para identificar se há algum componente da hipoxemia relacionado a aumento da mistura venosa, tem-se que calcular a $P_{(A-a)}O_2$:

$$P_{(A-a)}O_2 = 53 - 45 = 8 \text{ mmHg}$$
$$P_{(A-a)}O_2 \text{ normal entre 5 e 15 mmHg}$$

Conclusão: a causa da hipoxemia nesse paciente durante a recuperação anestésica foi a hipoventilação, sem componentes relacionados ao aumento da mistura venosa, pois a $P_{(A-a)}O_2$ está normal.

Com a suplementação de oxigênio com F_IO_2 de 33 %, é possível observar o aumento da P_AO_2:

$$P_AO_2 = 0,33 \ (760 - 50) - \frac{77}{0,8} = 138 \text{ mmHg}$$

Por esse exemplo, pode-se entender por que a hipoxemia gerada por hipoventilação somente ocorre com F_IO_2 em ar ambiente ($F_IO_2 = 21\%$) e pode ser tratada com suplementação de oxigênio. Embora a suplementação de O_2 previna a hipoxemia por hipoventilação, a acidose respiratória decorrente dela deve ser monitorada, pois pode gerar acidemia significativa.

CASO CLÍNICO 2

Em altas altitudes, ocorre diminuição da P_B e, consequentemente, da P_IO_2, mas sem alteração da F_IO_2. A F_IO_2 é 0,21 independentemente da altitude (no nível do mar ou no pico do Monte Everest). Entretanto, a diminuição da P_IO_2 gera também diminuição da P_AO_2 e, dependendo da sua magnitude, pode causar hipoxemia. Por exemplo, com um cão hígido, a 38,5 °C, ventilando em ar ambiente em locais com diferentes altitudes, tem-se, então, que:

Sendo F_IO_2 de 21%, P_{H_2O} de 50 mmHg e P_aCO_2 de 40 mmHg, tem-se:

A. P_B no Rio de Janeiro, Brasil (nível do mar) é, em média, 760 mmHg, então:
$P_IO_2 = 0,21 \times (760 - 50) = 149$ mmHg
Logo:
$$P_AO_2 = 149 - \frac{40}{0,8} = 99 \text{ mmHg}$$
Na ausência de mistura venosa [$P_{(A-a)}O_2$ = 5 a 15 mmHg], a P_aO_2 desse cão deve estar entre 84 e 94 mmHg.

B. P_B em Machu Picchu (2.430 m de altitude) é, em média, 645 mmHg, então:
$P_IO_2 = 0,21 \ (645 - 50) =_\gamma 125$ mmHg
Logo:
$$\downarrow P_AO_2 = 125 - \frac{40}{0,8} = 75 \text{ mmHg}$$

Nesse caso, a P_aO_2 desse cão deve estar entre 60 e 70 mmHg, caracterizando hipoxemia por altitude alta. O aumento da F_IO_2 nesse caso compensa a baixa P_B e resolve prontamente a hipoxemia. Por esse motivo, muitos montanhistas usam suplementação de O_2 para evitar a hipoxemia provocada por altitudes altas.

CASO CLÍNICO 3

Um cavalo Quarto de Milha adulto, 550 kg, macho, castrado, 13 anos de idade, durante anestesia inalatória em decúbito dorsal em ventilação espontânea em F_IO_2 de 0,90 apresentou hemogasometria arterial de pH 7,25, P_aO_2 120 mmHg e P_aCO_2

65 mmHg. Como avaliar a troca gasosa desse paciente?

A hipoventilação leve a moderada (P_aCO_2 de 65 mmHg) parece não estar causando acidemia significativa (pH > 7,2) até o momento.

A relação P_aO_2/F_IO_2 desse paciente é $120/0,9 = 133$ mmHg, muito abaixo dos valores normais de 400 a 500 mmHg.

A queda da relação P_aO_2/F_IO_2 reflete o aumento da mistura venosa, o qual, nesse caso específico, foi causado por desequilíbrio $\dot{V}_A/\dot{Q}$ devido principalmente a atelectasia e compressão das vias aéreas pequenas. Além disso, a redistribuição da perfusão pulmonar para as regiões pulmonares dependentes (dorsais) agrava o desequilíbrio $\dot{V}_A/\dot{Q}$. Esse quadro é comum durante a anestesia geral em equinos posicionados em decúbito dorsal e ventilação espontânea.

Cinco minutos após a implementação de manobra de recrutamento alveolar e ventilação mecânica com pressão positiva ao final da expiração (PEEP) de 15 cmH$_2$O, a hemogasometria arterial revelou P_aO_2 de 388 mmHg, P_aCO_2 de 40 mmHg e pH de 7,42. Nesse caso, a manobra de recrutamento alveolar seguido de ventilação mecânica com PEEP conseguiu reverter a troca gasosa pulmonar deficiente, pois a P_aCO_2 e a P_aO_2/F_IO_2 (431 mmHg) se normalizaram. Em algumas ocasiões, reverter a queda da P_aO_2 em equinos é frustrante pela dificuldade de reabrir os alvéolos em atelectasia por manobras ventilatórias, sem causar hipotensão ou hiperdistensão alveolar excessivas. Uma alternativa nesses casos é a administração de um vasodilatador pulmonar pela via inalatória, por exemplo, o salbutamol (2 mcg/kg). O objetivo dessa terapia é mover parte da perfusão pulmonar para as áreas bem ventiladas do pulmão e, consequentemente, melhorar a distribuição $\dot{V}_A/\dot{Q}$.

CASO CLÍNICO 4

Uma cadela, fêmea, sem raça definida, 9 anos de idade, 4 kg com histórico de hiperadrenocorticismo e diagnóstico de piometra avançada com coagulação intravascular disseminada e em choque séptico, foi admitida para ovarioisterectomia de emergência. A ventilação durante o procedimento anestésico foi mantida controlada em F_IO_2 de 0,4, e a primeira hemogasometria arterial revelou pH de 7,25, P_aCO_2 55 mmHg, e P_aO_2 140 mmHg. No momento da hemogasometria, a $P_{ET}CO_2$ era de 50 mmHg. No meio do procedimento cirúrgico, notou-se que a $P_{ET}CO_2$ caiu repentinamente de 50 para 25 mmHg com uma pequena queda da pressão arterial média. Nesse mesmo momento, o paciente começou a apresentar assincronia significativa com o ventilador sem alteração do plano de anestesia ou na intensidade da estimulação cirúrgica. Para se entender melhor a causa dessa intercorrência, foi coletada uma amostra de sangue arterial para gasometria, que revelou pH 7,14, P_aCO_2 de 70 mmHg e P_aO_2 de 130 mmHg. Quais as possíveis causas dessas alterações hemogasométricas?

A primeira hemogasometria arterial revelou hipoventilação e acidemia leve a moderada com leve diminuição da oxigenação arterial (P_aO_2/F_IO_2 de 350 mmHg). A diferença entre P_aCO_2 e $P_{ET}CO_2$ de 5 mmHg é considerada normal em cães anestesiados. Nessa situação, o paciente apresentava leve disfunção da troca gasosa pulmonar.

No entanto, a repentina diminuição da $P_{ET}CO_2$ sem evidências de erro de medição ou alteração das variáveis ventilatórias indica um possível aumento do espaço morto alveolar (V_{DAlv}). O fato de o paciente começar a brigar com o ventilador, na ausência de plano anestésico superficial ou aumento de estimulação cirúrgica reforça essa suspeita. O aumento da diferença entre P_aCO_2 e $P_{ET}CO_2$ para 45 mmHg é um forte indício de aumento do V_{DAlv}. A razão para este aumento foi o aumento de regiões pulmonares com $\dot{V}_A/\dot{Q}$ alto, o qual pode ser gerado por diminuição local ou regional da perfusão pulmonar, ou hiperdistensão excessiva dos alvéolos. Como nenhuma variável ventilatória foi alterada, e a pressão arterial média não se alterou muito, a suspeita clínica mais provável para esse caso é de tromboembolismo pulmonar. Nesse caso, as regiões pulmonares afetadas pela embolia apresentam $\dot{V}_A/\dot{Q} = \infty$ pela ausência de perfusão, o que gera o aumento da diferença entre a P_aCO_2 e a $P_{ET}CO_2$. Vale lembrar que esse aumento por si só pode se dar em casos extremos de aumento da mistura venosa. No entanto, a P_aO_2/F_IO_2 desse paciente no momento da intercorrência era de 325 mmHg, a qual indica leve aumento da mistura venosa e descarta essa possibilidade.

Cinco minutos após essa intercorrência, a $P_{ET}CO_2$ caiu para 7 mmHg e o paciente entrou em parada cardiorrespiratória, sem sucesso em sua ressuscitação cardiopulmonar. Após necropsia do paciente, foi confirmado o diagnóstico de tromboembolismo pulmonar massivo.

Outro método de diagnóstico para condições de $\dot{V}_A/\dot{Q}$ alto e/ou infinito seria o cálculo do espaço morto fisiológico pelo uso da capnografia volumétrica. Os monitores disponíveis no mercado possibilitam o cálculo da fração de espaço morto fisiológico pelo método de Enghoff ($V_{DEnghoff}$). Da mesma forma que o aumento da diferença entre a P_aCO_2 e a $P_{ET}CO_2$, o aumento do $V_{DEnghoff}$ também pode ser causado pela elevação significativa da mistura venosa. Nesse caso, a avaliação da mistura venosa pela P_aO_2/F_IO_2 em conjunto com o $V_{DEnghoff}$ auxilia a identificação da fisiopatologia primária do aumento do $V_{DEnghoff}$ ou da diferença entre a P_aCO_2 e a $P_{ET}CO_2$.

CAPÍTULO 3

Efeitos Pulmonares da Ventilação Mecânica

Aline Magalhães Ambrósio

INDICAÇÕES DA VENTILAÇÃO MECÂNICA

A ventilação mecânica (VM) é indicada nas situações que se tem prejuízo da ventilação espontânea. Tais situações envolvem principalmente depressão do centro respiratório ocasionado pela administração de fármacos anestésicos e/ou sedativos, e também por intoxicações farmacológicas de qualquer natureza. O prejuízo da ventilação espontânea também pode ser observado durante acidose metabólica, traumatismo craniano, dor excruciante, traumatismo torácico, cirurgias torácicas, distensão abdominal, obesidade, posicionamento em Trendelemburg (cabeça mais baixa que o corpo), utilização de bloqueadores neuromusculares, pneumotórax, hérnia diafragmática, apneia e taquipneia. Importante ressaltar que a taquipneia é uma forma de depressão respiratória, pois os mecanismos fisiológicos que agem para manter o volume respiratório por minuto, aumentam a frequência respiratória (Fr) para que o volume inspirado diminuído seja compensado, porém a Fr fica tão elevada que não consegue fazer com que o ar chegue aos alvéolos para fazer troca gasosa. Com o tempo, os meca-

nismos fisiológicos falham e o desgaste energético para manter tal esforço também, sendo, portanto, de extrema importância dar suporte ventilatório a esse paciente.

Em síntese, a assistência ventilatória mecânica é indicada quando a adequada troca gasosa não pode ser mantida e há risco eminente de morte do paciente como consequência.[1]

> Indicações preponderantes de VM quando há hipoxemia grave (PaO_2 < 60 mmHg no nível do mar) que falhou à suplementação de oxigênio; hipoventilação grave ($PaCO_2$ > 60 mmHg); excessivo trabalho respiratório além de choque circulatório grave.

Normalmente quando há prejuízo da ventilação espontânea, a hipoxemia é o sinal mais evidente, além do esforço respiratório e posição ortopneica.

Existe indicação de intubação orotraqueal e instituição de VM quando a PaO_2 é menor que 60 mmHg, ou a SaO_2 menor que 90% associada a esforço respiratório.

A hipoxemia grave refratária a administração de elevadas concentrações de oxigênio, esforço respiratório, associado a infiltrado bilateral na radiografia de tórax compatível com edema pulmonar não cardiogênico, caracteriza a síndrome da angústia respiratória aguda (SARA). A incidência da SARA no ser humano é de 79/100.000 habitantes por ano, e a taxa de mortalidade varia de 34 a 60%. Devido a sua elevada incidência e alta taxa de mortalidade, milhares de estudos de ventilação mecânica são conduzidos com esses pacientes na tentativa de diminuí-la.[2] Em Medicina Veterinária, essa síndrome também ocorre, porém é pouco diagnosticada e, por conseguinte, sua incidência também não foi ainda determinada.[3]

A SARA atualmente pode ser classificada em três tipos segundo a relação da pressão parcial de oxigênio (PaO_2) e a fração inspirada de oxigênio administrada, a qual pode variar de 0,21 até 1,0. A classificação da SARA segundo a relação PaO_2/F_IO_2 encontra-se no **Quadro 1**.[2]

As principais causas de lesão pulmonar que podem levar à SARA estão demonstradas no **Quadro 2**.[2]

Segundo Kelmer *et al.*,[3] em 2007 um grupo de trabalho da Medicina Veterinária[4] estabeleceu cinco critérios para diagnosticar a lesão pulmonar aguda (LPA) ou a síndrome da angústia respiratória aguda (SARA) (**Quadro 3**). Importante salientar que os primeiros quatro critérios devem estar presentes para diagnosticar a SARA veterinária, sendo o quinto critério fortemente recomendado, mas podendo ser opcional devido às dificuldades de se fazer lavado broncoalveolar no paciente em estado grave.

A hipoventilação grave, que não pode ser prontamente resolvida pelo tratamento primário da doença de base (por exemplo, a reversão de um agente sedativo) pode ser um indicativo de introdução da VM. Como a elevação da $PaCO_2$ pode ser associada com aumentos da pressão intracraniana, os animais considerados de risco para hipertensão intracraniana (traumatismo craniano) podem requerer VM para manter a $PaCO_2$ menor que 45 mmHg e maior que 35 mmHg. As principais causas de hipoventilação grave são ocasionadas pelas doenças que prejudicam a habilidade dos pacientes em manterem uma adequada frequência respiratória e volume corrente com doenças cerebrais, da coluna vertebral cervical, neuropatias periféricas, doenças da junção neuromuscular e miopatias. A hipoventilação é um risco de vida devido ao fato de estar associada a inadequada frequência respiratória e/ou volume corrente, podendo progredir rapidamente para apneia e morte.

O excessivo trabalho respiratório, caracterizado pela posição ortopneica do paciente e esforço durante inspiração, pode levar à fadiga respiratória, exaustão e morte, e, por conseguinte, a rápida estabilização pode ser requerida com VM.

QUADRO 1 Classificação da SARA segundo sua gravidade.

Relação PaO_2/F_IO_2	Classificação da SARA
200 a 300	Leve
100 a 199	Moderada
< 100	Grave

Fonte: Elaborado pelo autor.

QUADRO 2 Causas de lesão pulmonar que podem levar à SARA.

Lesão pulmonar direta	Lesão pulmonar indireta
Causas comuns	**Causas comuns**
▪ Pneumonia	▪ Sepses
▪ Aspiração de conteúdo gástrico	▪ Pancreatite aguda
▪ Contusão pulmonar	▪ Trauma grave com choque
	▪ Múltiplas transfusões
Causas menos comuns	**Causas menos comuns**
▪ Lesão por inalação	▪ Hemotransfusão
▪ Afogamento	▪ Múltiplas fraturas
▪ Edema de reperfusão – embolia gordurosa	▪ Queimaduras graves

Fonte: Elaborado pelo autor.

QUADRO 3 Critérios para diagnóstico da LPA/SARA na Medicina Veterinária.

1. Dispneia com início agudo e duração menor que 72 horas

2. Fatores de risco identificáveis como lesão pulmonar direta ou indireta (**Quadro 2**)

3. Evidência de aumento de permeabilidade capilar pulmonar sem evidência de origem cardiogênica*
(uma ou mais destas características):
* Infiltrado bilateral difuso na radiografia de tórax
* Densidade água bilateral na região pulmonar dependente na TC tórax
* Fluído proteico na via aérea
* Água extravascular pulmonar aumentada

4. Evidência de troca gasosa ineficiente (uma ou mais características abaixo):
* Hipoxemia sem PEEP ou CPAP:
  A. Com PaO_2 conhecida:
      a. $PaO_2/FiO_2 <$ ou $= 300$ (LPA)
      b. $PaO_2/FiO_2 <$ ou $= 200$ (SARA)
  B. Sem suplementação de oxigênio:
      a. Aumento do gradiente alvéolo-arterial de oxigênio
      b. Mistura venosa
* Aumento da ventilação de espaço morto

5. Evidência de inflamação pulmonar difusa
* Neutrofilia na amostra de lavado broncoalveolar
* Biomarcadores na amostra de lavado broncoalveolar
* Imagem molecular no PET

TC: tomografia computadorizada; PEEP: pressão positiva no final da expiração; CPAP: pressão positiva contínua em via aérea; LPA: lesão pulmonar aguda; SARA: síndrome da angústia respiratória aguda; PaO_2: pressão parcial de oxigênio arterial; F_iO_2: fração inspirada de oxigênio; PET: tomografia por emissão de pósitrons.
*Nenhum diagnóstico que caracterize falência de coração esquerdo, incluindo ecocardiografia.
Pressão de capilar pulmonar menor do que 18 mmHg.
Fonte: Adaptado de Russell Havemeyer Working Group on ALI and ARDS.[4]

Em pacientes em choque circulatório, a VM também se torna uma ferramenta importante à terapia, pois esta condição normalmente é decorrente de hipovolemia, doença cardíaca ou perda do tônus vasomotor, as quais cursam com hipoxemia e insuficiência respiratória por déficit no conteúdo, transporte e captação de oxigênio aos tecidos. Segundo estudos experimentais e clínicos no ser humano, a assistência ventilatória no choque melhora muito o resultado ao tratamento, sendo parte importante da terapia baseada em metas, principalmente no choque séptico. O objetivo da ventilação mecânica nessa condição é diminuir o trabalho respiratório e a fadiga muscular por diminuição do consumo de oxigênio.[1,5]

Assim sendo, a VM se mostra fundamental nos cenários de emergência e terapia intensiva, participando ativamente na manutenção da vida do paciente, até que o médico feche o diagnóstico ou tenha tempo de instituir a terapia para corrigir a causa de base do problema.

ALTERAÇÕES FISIOLÓGICAS

Inspiração e Expiração na Ventilação Controlada

O que ocorre durante a inspiração na ventilação com pressão positiva é um processo antifisiológico. Durante a ventilação controlada com pressão positiva, em que o paciente deve estar necessariamente em apneia, não há contração muscular que gere alteração do volume torácico, e nem mesmo sucção de ar para o interior do pulmão. Nessa situação, a pressão intrapulmonar não se torna negativa, como ocorre durante a inspiração na respiração espontânea, o ar é, então, empurrado pelo ventilador para o interior das vias aéreas e pulmões, promovendo, assim, a expansão da caixa torácica e tornando as pressões intrapulmonar e intratorácica positivas com relação ao meio externo.

A expiração durante a ventilação controlada não é o problema, pois ocorre de maneira passiva como na ventilação espontânea. Há simplesmente a interrupção do envio do ar com pressão positiva, e, devido à tendência de repouso da caixa torácica e à propriedade de elastância pulmonar, o ar é expulso dos pulmões.

ALTERAÇÕES HEMODINÂMICAS

As estruturas do tórax e mediastino, como o coração, vasos sanguíneos e vasos linfáticos, sofrem ação da pressão intrapleural.

Durante a inspiração espontânea o sangue e a linfa são conduzidos da porção mais posterior do organismo de volta para o tórax e lado direito do coração, exercendo o mecanismo conhecido como bomba torácica. Nesse mecanismo, o retorno venoso é otimizado para o coração e promove aumento do débito cardíaco,[3] devido a diminuição da pressão sobre a veia cava e ductos linfáticos torácicos. Na ventilação controlada, como um processo antifisiológico, destrói, porém, o mecanismo de bomba torácica, pois promove altas pressões intratorácica e, consequentemente, diminui o retorno venoso e o débito cardíaco, reduzindo também a pressão arterial.

ALTERAÇÕES DA OXIGENAÇÃO

Para que haja uma eficiente oxigenação tecidual, é necessária uma oferta adequada de O_2 e sangue (hemoglobina) para transportá-lo. Se houver ventilação alveolar adequada, mas estes alvéolos não forem perfundidos, ocorrerá aumento do espaço morto alveolar, não haverá hematose e os tecidos irão ficar ricos em dióxido de carbono (CO_2) e pobres em O_2, levando aos estados de hipercapnia e hipóxia. Por outro lado, se a ventilação é deficiente, mas a circulação está presente nestes alvéolos, ocorrerá o aumento de *shunt* pulmonar, que também promoverá aumento de CO_2 e queda do O_2. Este balanço de ventilação e perfusão podem ser alterados por doenças que causam defeitos na difusão dos gases sanguíneos, ou seja, causam desbalanço na relação ventilação perfusão, conhecida como relação V/Q. As doenças do parênquima pulmonar podem favorecer à diminuição da ventilação alveolar com relação a sua perfusão (baixo V/Q) ou promover nenhuma ventilação, mas com presente perfusão (nenhum V/Q ou *shunt*).[1]

Nas elevadas relações V/Q, ou seja, quando os alvéolos são bem ventilados e não são ou são mal perfundidos, condição chamada de aumento de espaço morto alveolar, são achados comuns durante a hiperdistensão alveolar (ocasionadas por volume ou pressões excessivas durante ventilação mecânica), enfisema pulmonar e hipovolemia (hemorragia, desidratação, choque). Já a condição de baixo V/Q pode ser comumente encontrada nas atelectasias (por excesso de O_2 a 100% e/ou baixo volume ou pressões pulmonares durante a ventilação), edema alveolar e secreções na via aérea.

> Aumento de espaço morto alveolar (alto V/Q) ocorre quando há alvéolos ventilados, mas não perfundidos.
> Causas comuns: hiperdistensão alveolar, hipovolemia e enfisema pulmonar.

> Aumento do *shunt* pulmonar (baixo V/Q) ocorre quando os alvéolos não são ventilados, mas são perfundidos.
> Causas comuns: atelectasias, edema alveolar e secreções que obstruem as vias aéreas.

LESÃO PULMONAR INDUZIDA PELA VENTILAÇÃO MECÂNICA

A ventilação mecânica pode ser um fator causador de lesões pulmonares, principalmente se altos picos de pressão e volumes correntes elevados forem liberados nos pulmões.[6] Em 1993, Rouby et al.[7] relataram a ocorrência de edema pulmonar rico em proteína, devido à elevada permeabilidade capilar, após a administração de volumes correntes variando entre 20 e 50 mL/kg em animais com pulmões normais ou lesados. Os animais menores mostraram ser mais suscetíveis a edema pulmonar que os maiores, e o volume inspiratório final pareceu ser o principal fator responsável e não a pressão de pico inspiratório. Como consequência, o termo volutrauma pulmonar é mais apropriado que barotrauma para descrever a lesão pulmonar induzida pela ventilação mecânica (LPIV). A superinflação pulmonar regional é o fator chave que provoca a LPIV e os elevados volumes pulmonares promovem ruptura alveolar, vazamento de ar e pneumotórax, pneumomediastino e enfisema subcutâneo.

A ventilação mecânica com volumes pulmonares muito baixos e sem administração de pressão positiva no final da expiração (PEEP) também pode provocar lesões, principalmente devido a abertura e fechamento cíclico dos alvéolos e vias aéreas. Esse tipo de lesão é caracterizado por descamação epitelial, membrana hialina e edema pulmonar e é chamado de atelectrauma.[8]

As forças físicas envolvidas nos mecanismos de lesão LPIV, tanto provocadas por volumes excessivos, quanto por volumes muito baixos, podem promover a liberação direta ou indireta de mediadores inflamatórios. Alguns mediadores podem lesionar diretamente os pulmões e outros podem preparar a região para o desenvolvimento de fibrose pulmonar. Mediadores adicionais podem agir como moléculas hospedeiras que recrutam células (por exemplo, neutrófilos), as quais liberam mais moléculas lesivas. Esse processo é chamado de biotrauma.[8]

Dado o aumento de permeabilidade vascular pulmonar provocado por volutrauma ou SARA, pode ocorrer translocação de mediadores, bactérias ou polissacarídeos provenientes do espaço aéreo para a circulação sistêmica e causar subsequente falência de múltiplos órgãos e sistemas (FMOS) e morte.[8]

> LPIV é ocasionada basicamente por volutrauma ou atelectrauma, os quais podem evoluir para o biotrauma e subsequente FMOS e morte.

LESÃO PULMONAR INDUZIDA PELO OXIGÊNIO

Nos animais e no ser humano, a anestesia geral está associada à formação de atelectasias nas regiões dos pulmões dependentes de gravidade, ou seja, nas regiões que estão para baixo com relação ao decúbito. Ocorrem principalmente nos lobos pulmonares caudais e diafragmáticos, mesmo durante a ventilação mecânica, principalmente se esta estiver sendo administrada com baixos volumes e sem administração de pressão positiva no final da expiração (PEEP).

As atelectasias afetam as propriedades mecânicas dos pulmões, como a redução da complacência pulmonar e, assim, prejudicam as trocas gasosas, devido ao aumento do *shunt* pulmonar, ocasionando hipoxemia que pode perdurar no pós-operatório por algumas horas, além de deixarem os pulmões suscetíveis a ocorrência de pneumonias.[9]

O principal mecanismo responsável pelo desenvolvimento das atelectasias durante a anestesia é a absorção total do gás alveolar quando é administrado oxigênio puro (a 100%), além das atelectasias provocadas pelo decúbito. A principal consequência desse fato é a diminuição da capacidade residual funcional, prejuízo na função do surfactante, desequilíbrio da relação ventilação-perfusão, e consequente aumento da mistura venosa.[10] Em estudos clínicos em cães, gatos e ovelhas, assim como já relatado no ser humano, observa-se a formação de atelectasias pulmonares imediatamente após a indução da anestesia, principalmente quando se utilizam concentrações de O_2 acima de 90%.[11-14]

No ser humano, a pré-oxigenação com 100% de oxigênio deve ser seguida por manobra de recrutamento, com a finalidade de abrir os alvéolos colapsados, ou a indução da anestesia pode ser feita com CPAP/PEEP para manter a capacidade residual funcional, que pode permitir a administração de 100% de O_2 sem provocar a formação de atelectasias, como forma alternativa. A pré-oxigenação com 80% de oxigênio deve ser realizada em pulmões saudáveis, em pacientes não obesos e que não possuam via aérea difícil para intubação. Recomenda-se também administrar, sempre que possível, baixas concentrações de O_2 inspirado, de 30 a 40% ou menos, se não forem essenciais concentrações mais elevadas. As concentrações elevadas devem ser administradas somente com PEEP e em pacientes que estejam hipoxêmicos. A pós-oxigenação, com ou sem manobras de recrutamento e com ou sem aspiração, deve ser feita rotineiramente, mas sempre com indicação e não por vontade apenas do intensivista ou anestesista. O objetivo principal no pós-operatório imediato é dispensar sempre o paciente sem atelectasias.[9]

> É importante lembrar que o oxigênio é um medicamento, deve ser administrado na dose correta e somente quando necessário!

REFERÊNCIAS BIBLIOGRÁFICAS

1. Hopper K, Powell LL. Basics of mechanical ventilation for dogs and cats. Vet Clin North Am Small Anim Pract. 2013;43(4):955-969.
2. Ochiai R. Mechanical ventilation of acute respiratory distress syndrome. J Intensive Care. 2015; 3(1):25.
3. Kelmer E, Love LC, Declue AE, Cohn LA, Bruchim Y, Klainbart S et al. Successful treatment of acute respiratory distress syndrome in 2 dogs. Can Vet J. 2012;53(2):167-173.
4. Wilkins PA, Otto CM, Baumgardner JE, Dunkel B, Bedenice D, Paradis MR et al. Acute lung injury and acute respiratory distress syndromes in veterinary medicine: Consensus definitions: The Dorothy Russell Havemeyer Working Group on ALI and ARDS in Veterinary Medicine. J Vet Emerg Crit Care. 2007;17:333-339.
5. Rivers E, Nguyen B, Havstad S, Ressler J, Muzzin A, Knoblich B et al. Early goal-directed therapy in the treatment of severe sepsis and septic shock. N Engl J Med. 2001;345(19):1368-1377.
6. Amato MB, Barbas CS, Medeiros DM, Magaldi RB, Schettino GP, Lorenzi-Filho G et al. Effect of a protective-ventilation strategy on mortality in the acute respiratory distress syndrome. N Engl J Med. 1998;338(6):347-354.
7. Rouby JJ, Lherm T, Martin de Lassale E, Poète P, Bodin L, Finet JF et al. Histologic aspects of pulmonary barotrauma in critically ill patients with acute respiratory failure. Intensive Care Med. 1993;19(7):383-389.
8. Slutsky AS, Ranieri VM. Ventilator-induced lung injury. N Engl J Med. 2013;369(22):2126-2136.
9. Hedenstierna G. Oxygen and anesthesia: what lung do we deliver to the post-operative ward? Acta Anaesthesiol Scand. 2012;56(6):675-685.
10. De Monte V, Grasso S, De Marzo C, Crovace A, Staffieri F. Effects of reduction of inspired oxygen fraction or application of positive end-expiratory pressure after an alveolar recruitment maneuver on respiratory mechanics, gas exchange, and lung aeration in dogs during anesthesia and neuromuscular blockade. American Journal of Veterinary Research. 2013;74(1):25-33.
11. Staffieri F, De Monte V, De Marzo C, Grasso S, Crovace A. Effects of two fractions of inspired oxygen on lung aeration and gas exchange in cats under inhalant anaesthesia. Vet Anaesth Analg. 2010;37(6):483-490.
12. Staffieri F, Driessen B, Monte VD, Grasso S, Crovace A. Effects of positive end-expiratory pressure on

anesthesia-induced atelectasis and gas exchange in anesthetized and mechanically ventilated sheep. Am J Vet Res. 2010;71(8):867-874.

13. Hedenstierna G, Edmark L. Mechanisms of atelectasis in the perioperative period. Best Pract Res Clin Anaesthesiol. 2010;24(2):157-169.

14. Staffieri F, Franchini D, Carella GL, Montanaro MG, Valentini V, Driessen B *et al.* Computed tomographic analysis of the effects of two inspired oxygen concentrations on pulmonary aeration in anesthetized and mechanically ventilated dogs. Am J Vet Res. 2007;68(9):925-931.

CAPÍTULO 4

Efeitos Cardiovasculares da Ventilação Mecânica

Denise Tabacchi Fantoni

INTRODUÇÃO

A ventilação mecânica (VM) é uma estratégia fundamental em diversos procedimentos cirúrgicos e faz parte da terapia em muitas situações de emergência nas quais a ventilação e oxigenação encontram-se comprometidas. Entretanto, a VM pode acarretar efeitos importantes no sistema cardiovascular que devem ser perfeitamente compreendidos a fim de serem manejados a favor do paciente.

O primeiro aspecto a ser relembrado é que a magnitude das repercussões hemodinâmicas causadas pela VM depende de reserva miocárdica, volume sanguíneo circulante, distribuição do fluxo sanguíneo, pressão intrapulmonar (Pip), bem como das pressões circundantes que afetam a circulação extratorácica.[1] A VM pode, portanto, acarretar efeitos muito distintos dependendo da situação na qual o paciente se encontra. De maneira semelhante, as manobras ventilatórias, que por vezes são realizadas durante a VM (por exemplo, o recrutamento alveolar), também causam o mesmo tipo de comprometimento hemodinâmico. Assim sendo, o estado do paciente no momento da realização da manobra deve ser levado em consideração.[2]

BASES DA FISIOLOGIA – INTERAÇÃO CORAÇÃO-PULMÃO

O coração é uma câmara de pressão dentro de outra câmara de pressão, que é a caixa torácica,[1] e encontra-se envolvido, englobado pelos pulmões. Os pulmões, por sua vez, encontram-se enredados pela pleura e pelo diafragma cauldamente. Além dessas estruturas, encontra-se também na cavidade torácica toda a árvore vascular sistêmica formada pelos vasos de capacitância (as veias) e os vasos de resistências (o sistema arterial). Todas essas estruturas estão intimamente relacionadas, e qualquer alteração de um desses constituintes poderá modificar significativamente a função ou fisiologia do outro. Desse modo, os efeitos cardiocirculatórios ocasionados pelas mudanças do volume pulmonar e das pressões pleural, alveolar e pericárdica também serão modificados pelas alterações das complacências do pulmão (CP) e da caixa torácica (CCT), assim como a complacência e o enchimento dos vasos sanguíneos intratorácicos e das câmaras do coração, e vice-versa (**Figura 1**).

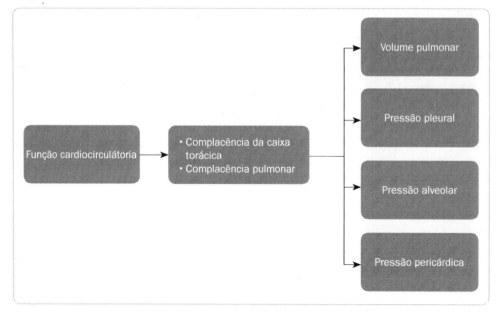

FIGURA 1 Fatores que alteram a função cardiocirculatória durante a ventilação.
Fonte: Elaborada pela autora.

Por conseguinte, essa ideia de que coração, pulmão, caixa torácica e vasos intratorácicos estão intimamente associados e que interagem continuadamente não deve ser esquecida.

Os gradientes de pressão para o coração e do coração para os espaços intratorácicos (circulação pulmonar ou sistêmica) são modificados pelas alterações de pressão que ocorrem na cavidade torácica durante o ciclo respiratório. Entretanto, essas alterações de pressão não alteram as relações da vasculatura intratorácica. Essa diferença ocorre porque, basicamente, o fluxo sanguíneo em dado circuito depende do gradiente de pressão, e esses gradientes de pressão são diferentes quando se comparam o lado arterial e o venoso da circulação. Para o retorno venoso (RV), a ser definido mais adiante, o gradiente de pressão ocorre do lado venoso da circulação sistêmica para o átrio direito (AD), sendo esta pressão conhecida como pressão média de enchimento circulatório (P_{MEC}). Em paralelo, para o lado arterial, o gradiente de pressão ocorre do ventrículo esquerdo para a circulação sistêmica. Deve ficar muito claro que, pelo fato de estar contido dentro da caixa torácica, o coração sofre grande influência da pressão intratorácica. Assim sendo, tanto a pressão do átrio direito (PAD) quanto a pressão do ventrículo esquerdo sofrerão grande influência das variações da pressão intratorácica (P_{IT}). Entretanto, a pressão arterial pulmonar para o átrio esquerdo não é alterada pela P_{IT}, na medida em que todo o circuito está contido dentro do tórax. Conclui-se, portanto, que toda a circulação sistêmica sofre influência da P_{IT}, ao passo que a circulação pulmonar é refratária a estas mudanças.

PRESSÕES INTRACAVITÁRIA, TRANSMURAL, PULMONAR E INTRATORÁCICA

Quando se leva em consideração a mensuração de pressões em cavidades, por exemplo nas câmaras cardíacas ou dentro do tórax, um ponto importante a ser considerado é a seleção do zero. Para as medidas de pressão realizadas no coração e no sistema circulatório como um todo (pressão arterial, pressão de átrio direito), o nível zero por convenção é o átrio direito. A pressão atmosférica é empregada com a referência de pressão contra a qual aquele sistema de tubos e cateteres preenchidos de líquido (que remetem à pressão da câmara cardíaca, ou do sistema arterial) deve vencer. Esse é motivo pelo qual os transdutores de pressão são posicionados na altura do átrio direito e zerados com a pressão atmosférica.

Com relação à pressão das câmaras cardíacas, faz-se uma alusão a pressão intra-cavitária. No caso do átrio direito, essa pressão será a pressão de átrio direito (PAD). Por sua vez, a pressão transmural (P_{TM}), refere-se à diferença de pressão dentro de uma cavidade e ao exterior circundante ou à pressão exercida pelos tecidos circundantes (Pcir – pressão circundante). Assim, por exemplo, a pressão transmural do átrio direito (PAD_{TM}) seria o resultado da pressão mensurada no átrio direito menos a pressão pleural (P_{PL}), ou seja:

$$PAD_{TM} = PAD - P_{PL} \text{ ou } PAD = PAD_{TM} - P_{PL}$$

Para o ventrículo esquerdo (VE), a pressão do VE ou a pressão de ejeção do VE seria o resultado da pressão arterial menos a pressão pleural (P_{PL}). Embora, a P_{PL} não seja homogênea em todo o tórax, convenciona-se que se iguale a pressão intratorácica (P_{IT}).

Para os vasos intratorácicos, também se considera a P_{PL} como a pressão circundante. Por outro lado, a pressão transpulmonar (PTP) é o resultado da pressão alveolar (P_{AL}) menos a pressão pleural (P_{PL}) ou seja:

$$P_{TP} = P_{AL} - P_{PL}$$

A PTP é que delimita o volume pulmonar, o qual, por sua vez, dependerá da complacência do próprio pulmão dentro do tórax. Tanto a C_P como a C_{CT} definem a complacência de todo o sistema respiratório (C_{SR}). Assim, tem-se que:

$$1/C_{Sr} = 1/C_P + 1\ C_{CT}$$

Na ventilação espontânea, a P_{PL} é sempre negativa; tanto na inspiração quanto na expiração. Durante a inspiração, a P_{PL} se torna mais negativa ainda; resultado da contração do diafragma e da musculatura respiratória, o que ocasiona a entrada de ar para os pulmões. Já a expiração, que é passiva, resulta da retração das forças elásticas do pulmão.

Por outro lado, na ventilação mecânica, durante a fase inspiratória, o ventilador entrega um volume aos pulmões resultando em uma P_{PL} e P_{AL} positivas. A C_{SR} é o fator que determina a magnitude das alterações de P_{PL} e P_{AL} para determinado volume corrente. O emprego de PEEP, por exemplo, faz com que, durante todo o ciclo respiratório, a P_{PL} seja positiva. Esse comportamento da P_{PL} e da P_{TP} poderá acarretar modificações significativas no RV, na resistência vascular pulmonar e no volume circulante de sangue intratorácico. O aumento da pressão intratorácica (P_{IT}) decorrente reduz a P_{TM} dos grandes vasos intratorácicos, o que ocasiona a diminuição do volume circulante de sangue. Outro efeito observado é que o aumento da P_{PL} causa compressão dos vasos alveolares, ou seja, aumenta a porcentagem das Zonas 1 de West, ou zonas sem fluxo sanguíneo. Também há aumento das Zonas 2 de West e da resistência vascular pulmonar, aumento do espaço morto alveolar e diminuição da capacidade residual funcional. Por fim, o aumento da P_{IT} eleva a pressão no pericárdio, que é transmitida às câmaras cardíacas, que têm suas pressões também aumentadas. Como consequência, o aumento da PAD promove a diminuição do RV.

Mudanças no Retorno Venoso

A VM pode desencadear alterações importantes no RV e, consequentemente, diminuição do débito cardíaco. Como já observado, dependendo das condições do paciente (hipovolemia, função cardíaca), esses efeitos podem ser ainda mais intensos; motivo pelo qual os mecanismos envolvidos nessas mudanças devem ser considerados quando se propõe a instalação da VM.

O conceito de RV está relacionado ao fato de que o coração somente gera um bombeamento efetivo, se estiver preenchido com uma quantidade adequada de sangue. A Lei de Frank Starling relaciona a magnitude do alongamento inicial do sarcômero com a força de contração, de modo que, quanto mais distendida estiver a fibra cardíaca, mais vigorosa será a contração. Obviamente, essa contração ou o volume sistólico resultante dependerá da quantidade de sangue que retorna ao coração, ou seja, do RV.

O esforço inspiratório espontâneo ocasiona aumento na pressão intra-abdominal e diminuição simultânea da pressão do átrio direito, criando um gradiente de pressão favorável ao retorno de sangue ao coração, o que aumenta o RV. O oposto, como mencionado, acontece durante a ventilação mecânica. A P_{PL} aumenta em decorrência do volume corrente colocado dentro do pulmão pelo ventilador mecânico. Parte dessa pressão é transmitida ao átrio direito, que tem sua pressão intracavitária aumentada, dificultando o RV, que, então, diminui (**Figura 2**). Assim sendo, volumes correntes exagerados geram uma repercussão maior sobre o RV. Por outro lado, a adição de uma pausa inspiratória e PEEP atenua a diminuição da pré-carga causada pelo aumento da P_{IT}. Esse efeito foi demonstrado em pacientes submetidos a cirurgia cardíaca, nos quais uma pausa de 25 segundos e uma PEEP de 20 cmH$_2$O mantiveram o débito cardíaco durante as pausas.[3]

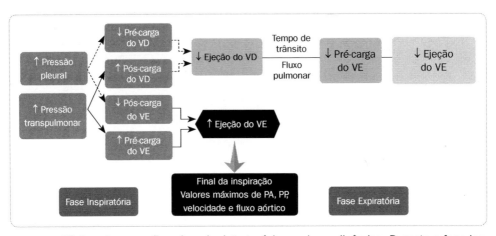

FIGURA 2 Efeitos das pressões pleural e intratorácica na hemodinâmica. Durante a fase inspiratória o aumento da pressão pleural e transpulmonar irão acarretar alterações importantes na pré e pós-carga do ventrículo direito e esquerdo. A pós-carga do VE diminui e a sua pré-carga aumenta resultando em um aumento da fração de ejeção. Em contrapartida, na fase expiratória, com a diminuição da pressão positiva ocorre a diminuição da pré-carga do VE e consequente diminuição da fração de ejeção.
VD: ventrículo direito; VE: ventrículo esquerdo; PA: pressão arterial; PP: pressão de pulso.
Fonte: Elaborada pela autora.

Alterações da Pós-carga

A pós-carga é um dos fatores que determinam o débito cardíaco (DC). O DC nada mais é que o volume de sangue ejetado do coração em 1 minuto. É o produto da frequência cardíaca (FC) pelo volume sistólico (VS), ou seja:

$$DC = FC \times VS$$

O VS, por sua vez, depende de três variáveis: o RV, a pós-carga e a contratilidade. A contratilidade é uma propriedade intrínseca do coração muito pouco afetada pela VM, como demonstrado por diferentes autores. O RV, como mencionado, é o sangue que retorna ao AD. A pós-carga pode ser traduzida pela resistência interposta pelos vasos que compõem a árvore arterial à ejeção do ventrículo esquerdo (VE). Várias situações podem alterar a pós-carga, por exemplo, o emprego de vasodilatadores (diminuem), ou vasoconstritores (aumentam), a hipertensão arterial e a própria VM, entre outras.

Ao contrário do que ocorre ao RV, a ventilação mecânica tem efeito benéfico sobre a pós-carga do VE. Durante a VM, o aumento da P_{PL} ocasionado pelo volume de ar que é injetado no pulmão promove diminuição da P_{TM} do ventrículo esquerdo. Recordando: a pressão transmural do ventrículo esquerdo (P_{TMVE}) é o resultado de sua pressão intracavitária menos a P_{PL}, ou $P_{TMVE} = P_{VE} - P_{PL}$. Essa diminuição da P_{TM}, acarreta diminuição da pós-carga e, por conseguinte, aumento da ejeção ventricular, uma vez que o VE ejeta sangue contra uma menor resistência (**Figura 2**). Esse efeito é especialmente visível na insuficiência cardíaca congestiva (ICC). Entretanto, vale lembrar, que, como o RV, diminui pela ação da VM, esta diminuição da pós-carga nem sempre acarretará um incremento significativo do volume sistólico. Adicionalmen-

te, o aumento da resistência vascular pulmonar (RVP) que pode ser ocasionado o incremento do volume pulmonar durante a VM, de maneira semelhante atrapalha a ejeção do VD.

Por outro lado, a pressão negativa gerada pela ventilação espontânea diminui a P_{PL} e, por conseguinte, aumenta a P_{TM} fazendo com que também a pós-carga aumente, o que dificulta a ejeção de sangue. Essa é uma dos motivos que dificultam o desmame da VM em pacientes com reserva cardíaca baixa nas unidades de tratamento intensivo. A passagem de uma situação de pressão positiva que causa a diminuição da pós-carga para a pressão negativa durante os movimentos espontâneos, dificulta a ejeção cárdica, aumentando o consumo de oxigênio pelo miocárdio e colaborando para que este entre em falência.

Para o VD, o mecanismo se processa de maneira diferente. Durante a VM, o aumento da P_{PL} reduz a P_{TM} da vasculatura pulmonar, aumentando, consequentemente, a pós-carga à ejeção do VD. Como o VD quando comparado ao VE apresenta musculatura menos importante, aumentos exacerbados de pós-carga causados pela VM para um VD já com disfunção podem mimetizar ou mesmo ocasionar falência ventricular.

AUMENTO DA RESISTÊNCIA VASCULAR PULMONAR

O sistema vascular pulmonar é um sistema altamente complacente em pressões baixas. Durante a ventilação espontânea, a diminuição da P_{PL} ocasiona distensão da vasculatura pulmonar e, consequentemente, redução da pós-carga do VD. Já a ventilação mecânica promove o aumento do volume pulmonar, da P_{PL} e da resistência vascular pulmonar (RVP) e aumento da pós-carga do VD. Por isso, é importante frisar que volumes correntes desnecessariamente altos, como os mencionados, podem ocasionar a falência do VD pela hipertensão pulmonar. Em estudo realizado em ratos, verificou-se que o emprego de altos volumes inspiratórios com zero de PEEP (ZEEP) aumentou a RVP pelo aumento exagerado da ejeção do VD; como resultado, os animais desenvolveram *cor pulmonale* progressivo.[4] Por outro lado, deve-se considerar que o fato de a vasculatura pulmonar apresentar alta capacitância e baixa elastância permite que haja uma acomodação do volume sistólico do VD sem grandes variações da pressão arterial pulmonar.[5]

INTERDEPENDÊNCIA VENTRICULAR

Tanto o VD quanto o VE estão conectados já que dividem o mesmo septo, o mesmo espaço pericárdico e as inter-relações das miofibrilas da parede livre. Como o VD está praticamente envolto pelo VE, cuja musculatura é muito mais desenvolvida, e cujas fibras praticamente formam o septo interventricular, pode-se dizer que a função sistólica do VD é dependente desse septo e pelas conexões existentes entre as fibras miocárdicas da parede livre de ambos os ventrículos. Assim, é fácil entender que, estando os dois ventrículos inseridos no mesmo espaço pericárdico, o aumento do enchimento de um ventrículo, diminui a complacência diastólica do outro.[6] Por exemplo, no embolismo pulmonar, que promove falência com uma dilatação excessiva do VD, há diminuição exacerbada do volume-diastólico final do VE.

REFERÊNCIAS BIBLIOGRÁFICAS

1. Pinsky MR. Cardiopulmonary Interactions: Physiologic Basis and Clinical Applications. Ann Am Thorac Soc. 2018;15(Suppl 1):S45-S48.
2. Alviar CL, Miller PE, McAreavey D, Katz JN, Lee B, Moriyama B *et al*. Positive Pressure Ventilation in the Cardiac Intensive Care Unit. J Am Coll Cardiol. 2018;72(13):1532-1553.
3. van den Berg PC, Jansen JR, Pinsky MR. Effect of positive pressure on venous return in volume-loaded cardiac surgical patients. J Appl Physiol (1985). 2002;92(3):1223-1231.
4. Katira BH, Giesinger RE, Engelberts D, Zabini D, Kornecki A, Otulakowski G *et al*. Adverse Heart-Lung Interactions in Ventilator-induced Lung Injury. Am J Respir Crit Care Med. 2017;196(11):1411-1421.
5. Magder S, Guerard B. Heart-lung interactions and pulmonary buffering: lessons from a computational modeling study. Respir Physiol Neurobiol. 2012;182(2-3):60-70.
6. Taylor RR, Covell JW, Sonnenblick EH, Ross J. Dependence of ventricular distensibility on filling of the opposite ventricle. Am J Physiol. 1967;213(3):711-71 8.

SEÇÃO 2

MANEJO VENTILATÓRIO NA ANESTESIA E UNIDADE DE TERAPIA INTENSIVA

CAPÍTULO 5

Princípio de Funcionamento dos Ventiladores Mecânicos

Alembert Eistein Lino Alvarado
Henrique Takachi Moriya

INTRODUÇÃO

Na ventilação mecânica, é possível que o leitor tenha se deparado com palavras diferentes para um mesmo termo ou observado que a terminologia utilizada pelos fabricantes para definir os modos ventilatórios é muito variada e um tanto confusa, isso porque não há padronização da terminologia empregada na área. Existem alguns consensos e tentativas de classificação; no entanto, essa parece ser uma meta que não será alcançada a curto prazo. Neste capítulo, será usada a terminologia apresentada na ABNT NBR ISO 19223:2020[1] e no III Consenso Brasileiro de Ventilação Mecânica.[2]

Outro aspecto importante a mencionar é a utilização de unidades físicas para se referir ao fluxo e à pressão. Em geral, é possível configurar essas unidades nos ventiladores. Para fins práticos, no texto usaremos L/min (litro por minuto) para fluxo e cmH_2O (centímetro de água) para pressão. Para aprofundamento nos conceitos desenvolvidos no capítulo, recomenda-se a leitura do texto das referências bibliográficas 3 a 5.[3-5]

VENTILAÇÃO PULMONAR – VENTILADOR PULMONAR

O ventilador pulmonar é um equipamento médico que permite auxiliar parcial ou totalmente a respiração de um paciente. Esse processo é realizado automaticamente e consiste na entrada e saída do gás dos pulmões.

Para garantir o processo adequado e reduzir riscos para o paciente, a arquitetura dos ventiladores vem se aprimorando e, atualmente, é possível identificar os seguintes componentes: sistema sensor e transdutor, sistema de controle e segurança, válvula expiratória, válvula inspiratória, fonte de energia e circuito respiratório (**Figura 1**).

FORMAS DE ONDA

Os ventiladores pulmonares modernos permitem que o usuário visualize as curvas de pressão, fluxo e volume ao longo do tempo. Na **Figura 2**, é apresentada a configuração típica de um monitor de ventilador pulmonar, na qual são apresentados

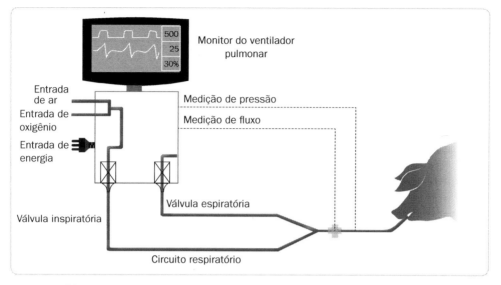

FIGURA 1 Diagrama do sistema de ventilação pulmonar, indicando cada um de seus componentes.
Fonte: Elaborada pelos autores.

tanto os valores numéricos quanto as formas de onda.

CICLO RESPIRATÓRIO

O ciclo respiratório é composto pela fase inspiratória e pela fase expiratória. A fase inspiratória compreende desde o início do fluxo inspiratório até o início do fluxo expiratório. Nesta fase, o ventilador fecha a válvula expiratória e abre a válvula inspiratória para inflar os pulmões do paciente. A duração dessa fase é conhecida como tempo inspiratório (T_I).

A fase expiratória é definida desde o início do fluxo expiratório até o começo de um novo fluxo inspiratório. Durante essa fase, o ventilador interrompe o fluxo de ar, fechando a válvula inspiratória, e abre a válvula expiratória para permitir que o ar escape passivamente dos pulmões. O tempo expiratório (T_E) é definido como o tempo decorrido durante este processo.

O tempo do ciclo respiratório (T_C) é definido como:

$$T_C = T_I + T_E \; [s]$$

Com base nesses parâmetros, é possível definir a frequência respiratória como o número de ciclos respiratórios por unidade de tempo (F_R); em geral, utiliza-se o minuto:

$$F_R = \frac{60}{T_C} \; [\text{respirações/minuto}]$$

PARÂMETROS DE VENTILAÇÃO MECÂNICA

Na ventilação mecânica, existem determinados parâmetros que são configurados nos ventiladores pulmonares de acordo com o modo ventilatório utilizado. Esses parâmetros definem o padrão de ventilação e controlam a maneira como as respirações são fornecidas ao paciente. Os parâmetros

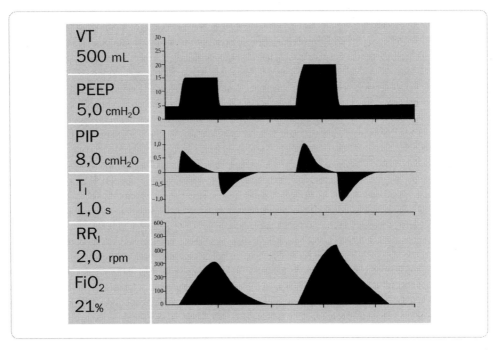

FIGURA 2 Configuração típica de um monitor de ventilador pulmonar. Na margem esquerda, é possível observar os valores monitorados. As formas de onda de pressão, fluxo e volume são exibidas de cima para baixo.

Fonte: Elaborada pelos autores.

ventilatórios comuns em vários modos ventilatórios são os seguintes:

- **Tempo inspiratório (T_I):** duração da fase inspiratória;
- **Tempo expiratório (T_E):** duração da fase expiratória;
- **Frequência respiratória (F_R):** número de respirações por minuto;
- **Volume corrente (V_T):** definido como a quantidade de ar que entra nos pulmões durante uma inspiração;
- **Pressão expiratória final positiva (PEEP):** definida como o valor da pressão nas vias aéreas ao final da expiração;
- **Relação inspiração/expiração (I:E):** relação da duração da fase inspiratória sobre a duração da fase inspiratória;
- **Fração inspirada de oxigênio (FiO_2):** quantidade de oxigênio contida no gás entregue aos pulmões do paciente. Varia de 21 a 100%.

CONCEITOS DE MECÂNICA RESPIRATÓRIA

Durante a ventilação mecânica, o sistema respiratório apresenta uma oposição à passagem de ar que deve ser superada pelo ventilador pulmonar. Essa oposição pode ser dividida em dois componentes principais: um dissipativo (resistência) e outro conservativo (elástico). Esses dois componentes podem ser entendidos usando uma analogia.

Ao se insuflar um balão de festa, quanto menor o raio do bocal de enchimento do balão, mais difícil será insuflar, caracterizando a atuação do componente dissipativo. No caso do sistema respiratório, tem-se como componente dissipativo a resistência das vias aéreas, por exemplo.

À medida que se insufla o balão, a parte elástica do balão se expande, armazenando certa quantidade de volume de ar. A parte elástica do balão oferece uma força oposta à expansão, à medida que é inflado, caracterizando a atuação do componente conservativo. Do mesmo modo, os pulmões e a caixa torácica oferecem uma força de recuo quando inflados. Essa propriedade dos materiais é conhecida como elastância. O termo oposto, que se refere à facilidade de expansão de um corpo, é complacência.

É importante mencionar que os circuitos respiratórios apresentam valores de resistência e complacência que se somam ao trabalho realizado pelo ventilador pulmonar durante a ventilação mecânica. Atualmente, os ventiladores contam com rotinas que possibilitam compensar as perdas causadas pelo circuito do paciente.

Na ventilação mecânica, esses termos são amplamente utilizados para se referir à condição do paciente.[6]

VARIÁVEIS DA VENTILAÇÃO MECÂNICA

O ventilador pulmonar fornece suporte ventilatório ao paciente por meio de volumes de gás que são administrados com base em configurações predefinidas que são ajustadas pelo usuário. Essas são chamadas de respirações mecânicas e são governadas por três variáveis: disparo, controle e ciclagem (**Quadro 1**).

TIPOS DE DISPARO

Disparado pelo tempo

Nesses caso, a fase inspiratória é iniciada periodicamente pelo ventilador pulmonar.

Para isso, são utilizados intervalos de tempo fixos previamente estabelecidos pelo usuário.

Disparado manualmente

Em alguns modelos de ventiladores pulmonares, é possível iniciar uma fase inspiratória ativando-a no painel de controle ou pressionando um botão.

Disparado por pressão

Nesse caso, o ventilador monitora a pressão dentro do circuito respiratório para detectar as quedas de pressão produzidas pelo esforço do paciente. A fase de inspiração terá início quando o valor da queda de pressão for maior que o limite estabelecido pelo valor de sensibilidade do disparo (*trigger*) de pressão definido pelo usuário.

A sensibilidade do disparo é um valor de pressão negativo, que varia de um valor próximo a 0 cmH_2O até valores superiores a $-20,0$ cmH_2O. Esse valor é ajustado levando em consideração que valores próximos a 0 cmH_2O (alta sensibilidade) apresentam maior facilidade na detecção do esforço do paciente. No entanto, uma configuração muito sensível (por exemplo, $-0,5$ ou $-1,0$ cmH_2O) pode levar a um falso acionamento do ventilador (disparo automático). Isso pode ser gerado por vários fatores que produzem alterações ou oscilações nos níveis de pressão dentro do circuito respiratório.

QUADRO 1   Variáveis da ventilação mecânica.

VARIÁVEL	Disparo	Controle	Ciclagem
MECANISMOS	Pressão	Volume	Tempo
	Fluxo		Fluxo
	Tempo	Pressão	Pressão
	Manual		Volume

Fonte: Elaborado pelos autores.

Disparado por fluxo

Nesse tipo de disparo, o ventilador utiliza o sensor de fluxo para detectar o esforço do paciente. Para que isso ocorra, é necessária a presença de um fluxo de base constante (*bias flow*) entre os ramos inspiratório e expiratório do ventilador. O esforço do paciente desviará parte do fluxo para os pulmões. Este fluxo inspirado será medido pelo sensor e comparado com o valor limite definido pelo usuário (sensibilidade de disparo de fluxo).

Em geral, a sensibilidade do gatilho é ajustada entre um valor próximo de 0 e 20 L/min. Assim como no acionamento por pressão, esse modo de acionamento tem o problema de acionamento automático, que ocorre quando se utilizam valores de alta sensibilidade (por exemplo, 1,0 ou 2,0 L/min). Os motivos são principalmente de natureza pneumática (por exemplo, vazamentos, problemas com o sistema de umidificação etc.).

VARIÁVEIS DE CONTROLE

Durante a ventilação mecânica, o sistema de controle do ventilador pulmonar utiliza uma série de mecanismos para regular a insuflação dos pulmões do paciente. A regulação é mediada com base no controle de fluxo, pressão ou volume ao longo do tempo.

Controle de Volume

Neste modo de operação, controle de volume (VC), o ventilador pulmonar fornece um volume programado dentro do T_I definido. Para isso, controla-se o fluxo, que é a variação do volume em função do tempo.

O usuário seleciona o valor de V_T junto com F_R, I:E ou T_I. Em alguns modelos de ventiladores, é possível selecionar a forma de onda do fluxo: quadrada, desacelerada, acelerada ou senoidal (**Figura 3**). O tipo de onda quadrada ou de fluxo constante é o que está mais estabelecido em diferentes modelos de ventiladores (transporte, *homecare* e cuidados intensivos). Por outro lado, a forma de onda senoidal é utilizada na ventilação de pequenos animais (por exemplo, camundongos e ratos), para realizar estudos de mecânica respiratória.

Controle de Pressão

O principal objetivo do controle de pressão (PC) é manter um valor de pressão fixo, previamente configurado, no circuito respiratório durante a duração do T_I. Outro parâmetro configurado é o tempo de subida, cuja finalidade é ajustar a velocidade com que o ventilador pressuriza (aumentando o fluxo) o sistema para atingir o valor de pressão configurado (**Figura 3**).

VARIÁVEIS DE CICLAGEM

Na ventilação mecânica, algumas variáveis são utilizadas para encerrar a fase inspiratória e iniciar a expiratória. Os ventiladores pulmonares monitoram constantemente essas variáveis para detectar alterações com base em valores predefinidos pelo usuário.

Ciclagem por Tempo

Nesse caso, o T_I é configurado no painel de controle. Em determinados modos ventilatórios, o T_I é calculado em função da relação I:E e da F_R.

Durante o tempo programado pelo usuário, o ventilador fornece fluxo através da válvula inspiratória até atingir o valor de controle programado. Caso esse valor de controle seja alcançado em um tempo menor que o programado, o ventilador realiza uma inspiração sustentada fechando as válvulas inspiratória e expiratória até completar o T_I.

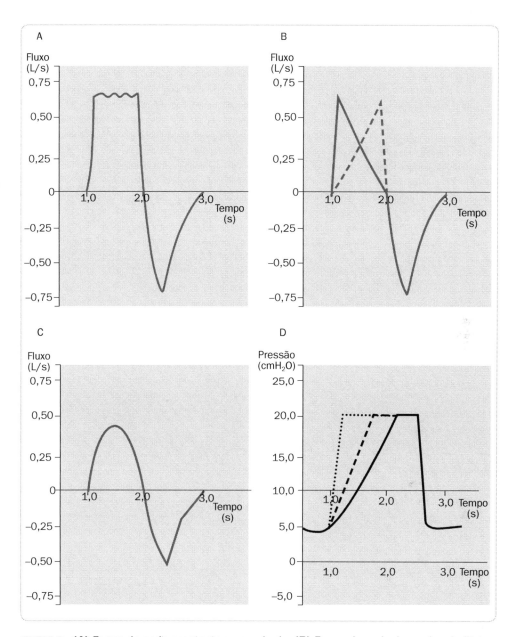

FIGURA 3 (A) Forma de onda constante ou quadrada. (B) Forma de onda desacelerada (*linhas sólidas*) e forma de onda acelerada (*linhas pontilhadas*). (C) Forma de onda senoidal. (D) Uma linha sólida e dois percursos pontilhados mostram curvas de pressão das vias aéreas com diferentes tempos de subida (e diferentes tempos de platô).

Fonte: Elaborada pelos autores.

Ciclagem por pressão

A mudança da fase inspiratória para expiratória ocorre quando o limite de pressão definido é atingido. Em geral, os ventiladores pulmonares permitem definir um limite máximo de pressão dentro da configuração do alarme, o que garante que a pressão medida no circuito do paciente não ultrapasse os valores estabelecidos pelo usuário.

Ciclagem por volume

Na ciclagem por volume, o usuário define um V_T *máximo. O ventilador mantém o fluxo inspiratório até que o valor* V_T seja alcançado. A medição do volume é realizada por um sensor de fluxo geralmente localizado no ramo expiratório.

Ciclagem por fluxo

Na ciclagem por fluxo, a transição entre as fases é realizada quando o valor do fluxo inspiratório cai abaixo de um valor limite. Esse valor ajustado é uma proporção do valor do pico de fluxo inspiratório máximo, normalmente com valores abaixo de 25% do pico de fluxo inspiratório máximo.

Esse tipo de ciclagem é especialmente sensível a vazamentos no circuito do paciente, pois isso pode levar a perdas rápidas de fluxo durante o final da inspiração.

CICLOS VENTILATÓRIOS

Na ventilação mecânica, os ciclos ventilatórios podem ser classificados de acordo com a forma como são iniciados, controlados e finalizados: ciclos controlados, assistidos e espontâneos.

Em ciclos controlados ou mandatórios, o ventilador pulmonar inicia, controla e finaliza o ciclo ventilatório. Nesse caso, não

é possível ao paciente iniciar nenhum ciclo ventilatório.

Os ciclos assistidos são iniciados pelo paciente através da detecção de esforço respiratório pelo ventilador pulmonar. O restante do ciclo ventilatório é controlado e finalizado pelo ventilador pulmonar.

Os ciclos espontâneos são iniciados, controlados e finalizados pelo paciente. No entanto, é possível que o controle e a finalização do ciclo ventilatório sejam assistidos pelo ventilador pulmonar. Assim como nos ciclos assistidos, o esforço do paciente é detectado pelo ventilador pulmonar.

MODOS VENTILATÓRIOS

Os modos ventilatórios podem ser entendidos como o conjunto de regras e operações que regem a interação entre o ventilador pulmonar e o paciente. Cada modo ventilatório define como o suporte ventilatório será fornecido pelo ventilador pulmonar, operando de acordo com um grupo de parâmetros configurados. Estabelecem como os ciclos respiratórios são iniciados, regulados e terminados.

Modos básicos

Pressão controlada

Neste modo ventilatório, pressão controlada (PC), é controlado um nível de pressão previamente estabelecido dentro de um T_I fixo. Durante a fase inspiratória, o ventilador pulmonar fornecerá um fluxo variável dependente da mecânica dos pulmões do paciente até atingir o valor de pressão inspiratória definido. Esse nível de pressão inspiratória será constante até o fim do T_I. Na fase expiratória, o ventilador pulmonar abre a válvula expiratória, permitindo que o gás escape dos pulmões até que o nível de pressão diminua e alcance o valor de PEEP ajustado (**Figura 4**).

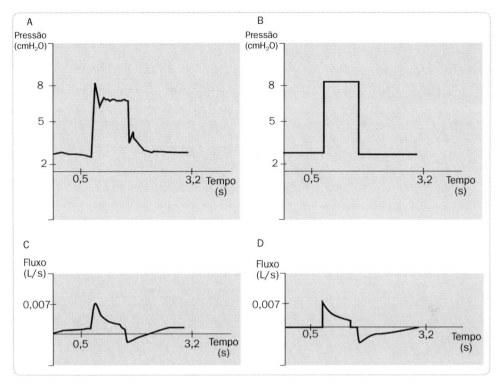

FIGURA 4 Curvas de pressão e fluxo no modo de pressão controlada. Em **(A)** e **(C)**, as curvas de pressão e fluxo de um gato macho de 4 kg sob anestesia inalatória são mostradas usando os seguintes parâmetros ventilatórios: pressão inspiratória 8 cmH$_2$O, PEEP 3 cmH$_2$O, F$_R$ de 20 respirações/min e I:E de 1:2. As partes **(B)** e **(D)** apresentam as curvas de pressão e fluxo ideais sob esses parâmetros ventilatórios.
Fonte: Elaborada pelos autores.

Quando o número de respirações é totalmente controlado pelo ventilador pulmonar, trata-se de um modo de ventilação contínua obrigatória por pressão controlada ou CMV-PC (sigla em inglês).

Caso seja possível configurar um tipo de *trigger* (disparo), o modo passa a ser do tipo controlado por pressão (PC) assistido. Neste, o ventilador pulmonar detectará e iniciará uma respiração PC assistida se o esforço do paciente ocorrer dentro da janela de disparo que geralmente está na fase expiratória.

Os parâmetros normalmente configurados nesse modo são os seguintes: pressão, PEEP, T$_I$ ou I:E, F$_R$, FiO$_2$, tempo de subida e no modo assistido, é definido como disparo (**Tabela 1**).

TABELA 1 Parâmetros normalmente ajustados no ventilador pulmonar no modo ventilatório de pressão controlada.

Pressão Controlada (PC)						Assistido
Pressão inspiratória	PEEP	T$_I$ I:E	F$_R$	FiO$_2$	Tempo de subida	Disparo

Fonte: Elaborada pelos autores.

Volume controlado

No modo volume controlado (VC), o ventilador pulmonar fornece um valor fixo de V_T durante o T_I configurado. Na fase inspiratória, o ventilador pulmonar fornece um padrão de fluxo constante ao paciente através da válvula inspiratória durante o T_I. Isso gera níveis de pressão nas vias aéreas que vão depender da mecânica respiratória do paciente. Durante a fase expiratória, a válvula inspiratória é fechada e a válvula expiratória é aberta para permitir que o gás escape dos pulmões do paciente. Os níveis de PEEP são mantidos pelo controle da válvula expiratória (**Figura 5**).

Se apenas o ventilador pulmonar puder iniciar respirações, este é um modo de ventilação controlada por volume contínuo obrigatório ou modo CMV-VC.

No caso de o paciente poder iniciar uma respiração por meio da configuração de disparo, o modo se torna assistido volume controlado (CV). Nesse caso, o esforço do paciente será detectado e uma respiração CV assistida será iniciada se ocorrer dentro da janela de disparo que geralmente é encontrada na fase expiratória.

Os parâmetros normalmente configurados nesse modo são os seguintes: V_T, PEEP, T_I ou I:E, F_R, FiO_2, tempo de

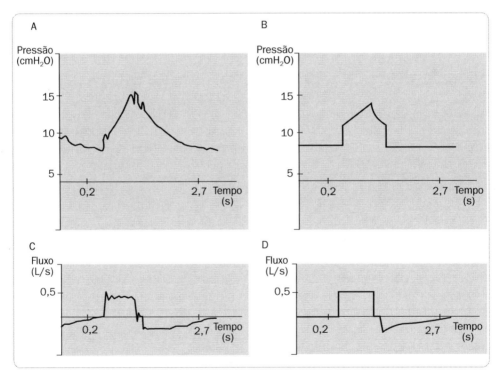

FIGURA 5 Curvas de pressão e fluxo no modo controlado por volume. Em **(A)** e **(C)**, as curvas de pressão e fluxo de um cão macho de 45 kg sob anestesia inalatória são mostradas usando os seguintes parâmetros ventilatórios: VT de 450 mL, PEEP 7 cmH₂O, F_R de 22 respirações/min e I:E de 1:2. As partes **(B)** e **(D)** apresentam as curvas de pressão e fluxo ideais sob esses parâmetros ventilatórios.

Fonte: Elaborada pelos autores.

TABELA 2 Parâmetros normalmente ajustados no ventilador pulmonar no modo ventilatório de volume controlado.

Volume Controlado (VC)					Assistido
PEEP	TI I:E	F_R	V_T	Tempo de subida	Disparo

Fonte: Elaborada pelos autores.

subida e no modo assistido, é definido como disparo (**Tabela 2**).

Ventilação Mandatória Intermitente Sincronizada

Este modo de ventilação mandatória intermitente sincronizada (SIMV), tem uma característica importante que é fornecer diferentes tipos de respiração dependendo das janelas de disparo. Nele é possível identificar uma primeira janela em que as respirações são controladas ou assistidas quando há esforço do paciente. A segunda janela corresponde a respirações espontâneas em conjunto com suporte de pressão para aumentar o conforto do paciente. Essas janelas de disparo são dependentes do T_I, I:E e da frequência SIMV; e juntos constituem o ciclo SIMV.

Por exemplo, no caso de um T_I de 1 segundo, I:E de 1:1 e frequência SIMV de 6. Tem-se que o ciclo SIMV (60 s/10) é determinado por 6 segundos, a primeira janela tem duração de 2 segundos ($T_I + T_E$), e a segunda janela dura 4 segundos (6 s – 2 s). Quando o parâmetro de taxa SIMV estiver definido para valores altos (por exemplo, 20 respirações/min), esse modo se comportará igual ao de assistência de pressão ou volume.

Os parâmetros configurados no ventilador pulmonar são os seguintes (**Tabela 3**):

PEEP, F_R, frequência SIMV, T_I, I:E, FiO_2, tempo de subida, disparo, pressão ou volume (**Tabela 3**).

Pressão de Suporte

No modo de suporte de pressão (PS), o paciente inicia todas as respirações, devido às quais os níveis de disparo de pressão ou fluxo são previamente ajustados. O ventilador pulmonar auxilia todos os esforços do paciente com o valor de pressão de suporte escolhido. Em alguns ventiladores, é possível ajustar o quão rápido ou lento o aumento de pressão ocorrerá, modificando os valores do parâmetro de tempo de subida. O fim da fase inspiratória é ajustado de acordo com a porcentagem do pico máximo de fluxo inspiratório: por exemplo, uma configuração típica é 25% do valor de pico. Então, quando o valor do fluxo diminui para o valor selecionado, a fase expiratória é iniciada.

O leitor deve ter em mente que tanto o V_T quanto o fim da fase inspiratória dependem exclusivamente da mecânica respiratória do paciente.

Normalmente, os seguintes parâmetros são configurados: suporte de pressão, PEEP, T_I ou I:E, FiO_2, tempo de subida e disparo (**Tabela 4**).

Como medida de segurança contra possíveis casos de hipoventilação, os ventilado-

TABELA 3 Parâmetros normalmente ajustados no ventilador pulmonar no modo de ventilação mandatória intermitente sincronizada.

Ventilação Mandatória Intermitente Sincronizada (SIMV)								
V_T ou pressão inspiratória	PEEP	T_I I:E	F_R frequência SIMV	FiO_2	Fluxo	Pressão de suporte	Disparo	Tempo de subida

Fonte: Elaborada pelos autores.

TABELA 4 Parâmetros normalmente ajustados no ventilador pulmonar no modo de pressão de suporte.

Pressão de Suporte (PS)					
Pressão de suporte	PEEP	FiO$_2$	Fluxo de ciclagem	Disparo	Tempo de subida

Fonte: Elaborada pelos autores.

res pulmonares permitem a configuração de respirações em caso de apneia. Para isso, os valores de volume, T_I e F_R são previamente configurados.

Pressão positiva contínua nas vias aéreas

O modo de pressão positiva contínua nas vias aéreas (CPAP) é um modo usado de maneira não invasiva e em pacientes com respirações espontâneas. Sua principal característica é a manutenção de um valor fixo de pressão nas vias aéreas durante todo o ciclo respiratório.

Normalmente, os seguintes parâmetros são configurados: pressão CPAP e FiO$_2$ (**Tabela 5**).

Modos Avançados

Volume Controlado com Pressão Regulada

Neste modo, volume controlado com pressão regulada (PRVC), as respirações podem ser iniciadas pelo paciente ou pelo ventilador, dependendo da F_R ajustada. As respirações são do tipo pressão controlada, com a particularidade de que o nível de pressão inspiratória é ajustado de acordo com o volume configurado.

TABELA 5 Parâmetros normalmente ajustados no ventilador pulmonar no modo pressão positiva contínua nas vias aéreas (CPAP).

Pressão Positiva Contínua nas Vias Aéreas (CPAP)	
CPAP	FiO$_2$

Fonte: Elaborada pelos autores.

Durante cada ciclo respiratório, o ventilador pulmonar monitora o valor do volume atual para alterar a pressão inspiratória no próximo ciclo. Caso o volume seja diferente do valor do volume ajustado, o ventilador pulmonar aumenta ou diminui o valor da pressão em pequenos passos até que o volume medido seja o ajustado. Toda vez que a condição do paciente mudar, alterando sua mecânica respiratória, o ventilador pulmonar ajustará os valores de pressão automaticamente.

Normalmente são configurados os seguintes parâmetros: volume, PEEP, T_I ou I:E, FiO$_2$, tempo de subida, disparo e pressão inspiratória máxima. Como o ventilador pulmonar faz ajustes no valor da pressão inspiratória, um valor de pressão máxima é definido por segurança.

Ventilação Bifásica com Pressão Positiva (BIPAP)

No modo de ventilação bifásica com pressão positiva (BIPAP), são definidos dois níveis de pressão das vias aéreas acima dos quais o paciente pode realizar respirações espontâneas. Esses níveis de pressão são chamados de PEEP alta e PEEP baixa. A duração desses níveis de PEEP é ajustada com base em frequência ou tempo de PEEP alta e PEEP baixa.

Esse modo é possível quando o ventilador pulmonar conta com uma válvula ativa, que permite ao paciente respirar livremente durante a fase inspiratória.

Normalmente, os seguintes parâmetros são configurados: alta pressão, baixa pressão ou PEEP, frequência ou tempo de PEEP alto

TABELA 6 Parâmetros normalmente ajustados no ventilador pulmonar no modo de volume controlado com pressão regulada.

Volume Controlado com Pressão Regulada (PRVC)							
V_T	PEEP	T_I I:E	F_R	FiO_2	Tempo de subida	Disparo	Pressão inspiratória máxima

Fonte: Elaborada pelos autores.

TABELA 7 Parâmetros normalmente ajustados no ventilador pulmonar no modo de ventilação com pressão positiva bifásica (BIPAP).

Ventilação com Pressão Positiva Bifásica (BIPAP)						
Pressão alta	Pressão baixa ou PEEP	F_R $t_{PEEP\ alta} - t_{PEEP\ baixa}$	Pressão de suporte	FiO_2	Tempo de subida	Disparo

Fonte: Elaborada pelos autores.

$(t_{PEEP\ alta})$ e tempo de PEEP baixa $(t_{PEEP\ baixa})$, FiO_2, tempo de subida, disparo e pressão de suporte (**Tabela 7**).

Ventilação assistida proporcional

No modo de ventilação assistida proporcional (PAV), o ventilador pulmonar ajusta automaticamente o nível de pressão nas vias aéreas em proporção ao esforço inspiratório do paciente. O cálculo do aumento da pressão é realizado pelo aumento da pressão de suporte em função dos valores de fluxo e volume monitorados pelo ventilador pulmonar. Maior esforço do paciente gera maiores níveis de fluxo e volume, elevando o nível de pressão de suporte.

Nesse modo, o usuário não define valores de pressão, volume ou fluxo. São configurados apenas os seguintes: porcentagem de pressão de suporte, PEEP, disparo e FiO_2 (**Tabela 8**).

Sendo um modo espontâneo, por segurança é configurada uma ventilação em caso de apneia. Além disso, os níveis de alarme de pressão máxima e V_T máximo são configurados.

Ventilação de Suporte Adaptativo

Este modo avançado de ventilação, de suporte adaptativo (ASV) ajusta automaticamente o nível de pressão inspiratória, F_R

TABELA 8 Parâmetros normalmente ajustados no ventilador pulmonar no modo de ventilação proporcional assistida.

Ventilação Proporcional Assistida (PAV)			
Porcentagem de pressão de suporte	PEEP	FiO_2	Disparo

Fonte: Elaborada pelos autores.

e relação I:E com base nas alterações na mecânica respiratória do paciente e nas configurações do ventilador pulmonar. Para isso, o operador define um valor de volume minuto desejado com base no peso ideal do paciente. Com isso, o ventilador pulmonar estimará o V_T e F_R utilizando um modelo amplamente empregado.[7]

Este modo atua como um modo de pressão controlada na ausência de esforços do paciente, com a única diferença de que os parâmetros são autoajustáveis para atingir o valor de V_T desejado. Quando os esforços são detectados, o ventilador pulmonar fornece uma ventilação tipo PS.

As variações na mecânica respiratória do paciente são estimadas a partir dos valores de fluxo e pressão obtidos pelos sensores e transdutores presentes no ventilador pulmonar. Como modo de segurança, este tem uma configuração de ventilação de apneia.

Os parâmetros configurados são os seguintes: volume minuto, PEEP, vazão cíclica, FiO$_2$, tempo de subida e disparo (**Tabela 9**). Outro parâmetro importante a ser configurado é o nível de pressão inspiratória máxima, o qual atua como um meio de segurança contra possíveis níveis elevados de pressão calculados pelo ventilador pulmonar que possam causar lesões ao paciente.

TERMINOLOGIA EXISTENTE SOBRE MODOS VENTILATÓRIOS

Com relação aos modos ventilatórios, há uma terminologia extensa que não é padronizada e varia entre os fabricantes. Na **Tabela 10**, são apresentados exemplos de alguns modos ventilatórios e suas nomenclaturas de acordo com as marcas estrangeiras e nacionais.[1-8]

TABELA 9 Parâmetros normalmente ajustados no ventilador pulmonar no modo de ventilação de suporte adaptativo.

Ventilação de Suporte Adaptativo (ASV)					
Volume minuto	PEEP	Fluxo de ciclagem	FiO$_2$	Tempo de subida	Disparo

Fonte: Elaborada pelos autores.

TABELA 10 Alguns modos ventilatórios e nomenclaturas empregadas.

Fabricante	Modos ventilatórios					
	Volume Assistido Controlado	Pressão Assistido Controlado	Pressão/ Volume de Suporte	Bifásico	Volume SIMV	Pressão SIMV
KTK	VCV	PCV	PSV	BIPV	SIMV/V	SIMV/P
Magnamed	VCV VCV-AC	PCV PCV-AC	CPAP PSV V-SIMV+PS P-SIMV+PS	DualPAP APRV	V-SIMV	P-SIMV
Drager	IPPV	PC-CMV PC-AC	SPN-CPAP/PS SPN-CPAP/VS	BiPAP APRV	SIMV	–
Maquet	Controle de volume VC	Controle de pressão VC	(OS)/CPAP VS	Bi-vent	SIMV-CV	SIMV-PC
Hamilton	(S)CMV	P CMV PCV	SPON ASV	DuoPAP APRV	SIMV	P-SIMV
Carefusion	Volume A/C	Pressão A/C	CPAP PSV	APRV	Volume SIMV	Pressão SIMV
Covidien	A/C VC	A/C PC	(PS)/CPAP	BiLevel	SIMV-CV	SIMV-PC

Fonte: Elaborada pelos autores.

VENTILADORES PULMONARES EM ANESTESIA

É possível encontrar sistema de ventilação pulmonar incluído como parte das máquinas de anestesia inalatória. Esses equipamentos médicos contam com os seguintes componentes: monitor hemodinâmico, ventilador, circuito paciente, vaporizador e sistema de recirculação e descarte de gases.[9]

Pode-se resumir o funcionamento de uma máquina de anestesia da seguinte maneira. A mistura de gases de entrada (ar e oxigênio) é transmitida ao vaporizador por meio de válvulas ou foles, que, ao arrastar uma quantidade regulada de gás anestésico, é adicionada ao fluxo inspiratório e conduzida ao paciente através do circuito do paciente. Após a troca de gás ter ocorrido nos pulmões do paciente, a expiração é realizada passivamente através do circuito do paciente. No caso dos modos ventilatórios controlados pela máquina de anestesia, o paciente libera o excesso de pressão por meio de uma válvula de alívio que controla o nível de pressão expiratória. Nos modos espontâneo ou controlado pelo anestesista, o excesso de pressão é liberado através de uma válvula limitadora de pressão ajustável (APL). Dependendo da configuração da máquina de anestesia, o gás expirado pode ser recirculado parcial ou totalmente após um estágio de absorção de CO_2. Quando não se tem um sistema fechado, o gás expirado é eliminado por uma conexão de pressão negativa para evitar contaminação. O monitor hemodinâmico é usado para verificar a condição do paciente.

REFERÊNCIAS BIBLIOGRÁFICAS

1. ISO. ISO 19223:2019 Lung ventilators and related equipment – Vocabulary and semantics. 2019. [Internet]. Disponível em: https://www.iso.org/standard/51164.html. Acesso em: 08 abr. 2023.
2. Roberto CCR de, Toufen Junior C, Franca SA. Ventilação mecânica: princípios, análise gráfica e modalidades ventilatórias. J Bras Pneumol. 2007;33(Suppl 2): 54-70.
3. Chatburn RL. Fundamentals of Mechanical Ventilation: A short course on the theory and application of mechanical ventilators. Ohio: Mandu Press; 2003.
4. Tobin MJ. Principles and Practice of Mechanical Ventilation. 3rd ed. New York: McGraw Hill Medical; 2013.
5. Mackenzie I. Core Topics in Mechanical Ventilation. New York: Cambridge University Press; 2008.
6. Bates JHT. Lung Mechanics: An Inverse Modeling Approach. 1st ed. New York: Cambridge University Press; 2009.
7. Otis AB. The Work of Breathing. Physiological Reviews. 1954;34(3):449-458.
8. Chatburn RL. Classification of Ventilator Modes: Update and Proposal for Implementation. Respir Care. 2007;52(3):301-323.
9. Ehrenwerth J, Eisenkraft JB, Berry JM. Anesthesia Equipment: Principles and Applications - 3rd ed. St. Louis: Elsevier; 2021.

CAPÍTULO 6

Sedação e Anestesia durante Ventilação Mecânica

Suzane Lilian Beier
Aline Magalhães Ambrósio
Denise Tabacchi Fantoni

INTRODUÇÃO

A ventilação mecânica (VM) controlada em pequenos animais somente é possível com o paciente anestesiado, ou em sedação profunda. Em certos casos até mesmo o emprego do bloqueio neuromuscular pode ser necessário para o tratamento correto dos pacientes com alteração respiratória que necessitem de assistência ventilatória.[1]

Para tal, o uso de agentes sedativos, anestésicos gerais e analgésicos é imprescindível para facilitar o manejo do paciente, a manutenção das vias aéreas, bem como fornecer segurança e conforto.

A ventilação mecânica usada durante o procedimento cirúrgico pode ser realizada tanto com anestesia inalatória quanto com anestesia total intravenosa, a depender da indicação de cada caso e/ou afinidade da técnica pelo anestesiologista. Por sua vez, em unidades de terapia intensiva (UTIs), as técnicas anestésicas utilizadas para prover o suporte ventilatório vão desde neuroleptoanalgesia, sedação profunda até anestesia total intravenosa. Na pandemia de SARS-covid-19, em muitas UTIs, a sedação dos pacientes ocorreu também com os anestési-

cos inalatórios, quebrando mais uma vez o paradigma de que esses agentes são empregados apenas em anestesia. Outro aspecto a ser considerado, é que, quando se obtém uma sedação de fato efetiva, em se tratando de pacientes que não tolerem inicialmente a ventilação não invasiva (VNI), o sedativo pode facilitar todo o processo, evitando que o estabelecimento de uma sedação adequada para a VNI possa parecer difícil em pequenos animais, atualmente com o emprego dos alfa-2 agonistas, opioides e hipnóticos, o cenário vem mudando rapidamente.

O sucesso da recuperação do paciente em VM, seja na anestesia, seja na UTI, depende diretamente do protocolo anestésico ou de sedação escolhida. Ainda, ao se reduzir a dor e o desconforto desses pacientes, a recuperação é mais rápida e a alta hospitalar mais precoce.

Neste capítulo, serão abordados os principais agentes farmacológicos a serem utilizados durante um procedimento de ventilação mecânica.

AGENTES FARMACOLÓGICOS

Classicamente em UTI, os opioides e os benzodiazepínicos foram durante muitos anos os fármacos mais usados para promover sedação e analgesia. No entanto, a dexmedetomidina vem sendo cada vez mais empregada na sedação dos pacientes em UTI, substituindo principalmente o midazolam. Entretanto, nos casos de ventilação mecânica invasiva nem sempre os opioides e o midazolam promovem um grau de relaxamento e hipnose suficiente, sendo necessário lançar mão do propofol e da combinação com os alfa-2 agonistas (dexmedetomidina) e cetamina. Por outro lado, nos casos da ventilação mecânica durante o procedimento cirúrgico, a hipnose pode ser obtida por meio dos agentes inalatórios ou propofol, ambos em associação aos fármacos citados anteriormente.

A anestesia intravenosa total é indicada para diversas situações clínicas, como cirurgias que envolvam vias respiratórias superiores, neurocirurgias e hipertensão intracraniana (por redução do fluxo sanguíneo cerebral), cirurgias torácicas, laparoscopias, broncoscopias (principalmente em pequenos pacientes), ressonância magnética, tomografias, e em casos de anestesia/sedação em pacientes em UTI sob ventilação mecânica. Entretanto, dificuldade no controle do plano anestésico, falta de familiaridade com a técnica e a farmacocinética, ausência de bombas de infusão na rotina e grande preocupação com a recuperação mais lenta fazem com que essa técnica ainda seja deixada por muitos em segundo plano.

Vale ressaltar que a principal desvantagem da anestesia total intravenosa é a recuperação lenta, ocorrendo somente se a infusão contínua for realizada em uma taxa fixa do início ao fim do procedimento anestésico. Desse modo, utiliza-se uma técnica denominada infusão contínua com taxa variada, na qual a taxa de infusão é reduzida com o passar do tempo de anestesia, evitando, assim, o efeito cumulativo dos fármacos.

Na anestesia total intravenosa, o agente hipnótico de escolha é o propofol, em razão de seu perfil farmacocinético. Entretanto, apesar de apresentar meia-vida de contexto sensível, ou seja, dependente do tempo de infusão, devem-se utilizar técnicas de infusão, como a alvo controlada, ou variar a taxa de infusão com o passar do tempo de anestesia, para evitar o efeito cumulativo do propofol. Desse modo, ambas as técnicas podem ser usadas de forma segura e eficaz.

Na técnica de anestesia-alvo controlada, como é conhecida, *target controlled anestesia* (TCI), uma concentração alvo desejada é informada à bomba, que, por meio de sistema computadorizado contendo o modelo farmacocinético do fármaco, controla a dose a ser administrada de acordo com as mudanças de alvo informadas pelo anestesiologista, seja o alvo o plasma, seja o sítio efetor. Um modelo farmacocinético é a descrição da identidade do fármaco, uma vez que define quais as velocidades de passagem entre os compartimentos corporais, metabolismo e constantes de eliminação dos fármacos. Nesse sistema, não há efeito cumulativo do fármaco nem em infusões prolongadas, pois a velocidade da bomba é controlada pelas constantes de cada modelo farmacocinético, levando em consideração que todo fármaco que entra no compartimento central (plasma) deve ser eliminado na mesma velocidade. As principais limitações da técnica em Medicina Veterinária são: poucos modelos farmacocinéticos em animais, pois cada modelo é específico para cada espécie e com o agravante de uma ampla variedade de raças que podem alterar todo o perfil farmacocinético. É uma técnica muito promissora, mas ainda em fase de pesquisa em Medicina Veterinária.

Propofol

O propofol é um anestésico geral intravenoso, atua nos receptores GABA e apresenta propriedades anticonvulsivantes, hipnóticas e sedativas. Tem rápido início de ação, biotransformação hepática e extra-hepática, *clearance* elevado e, por esse motivo, é muito empregado em infusão contínua. Por outro lado, o propofol deprime o sistema cardiorrespiratório, sendo essa depressão respiratória maior quando comparada à associação fentanil/midazolam. No sistema cardiovascular, produz vasodilatação, redução do débito cardíaco e da resistência vascular sistêmica, devendo ser utilizado com cautela em pacientes com comprometimento hemodinâmico. Embora tenha alta incidência de hipotensão quando usado isoladamente, essa pode ser minimizada quando associado a outros fármacos intravenosos como a cetamina,[3] opioides e alfa-2 agonistas.

O propofol desempenha importante papel no neurointensivismo com efeito neuroprotetor e reduz a pressão intracraniana, mas não há nenhuma evidência que seja melhor que outros sedativos em casos de lesão neurológica aguda.

No ser humano, foi relatada uma síndrome da infusão do propofol, caracterizada por acidose metabólica, arritmias, lesão renal e rabdomiólise em doses de infusão mais elevadas que 4 mg/kg/h e por mais de 48 horas, embora possa ocorrer antes em razão do acúmulo de fármaco e também ser dependente da gravidade e do estado nutricional do paciente.[4] Em cães, essa síndrome também foi relatada com sinais de acidemia grave, hipotensão, hemoglobinúria, hipoglicemia e arritmias (RIVAs).[5]

A dose empregada de propofol dependerá do grau de sedação ou de anestesia requerido, e, por conseguinte, da associação a outros agentes. É importante ressaltar que os fármacos empregados como medicação pré-anestésica (MPA) obviamente podem influenciar na incidência e duração de apneia na indução da anestesia e na qualidade da recuperação, portanto as doses devem ser muito bem escolhidas. A administração de propofol, na dose de 4 mg/kg IV precedido por metadona na dose de 0,5 mg/kg e dexmedetomina de 5 mcg/kg IM, promoveu apneia de 196 segundos de duração, fato inaceitável sobretudo quando se leva em consideração o paciente grave. Mesmo com uma dose de propofol baixa (0,5 e 1 mg/kg), houve apneia que perdurou por 60 segundos.[6] Por outro lado, doses mais baixas na MPA causam menor grau de depressão respiratória, a despeito de se requerer incremento da dose de propofol para a indução. Por exemplo, associando-se a metadona (0,2 mg/kg) a acepromazina (0,02 mg/kg) para MPA seguido de propofol (4-5 mg/kg) administrado em 1 a 2 minutos, a incidência de apneia é praticamente zero.

Midazolam

Os benzodiazepínicos são agonistas GABA que promovem ação anticonvulsivante, relaxante de ação central e hipnose. Têm sido muito utilizados para sedação em pacientes críticos em UTIs na Medicina, mas seu uso nos últimos anos tem sido substituído por fármacos como propofol e dexmedetomidina. Esta mudança é baseada em estudos que mostram que os benzodiazepínicos aumentam o tempo de permanência no ventilador nas UTIs, além do desenvolvimento de delírios.[7]

Em Medicina Veterinária, há poucas evidências científicas que comprovem isso, entretanto deve ser utilizado em associação a outros fármacos como os opioides para promover sedação. A manutenção de sedação leve em pacientes na UTI tem sido recomendada para diminuir o tempo de VM e na permanência na UTI, entretanto, nossos pacientes nem sempre são cooperativos e necessitam de sedação mais profunda ou anestesia geral.

Como fármacos utilizados em associação a agentes hipnóticos, tem-se os opioides utilizados em infusão contínua, como fentanil, alfentanil, sufentanil e remifentanil, sendo o último de escolha por não apresentar uma meia-vida de contexto sensível, não havendo necessidade de redução da taxa de infusão com o passar do tempo, e os alfa-2 agonistas como a dexmedetomidina e a cetamina. Associações de midazolam a propofol ou afaxolona, na tentativa de diminuição de dose dos hipnóticos, também são possíveis. Entretanto, a depender da dose, a recuperação pode ser ruim. Em cães a recuperação da anestesia após o emprego de midazolam em infusão contínua (0,4 mg/kg/h) quando associado a afaxolana promoveu em quase metade dos animais meneios de cabeça, vocalização e tremores.[8]

OPIOIDES

Os opioides permanecem como o grupo mais importante de fármacos para tratar dor em pacientes hospitalizados, sejam seres humanos, sejam animais de companhia.[9] Os opioides intravenosos são a primeira linha de analgesia potente utilizados em combinação com sedativos para uso em pacientes em ventilação mecânica. Os opioides de ação rápida, efeito dose-dependente e habilidade de reduzir esforço respiratório, são os principais analgésicos de escolha em casos de desconforto respiratório agudo.[10] Entretanto, não são isentos de efeitos adversos como imunossupressão, efeito cumulativo resultando em sedação prolongada e hiperalgesia. Embora sejam analgésicos efetivos, seu uso tem sido associado a depressão respiratória e diminuição da motilidade intestinal, o que pode levar a efeitos deletérios que prejudicam o desmame do ventilador. Obter adequada analgesia com opioides antes de iniciar a sedação dos pacientes tem mostrado reduzir o tempo de ventilação mecânica.[11]

Os principais opioides utilizados para fornecer analgesia, bem como reduzir a dose dos sedativos ou hipnóticos são o fentanil e o remifentanil. A escolha entre estes deve ser baseada em custos, indicações específicas de cada paciente, estabilidade hemodinâmica ou disfunção orgânica.

O fentanil é um opioide agonista μ puro, 80 a 100 vezes mais potente que a morfina, de ação rápida e curta duração após uma dose de bólus (30 a 40 minutos). Como efeito clássico dos opioides, deve-se ter cuidado com a depressão cardiorrespiratória. Apesar de não causar êmese, a redução na motilidade (íleo) pode levar a náuseas e vômitos. Durante a ventilação mecânica, é um dos principais opioides utilizados no controle de dor e como poupador dos demais sedativos e hipnóticos. Entretanto, como sua meia-vida depende do tempo de duração de infusão, as taxas utilizadas devem ser tituláveis e reduzidas com o passar do tempo para não apresentarem efeito cumulativo e retardarem o desmame do ventilador.

O remifentanil é um potente e seletivo opioide agonista μ puro, com potência analgésica similar ao fentanil. Esse fármaco é biotransformado por esterases plasmáticas e tissulares independentemente da função orgânica, apresenta rápido início de ação e mínimo efeito cumulativo, tendo, portanto, rápida recuperação. Em razão de todas essas propriedades farmacocinéticas, é facilmente titulável e pode ser usado como principal agente para fornecer conforto ao paciente. Deve-se ter cuidado adicional após sua interrupção, pois seu efeito analgésico também cessa e os pacientes podem apresentar dor aguda. Em Medicina, há relatos de tolerância aguda após 3 horas de infusão contínua.

Dexmedetomidina

Os alfa-2 agonistas são fármacos usados como adjuvantes na anestesia devido a seus efeitos sedativos, ansiolíticos, analgésicos e com propriedades poupadoras de anestésicos.[12] Entretanto, a dexmedetomidina apresenta efeitos cardiovasculares como: arritmias, redução do débito cardíaco, aumento da resistência vascular sistêmica mesmo em doses clínicas quando administrada em bólus, devendo ser evitada nessa forma de administração no paciente grave. Por outro lado, a infusão contínua de dexmedetomidina em doses baixas é mais indicada por manter a concentração plasmática constante, efeitos clínicos prolongados e maior estabilidade hemodinâmica. Lyn et al.[13] observaram que a dose de 1 µg/kg/h de dexmedetomidina, associada ao propofol ou isoflurano por um período de 24 horas de anestesia geral, resultou em alterações hemodinâmicas clássicas como as arritmias, mínimos efeitos respiratórios e adequada oxigenação tecidual mantida acima do DO_2 crítico em ambas as técnicas. Em cadelas com piometra, a infusão de 1,7 mcg/kg/h de dexmedetomidina colaborou para a estabilidade hemodinâmica durante a cirurgia, preservando a perfusão tecidual e garantindo o emprego de baixas concentrações de isofluorano.[14]

A dexmedetomidina promove sedação leve a moderada, não sendo considerada um fármaco para uso de forma única para promover sedação profunda, nem suficiente para manter um paciente em ventilação mecânica, especialmente quando a intubação é necessária. Por outro lado, quando administrada isoladamente em dose baixa (0,2 e 0,6 mcg/kg/h) para garantir a aceitação de pacientes humanos intolerantes à VNI, foi apontada como a melhor alternativa quando comparada ao propofol e remifentanil, promovendo mínimos efeitos adversos.[2]

O uso de dexmedetomidina em infusão contínua vem sendo instituído em uma série de situações no paciente grave, pois pode estar relacionada a menor incidência de efeitos adversos, como delírio, recuperação prolongada e mioclonias, além de promover analgesia. Por exemplo, em pacientes queimados que necessitaram de VMI, foi mais efetiva que os protocolos padrão realizados com propofol ou midazolam para o desmame mantendo adequada analgesia, sedação e menos delírio.[15] Por controlar a resposta de estresse de maneira semelhante ao propofol e midazolam, em pacientes graves submetidos a VM, a dexmedetomidina pode ser uma excelente alternativa a estes fármacos já que a analgesia que promove constitui-se um importante diferencial.[16] Quando associada a cetamina para a sedoanalgesia no pós-operatório em pacientes sob VM, a incidência de efeitos adversos, tais como hipotensão e bradicardia, foi menor que no grupo dexmedetomidina isolada.[17] Em uma metanálise, os pacientes submetidos a cirurgia cardíaca e sedados no pós-operatório exclusivamente com a dexmedetomidina, quando comparados ao grupo propofol, permaneceram menos tempo em VM e tiveram menos risco de delírio.[18] De maneira semelhante, em pacientes com sepse submetidos a VM, uma revisão sistemática e de metanálise mostrou que os pacientes que receberam a dexmedetomidina permaneceram menos tempo em VM e tiveram redução da resposta inflamatória.[19] A bradicardia pode ser uma ocorrência comum nos pacientes que fazem uso da dexmedetomidina, sobretudo isoladamente. Entretanto, não é fonte de preocupação quando não é acompanhada de hipotensão.

Na anestesia, seu uso é sempre indicado em associação a outros fármacos para promover maior relaxamento e potencializar o efeito do agente principal.

Cetamina

É um agente dissociativo com propriedades analgésicas devido ao antagonismo no receptor N-metil-D-aspartato (NMDA). É um agonista opioide nos receptores u e k, suprime as vias de sinalização da dor incluindo a inibição da nocicepção e hipersensibilização central.

Há um interesse muito grande entre os intensivistas no manejo de pacientes graves e utilização da cetamina em infusão contínua. A *guideline* de 2018 da dor sugere baixas doses de cetamina como um adjuvante na terapia para reduzir o consumo de opioides no período pós-operatório de pacientes admitidos em UTIs.

O papel da cetamina em pacientes ventilados mecanicamente ainda não está claro, mas Garber *et al.*[20] observaram que o uso da infusão contínua desse fármaco promove analgesia e sedação nos pacientes, reduzindo significativamente a dose média de propofol e fentanil após 12 a 72 horas de infusão contínua de cetamina. Associada a dexmedetomidina em pacientes sob VM, colaborou para a manutenção de melhor estabilidade hemodinâmica.[7] Em Medicina Veterinária, é muito utilizada no período trans e pós-operatório para promover analgesia somática e não deve ser empregada como agente único para manter anestesia na ventilação mecânica

Bloqueadores Neuromusculares

Os bloqueadores neuromusculares (BNMs) são principalmente descritos na Medicina devido à importância dessa classe em procedimentos cirúrgicos, anestésicos e em pacientes sob terapia intensiva e emergências.[21] Essa classe promove profundo relaxamento muscular periférico, facilita a intubação orotraqueal, otimiza condições cirúrgicas, sendo usados como parte do protocolo anestésico que objetiva cursar com hipnose, analgesia e relaxamento muscular, além de possibilitar de forma síncrona a ventilação do paciente.

Pacientes com desconforto respiratório podem requerer o uso de BNM para otimizar a ventilação mecânica. Os BNMs são os únicos agentes farmacológicos que apresentam um efeito benéfico em pacientes com síndrome da angústia respiratória aguda (SARA) e acredita-se que esse efeito seja decorrente do relaxamento muscular intenso, o que facilita o recrutamento alveolar e a melhora na oferta e consumo de oxigênio.[22] Nos pacientes paralisados com BNM, a assincronia durante a ventilação mecânica é minimizada, reduzindo as lesões pulmonares induzidas pelo ventilador (*ventilator-induced lung injury* - VILI) e diminuindo a circulação de mediadores inflamatórios.[23]

Antes da administração dos BNMs, os pacientes devem receber agentes analgésicos intravenosos suficientes para fornecer o controle da dor, bem como sedativos com propriedades hipnóticas, por exemplo midazolam ou propofol, e não somente dexmedetomidina como alvo de uma sedação profunda ou anestesia geral, pois estes fármacos são apenas relaxantes musculares de ação periférica, e, por conseguinte, isentos de atividade analgésica e sedativa.

Os BNMs podem ser classificados como agentes despolarizantes (succinilcolina) e os não despolarizantes (rocurônio, atracúrio, cisatracúrio, mivacúrio), sendo sua escolha baseada em paciente, tipo de procedimento, bem como indicação clínica.

Por fim, para avaliar a função neuromuscular em cães e gatos, tanto a fim de confirmar o bloqueio, quanto a reversão do mesmo, é importante a utilização de um estimulador de nervo periférico específico, o qual promove uma sequência de quatro estímulos de 2 Hz e 0,2 milissegundo a cada 10 segundos, e avalia a intensidade da resposta muscular sequencial, conhecida como TOF (*Train-of-Four*).[24]

Os principais BNMs utilizados em Medicina Veterinária estão descritos a seguir.

Atracúrio

É um bloqueador neuromuscular não despolarizante que pode ser usado para melhorar a sincronia do paciente durante a VM, além de apresentar metabolismo independentemente da função hepática e renal, ou seja, por eliminação de Hofmann. Dessa maneira, é um agente bloqueador neuromuscular útil em pacientes críticos que possam apresentar graus variados de disfunção orgânica. O principal efeito adverso do atracúrio é a capacidade de desencadear a liberação de histamina em doses elevadas, devido a seu metabólito laudanosina, o que pode levar à hipotensão. Em cães, a dose recomendada na literatura é bólus de 0,1 a 0,5 mg/kg, seguido de infusão contínua de 3 a 9 micrograma/kg/min, com início de ação em 5 minutos e duração de 30 minutos.[24,25] Deve-se tomar cuidado em infusões prolongadas e com doses elevadas, pois há relato de convulsão em três cães jovens sob ventilação mecânica.[26] A hipotermia pode prolongar o bloqueio neuromuscular produzido por esse fármaco, pois o processo de eliminação de Hofmann depende de pH e temperatura normais para ocorrer.[24]

Cisatracúrio

É um isômero do atracúrio 4 vezes mais potente, com capacidade menor de promover liberação de histamina, apesar de ter como metabólito a laudanosina, pois devido a sua potência maior a dose administrada também é menor. Em gatos, um estudo mostrou que uma dose maior que 60 vezes a DE_{95} não alterou a liberação de histamina plasmática.[24] Um estudo em cães portadores e não portadores de *shunt* portossistêmico, a dose de cisatracúrio de 0,1 mg/kg

em bólus foi eficiente, tendo início de ação com 4 a 5 minutos e duração de ação de 30 a 40 minutos, além de não ter sido observado acúmulo após doses repetidas e nem mesmo recurarização após recuperação do bloqueio.[27] Em gatos, a dose de 0,15 mg/kg não produziu bloqueio neuromuscular completo, mas produziu centralização do globo ocular, em um estudo para cirurgia oftalmológica. Essa dose teve início de ação de 1 a 6 minutos e a duração de ação foi de 20 a 30 minutos, sem efeitos cardiovasculares.[28]

Brometo de rocurônio

O brometo de rocurônio é um BNM com tempo de início de ação mais curto do que os do atracúrio e cisatracúrio, sendo considerado um dos mais rápidos. De fato, um único bólus de rocurônio intravenoso (IV) (0,4 mg/kg) tem uma potência relativamente baixa com um tempo de início rápido e um período de ação intermediário. Em cães a dose de 0,4 mg/kg promoveu bloqueio completo com início de ação de 1 a 2 minutos e duração de 30 a 40 minutos, sendo que doses adicionais de 0,16 mg/kg prolongou o bloqueio neuromuscular por mais 20 a 25 minutos. Foi observado leve aumento da pressão arterial em alguns cães e a administração de 7 doses adicionais não promoveu acúmulo,[29] Outro estudo em cães utilizou dose de 0,5 mg/kg em bólus e infusão contínua de 0,2 mg/kg/h e verificou o início de ação de 30 a 158 segundos e a duração da ação aumentou com o aumento do tempo de infusão. No ser humano, recomenda-se diminuir a dose de infusão pela metade após 2 horas de infusão contínua. Em cães, foi demonstrada dose de acúmulo no tecido muscular após 120 minutos de infusão contínua.[30] Estudo de 2020 utilizou a dose de 0,5 mg/kg de bólus também em gatos, obtendo bloqueio satisfatório semelhante aos cães.[31] Sua biotransformação é hepática, e a eliminação é via hepática e renal; portanto deve-se tomar cuidado nos pacientes com essas funções deficientes. Além disso, o rocurônio pode ser usado com frequência na prática clínica veterinária, pois, além de ser revertido com prostigmina e atropina, conta com agente de reversão específico, o sugamadex, o qual reverte com segurança bloqueios mais profundos.[24]

Agentes Reversores

Como agente reversor dos BNMs competitivos, está a neostigmina, inibidora da acetilcolinesterase (AChE), que favorece o aumento da concentração de ACh, a qual compete com o agente bloqueador neuromuscular pelos receptores colinérgicos nicotínicos na junção neuromuscular, consequentemente, reduzindo a ação do BNM. Devido a seus efeitos colaterais, como bradicardia, broncoconstrição e aumento exacerbado da motilidade intestinal, esta deve ser associada com a atropina, um anticolinérgico, que age contra os efeitos da ACh nos receptores muscarínicos, revertendo assim os efeitos colaterais da neostigmina.[24] Outro fator importante de se lembrar é que, ao se realizar a reversão com base em sinais clínicos e não com o uso do monitor de transmissão neuromuscular, deve-se aguardar o início espontâneo da respiração do paciente, pois este sinal demonstra que mais de 70% das fibras musculares já estão livres do bloqueador e a chance de ocorrer rebloqueio é menor, pois o BNM já está em menor quantidade na corrente sanguínea, e consequentemente na placa motora. Se a reversão foi feita antes ou em doses inadequadas, pode ocorrer rebloqueio e parada respiratória durante a recuperação anestésica ou desmame do ventilador mecânico. A dose utilizada de neostigmina é de 0,04 mg/kg associada na mesma seringa com 0,04 mg/kg de atropina.

Há também o sugamadex, fármaco de reversão direta para BNM aminoesteroides, como brometo de rocurônio. Segundo Hristovska *et al.*,[32] o sugamadex atua mais rapidamente que a neostigmina na reversão dos BNMs, sendo seu início de ação aproximadamente 3 a 18 vezes mais rápido que o da neostigmina. O sugamadex engloba a molécula do rocurônio, formando um complexo inativo e estável eliminado por via renal. Em cães, pode reverter os efeitos de um bloqueio neuromuscular profundo em 2 minutos na dose de 8 mg/kg.[33] Não há até o momento da edição deste livro doses de sugamadex em gatos.

São muitas as opções de protocolos para indução e manutenção da anestesia usados em ventilação mecânica em cães e gatos. O objetivo principal é permitir a intubação orotraqueal, prevenir movimentos, dar conforto e evitar a assincronia com o ventilador. As **Tabelas 1** e **2** mostram sugestões de protocolos para uso na VM. Como experiência pessoal, o protocolo mais utilizado é a associação fentanil + midazolam com ou sem uso do BNM, a depender da assincronia do paciente. Em casos que necessitem de uma sedação mais profunda, pode ser utilizado o propofol em associação a opioide (fentanil ou remifentanil) com ou sem dexmedetomidina, com o objetivo de potencializar o efeito do propofol e, assim, evitar doses muito altas no decorrer da anestesia. Felinos não toleram infusões prolongadas de propofol (> 48 h), levando á formação de corpúsculo de Heinz,[34] sendo necessário elaborar outro protocolo nessa espécie. Mesmo assim, segundo Hopper, os felinos podem levar muito tempo para se recuperar após uma anestesia de longa duração,[35] sendo uma grande preocupação com a espécie adequar o protocolo anestésico para uso prolongado da ventilação mecânica.

TABELA 1 Principais fármacos utilizados em para sedação e analgesia na ventilação mecânica em cães.

Fármaco	Tempo	
	Dose Indução/Bólus	Dose infusão contínua (IC)
Propofol	2-3 mg/kg	0,05 a 0,4 mg/kg/min
Midazolam	0,2 a 0,3 mg/kg	0,1 a 0,5 mg/kg/h
Fentanil	2,5 a 5,0 µg/kg	5,0 a 7,0 µg/kg/h
Remifentanil*	-	0,1 a 0,3 µg/kg/h
Dexmedetomidina**	-	0,2 a 2,0 µg/kg/h
Cetamina	0,5 a 1,0 mg/kg	10 µg/kg/h
Atracúrio	0,1 a 0,2 mg/kg	0,1 a 0,2 mg/kg/h
Rocurônio	0,6 mg/kg	0,6 mg/kg/h

IC: infusão contínua.

*Remifentanil, não precisa de dose de bólus, nem variar a taxa de infusão no decorrer do período anestésico por não apresentar efeito cumulativo, em 6 minutos já apresenta efeito clínico.

**Dexmedetomidina, não precisa de dose de bólus. Após 20 minutos já apresenta efeito clínico sendo titulável a redução da dose no decorrer da infusão de acordo com os efeitos cardiovasculares.

Fonte: Elaborada pelos autores.

TABELA 2 Sugestões de protocolos anestésicos para sedação/analgesia usados em ventilação mecânica em cães.

Protocolo anestésico*	Comentários
Midazolam + Fentanil	Sedação, analgesia e relaxamento muscular
Midazolam + Fentanil + BNM*	Sedação, analgesia, relaxamento muscular, indicado para paciente com insuficiência respiratória tipo I (hipoxemia, baixa saturação) para evitar assincronia
Propofol + dexmedetomidina	Sedação profunda, com uso de doses bem menores de propofol em decorrência da potencialização do alfa-2 agonista
Propofol + opioide + cetamina	Sedação profunda, analgesia com menos efeitos cardiovasculares que a associação com dexmedetomidina

*BNM é indicado em qualquer protocolo acima para evitar a assincronia com o ventilador mecânico.

Fonte: Elaborada pelos autores.

CONCLUSÃO

Durante a ventilação mecânica, deve-se fornecer adequada sedação e analgesia para os pacientes. A escolha do melhor protocolo deve levar em conta o paciente, suas particularidades e limitações orgânicas, grau de analgesia e sedação requerida. Em alguns casos, a utilização dos BNMs pode ser feita para facilitar o procedimento e evitar assincronias do paciente com o ventilador. Seja uma VM durante um procedimento cirúrgico de curta duração, seja na UTI, não há evidência de melhor protocolo anestésico com menor taxa de mortalidade, mas, sim, evidências de desmame mais precoce do ventilador, custos menores e menor incidência de lesões pulmonares induzidas pelo ventilador (*ventilator-induced lung injury* – VILI). A avaliação do grau de inconsciência e analgesia deve ser realizada constantemente durante todo o procedimento ou diariamente por uma equipe especializada nos pacientes de UTIs, para que as doses sejam tituláveis e reduzidas gradativamente, a fim de evitar efeito cumulativo e menores efeitos adversos.

As **Tabelas 1** e **2** mostram de maneira esquemática alguns fármacos e suas respectivas doses de indução e infusão contínua para sedação/analgesia usados em ventilação mecânica.

REFERÊNCIAS BIBLIOGRÁFICAS

1. Devlin JW, Skrobik Y, Gélinas C, Needham DM, Slooter AJC, Pandharipande PP *et al.* Clinical practice guidelines for the prevention and management of pain, agitation/sedation, delirium, immobility, and sleep disruption in adult patients in the ICU. Crit Care Med. 2018;46(9):e825-873.
2. Altınkaya Çavuş M, Gökbulut Bektaş S, Turan S. Comparison of clinical safety and efficacy of dexmedetomidine, remifentanil, and propofol in patients who cannot tolerate non-invasive mechanical ventilation: A prospective, randomized, cohort study. Front Med (Lausanne). 2022;9:995799.
3. Weaver CS, Hauter WE, Brizendine EJ, Cordell WH. Emergency department procedural sedation with propofol: is it safe? J Emerg Med. 2007;33(4):355-361.
4. Barbosa, FT. Propofol infusion syndrome. Rev Bras Anestesiol. 2007;57(5):539-542.
5. Mallard JM, Rieser TM, Peterson NW. Propofol infusion-like syndrome in a dog. Can Vet J. 2018;59(11):1216-1222.
6. Walters K, Lehnus K, Liu NC, Bigby SE. Determining an optimum propofol infusion rate for induction of anaesthesia in healthy dogs: a randomized clinical trial. Vet Anaesth Analg. 2022;49(3):243-250.
7. Bawazeer M, Amer M, Maghrabi K, Alshaikh K, Amin R, Rizwan M *et al.* Adjunct low-dose ketamine infusion vs standard of care in mechanically ventilated critically ill patients at a Tertiary Saudi Hospital (ATTAINMENT Trial): study protocol for a randomized, prospective, pilot, feasibility trial. Trials. 2020;21(1):288.
8. Bustamante R, Gómez de Segura IA, Canfrán S, Aguado D. Effects of ketamine or midazolam continuous rate infusions on alfaxalone total intravenous anaesthesia requirements and recovery quality in healthy dogs: a randomized clinical trial. Vet Anaesth Analg. 2020;47(4):437-446.
9. Liu LL, Gropper MA. Postoperative analgesia and sedation in the adult intensive care unit: a guide to drug selection. Drugs. 2003;63(8):755-767.
10. Chanques G, Constantin J-M, Devlin JW, Ely EW, Fraser GL, Gélinas C et al. Analgesia and sedation in patients with ARDS. Intensive Care Med. 2020;46(12):2342-2356.
11. Breen D, Karabinis A, Malbrain M, Morais R, Albrecht S, Jarnvig I-L *et al.* Decreased duration of mechanical ventilation when comparing analgesia-based sedation using remifentanil with standard hypnotic-based sedation for up to 10 days in intensive care unit patients: a randomized trial. Crit Care. 2005;9(3):R200-10.
12. Pascoe PJ, Raekallio M, Kuusela E, McKusick B, Granholm M. Changes in the minimum alveolar concentration of isoflurane and some cardiopulmonary measurements during three continuous infusion rates of dexmedetomidine in dogs. Vet Anaesth Analg. 2006; 33(2):97-103.
13. Lin G-Y, Robben JH, Murrell JC, Aspegren J, McKusick BC, Hellebrekers LJ. Dexmedetomidine constant rate infusion for 24 hours during and after propofol or isoflurane anaesthesia in dogs. Vet Anaesth Analg. 2008;35(2):141-153.
14. Nagashima JK, Gonçalves LA, Pereira MA, Talib MS, de Olveira CM, Ambrósio AM, Fantoni DT. Microcirculation assessment of dexmedetomidine constant rate infusion during anesthesia of dogs with sepsis from pyometra: a randomized clinical study. Vet Anaesth Analg. 2022 Nov;49(6):536-545.
15. Stangaciu B, Tsotsolis S, Papadopoulou S, Lavrentieva A. Sedation With Dexmedetomidine in Critically Ill Burn Patients Reduced Delirium During Weaning From Mechanical Ventilation. Cureus. 2022 Nov 23;14(11):e31813.
16. Moore JPR, Shehabi Y, Reade MC, Bailey M, Fraser JF, Murray L *et al.* Stress response during early sedation with dexmedetomidine compared with usual-care in ventilated critically ill patients. Crit Care. 2022 Nov 22;26(1):359.
17. Gupta BK, Mhaske VR, Pai VK, Mishra LD. A comparative study of sedo-analgesic effect of dexmedetomidine and dexmedetomidine with ketamine in postoperative mechanically ventilated patients. J Anaesthesiol Clin Pharmacol. 2022;38(1):68-72.
18. Heybati K, Zhou F, Ali S, Deng J, Mohananey D, Villablanca P *et al.* Outcomes of dexmedetomidine versus propofol sedation in critically ill adults requiring mechanical ventilation: a systematic review and meta-analysis of randomised controlled trials. Br J Anaesth. 2022;129(4):515-526.
19. Wang C, Chen Q, Wang P, Jin W, Zhong C, Ge Z *et al.* The Effect of Dexmedetomidine as a Sedative Agent for Mechanically Ventilated Patients With Sepsis: A Systematic Review and Meta-Analysis. Front Med (Lausanne). 2021;8:776882.
20. Garber PM, Droege CA, Carter KE, Harger NJ, Mueller EW. Continuous Infusion Ketamine for Adjunctive Analgosedation in Mechanically Ven-

tilated, Critically III Patients. Pharmacotherapy. 2019;39(3):288-296.

21. Wilcox SR, Bittner EA, Elmer J, Seigel TA, Nguyen NT, Dhillon A *et al.* Neuromuscular blocking agent administration for emergent tracheal intubation is associated with decreased prevalence of procedure-related complications. Crit Care Med. 2012;40(6):1808-1813.

22. 22. Torbic H, Krishnan S, Harnegie MP, Duggal A. Neuromuscular Blocking Agents for ARDS: A Systematic Review and Meta-Analysis. Respir Care. 2021;66(1):120-128.

23. Hraiech S, Forel JM, Papazian L. The role of Neuromuscular Blockers in ARDS: benefits and risks. Curr Opin Crit Care. 2012;18(5):495-502.

24. Keegan DR. Muscle Relaxants and Neuromuscular Blockade. In: Grimm KA, Lamont LA, Tranquilli WJ. Lumb & Jones Veterinary Anaesthesia and Analgesia. 5th ed. Nova Jersey: Willey Blackwell; 2015. p. 260-276.

25. Balakrishnan A. Current Standards and Practices is Small Animal Mechanical Ventilation. Advances in Small Animal Care. 2021;(2):69-83.

26. Donaldson RE, Cortellini S, Humm K. Seizure activity following atracurium continuous rate infusion in three mechanically ventilated juvenile dogs. J Vet Emerg Crit Care (San Antonio). 2020;30(5):592-596.

27. Adams WA, Mark Senior J, Jones RS, Williams JM, Gleed RD. cis-Atracurium in dogs with and without porto-systemic shunts. Vet Anaesth Analg. 2006;33(1):17-23.

28. Van Wijnsberghe AS, Ida KK, Dmitrovic P, Tutunaru A, Sandersen C. Neuromuscular blockade effects of cisatracurium in 11 cats undergoing ophthalmological surgery anaesthetised with isoflurane. J Feline Med Surg. 2022;24(4):402-406.

29. Dugdale AH, Adams WA, Jones RS. The clinical use of the neuromuscular blocking agent rocuronium in dogs. Vet Anaesth Analg. 2002;29(1):49-53.

30. Alderson B, Senior JM, Jones RS, Dugdale AH. Use of rocuronium administered by continuous infusion in dogs. Vet Anaesth Analg. 2007 Jul;34(4):251-256.

31. Sakai DM, Tseng CT, Militana EA, Martin-Flores M. The train-of-four or double-burst ratios cannot reliably exclude residual neuromuscular block in cats. Res Vet Sci. 2020;133:131-135.

32. Hristovska AM, Duch P, Allingstrup M, Afshari A. Efficacy and safety of sugammadex versus neostigmine in reversing neuromuscular blockade in adults. Cochrane Database Syst Rev. 2017;8(8):CD012763.

33. Mosing M, Auer U, West E, Jones RS, Hunter JM. Reversal of profound rocuronium or vecuronium--induced neuromuscular block with sugammadex in isoflurane-anaesthetised dogs. Vet J. 2012;192(3): 467-471.

34. Andress JL, Day TK, Day D. The effects of consecutive day propofol anesthesia on feline red blood cells. Vet Surg. 1995 May-Jun;24(3):277-282.

35. Hopper K, Powell LL. Basics of mechanical ventilation for dogs and cats. Vet Clin North Am Small Anim Pract. 2013;43(4):955-969.

CAPÍTULO 7

Manobras de Recrutamento Alveolar e Pressão Positiva no Final da Expiração

Aline Magalhães Ambrósio

INTRODUÇÃO

As manobras de recrutamento alveolar (MRAs) têm como objetivo reverter o quadro de atelectasia pulmonar e, consequente, a hipoxemia advinda de procedimentos anestésicos gerais ou cirurgias abdominais e torácicas principalmente, além de indicação nos quadros de síndrome de angústia respiratória aguda (SARA). Essa manobra aumenta a pressão alveolar e faz com que os alvéolos que estavam fechados se abram, favorecendo que o tecido pulmonar fique disponível para realizar trocas gasosas.[1] Além de promover a abertura alveolar, é importante manter esses alvéolos abertos, para que a lesão de abertura e fechamento cíclico não ocorra. Tal manutenção é feita pela administração da pressão positiva no final da expiração (PEEP), ou seja, a técnica de abrir os pulmões e mantê-los abertos (*Open Lung Concept*), instituída por Lachmann em 1992.[2,3]

> As MRAs são utilizadas para reverter a hipoxemia provocada por formação de atelectasias pulmonares e devem ser realizadas somente quando necessário.

As MRAs podem ser realizadas de diversas maneiras, sendo que as mais comuns são a manobra conhecida como insuflação sustentada e a PEEP escalonada ou titulação da PEEP.

INSUFLAÇÃO SUSTENTADA

Nessa manobra, faz-se a compressão da bolsa reservatório presente no circuito do aparelho de anestesia, com a válvula de limite de pressão regulada para a pressão máxima de 10 a 20 cmH_2O para animais acima de 10 kg de peso ideal ou 7 a 10 cmH_2O para animais de 3 a 9 kg de peso ideal, aumentando, assim, a pressão inspiratória (PIP) por alguns segundos (10 a 20, normalmente), a qual se refletirá nos pulmões. A referida manobra pode ser também realizada na modalidade pressão controlada ou CPAP do ventilador mecânico, na qual somente faz-se o aumento da PIP para o valor e tempo determinado, como no modo manual. Esse método, porém, é de difícil controle e pode resultar em elevadas pressões em via aérea e risco de barotrauma, se não houver um manômetro marcando a pressão que está sendo realizada.

PRESSÃO POSITIVA NO FINAL DA EXPIRAÇÃO ESCALONADA OU TITULADA

Outra forma de manobra é a titulação da PEEP, ou PEEP escalonada. Essa técnica é realizada por meio do aumento gradual da PEEP no modo pressão controlada, em patamares de PEEP que podem ir de 0 a 15 ou 20 cmH_2O, com simultâneo aumento da pressão inspiratória, gerando uma *driving pressure* (diferença de PIP ou Pplatô - PEEP) de, no máximo, 15 cmH_2O para cães maiores que 10 kg de peso ideal. Para animais menores de 10 kg de peso ideal, recomenda-se realizar patamar de subida de PEEP de 0 a 7 ou 8 cmH_2O, durante 3 a 5 ciclos respiratórios. Em cães acima de 10 kg, é possível subir a cada 2 ou 5 cmH_2O de PEEP, e em cães menores e gatos, sobe-se de 2 em 2 cmH_2O, com seguinte diminuição dela em patamares semelhantes ao da subida. Com a finalidade de manter o recrutamento alcançado, a manutenção da PEEP pode ser aquela que conseguiu manter o melhor valor da PaO_2 ou relação PaO_2/FiO_2, ou melhor complacência pulmonar, sem ocasionar alterações hemodinâmicas importantes (**Figura 1**). Importante lembrar que, quando se sobe a PEEP, abre-se gradativamente as unidades alveolares fechadas. E, ao se descer a PEEP, encontra-se o valor para manter estas unidades abertas.

No ser humano, estudos importantes como o de ventilação protetora durante cirurgias abdominais (IMPROVE) relatam o benefício do emprego do recrutamento alveolar em detrimento das estratégias que utilizam somente elevado volume corrente associado a zero de PEEP e ausência de recrutamento alveolar.[4] Porém, outro estudo importante, multicêntrico, randomizado e controlado, realizado pela Sociedade Europeia de Anestesiologia, PROVHILO, em pacientes de cirurgia

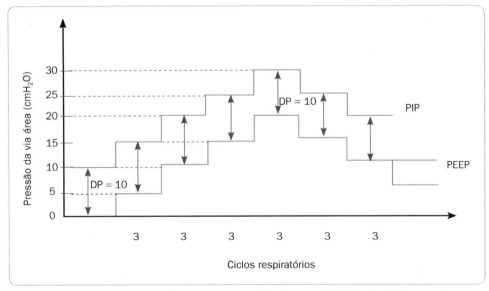

FIGURA 1 Exemplo de manobra de recrutamento alveolar por titulação da PEEP para cães com mais de 10 kg de peso ideal.
DP: *drive-pressure*; PIP: pressão inspiratória de pico; PEEP: pressão positiva no final da expiração.
Fonte: Elaborada pela autora.

abdominal, concluiu que a utilização de baixos volumes correntes associados a PEEPs elevadas e manobra de recrutamento não diminui as complicações pulmonares quando comparado ao grupo de baixo volume corrente, baixa PEEP sem recrutamento alveolar.[5] Segundo uma metanálise de 2019, as manobras de recrutamento alveolar associadas as estratégias ventilatórias protetoras podem ter uma associação com a diminuição das complicações pulmonares pós-operatórias e melhora da oxigenação em pacientes não obesos; porém deve-se ter cuidado com as avaliações devido a grande quantidade de estratégias e modos ventilatórios empregados atualmente. Além disto, não há ainda na literatura médica uma definição sobre qual o melhor tipo de manobra, qual a pressão inspiratória ideal, qual a melhor PEEP ou qual a FiO_2 mais adequada.[6] Um estudo experimental realizado em suínos com e sem lesão pulmonar, demonstrou melhora na oxigenação arterial com o uso de MRA por escalonamento da PEEP, principalmente no grupo de animais com lesão pulmonar, e mostrou que a MRA não aumenta a lesão pulmonar por volutrauma ou barotrauma.[7]

Em Medicina Veterinária também não há um consenso sobre qual o melhor tipo de MRA, pois atualmente há alguns trabalhos em cães com diferentes tipos (**Tabela 1**).

Em 2007, Mueller[8] sugeriu no seu estudo sobre estratégias de manejo ventilatório em pacientes veterinários com SARA, a estratégia de ventilação protetora, ou seja, baixos volumes correntes, PEEP e recrutamento alveolar. Esse estudo, porém, baseou-se apenas em dados no ser humano e sugeriu que estudos em Medicina Veterinária deveriam ser conduzidos. A partir daí, diversos trabalhos começaram a ser realizados em Medicina Veterinária, porém ainda somente em pulmões saudáveis (**Tabela 1**).

De Monte *et al.* 2013[9] e Staffieri *et al.* 2010[10] promoveram uma manobra de recrutamento alveolar (MRA) por aumento da pressão inspiratório para 40 cmH_2O durante 20 segundos em cães sob anestesia geral. Cafrán *et al.* 2012[11] estudaram a MRA por escalonamento da PEEP em cães, em que usou aumento da PEEP de 5 em 5 cmH_2O até 15 cmH_2O a cada 1 minuto, com diferença de pressão inspiratória e PEEP[12] de 5 cmH_2O e no último patamar de PEEP (15 cmH_2O) aumentou a PIP para 30 cmH_2O, produzindo uma *drive-pressure* de 15 cmH_2O e voltando para a manutenção de 4 cmH_2O de PEEP, logo em seguida. Em 2017, nosso grupo publicou um estudo em cães que avaliou a manobra de recrutamento alveolar pelo método da insuflação sustentada, com aumento da pressão inspiratória (pressão de 20 cmH_2O durante 10 segundos com pausa de 10 segundos entre 2 manobras) 3 vezes seguidas e administração de PEEP (5 cmH_2O) para manutenção da abertura pulmonar.[13] Di Bella *et al.* 2018[14] utilizaram também em cães a MRA por insuflação sustentada como De Monte *et al.* 2013[9] e Staffieri *et al.* 2010,[10] porém adicionaram uma PEEP de 5 cmH_2O para manutenção da abertura pulmonar. Em 2019 e 2021, Garcia-Sanz *et al.*[15,16] realizaram MRA por titulação da PEEP de 5 em 5 cmH_2O, mantendo uma *driving pressure* de 10 cmH_2O, até atingir PEEP de 15 cmH_2O, quando elevaram a PIP para 30 cmH_2O, fazendo *driving pressure* de 15 cmH_2O também, com duração de 2 minutos em cada patamar. Para determinar a PEEP ideal de manutenção, eles foram descendo a PEEP de 15 até 2 cmH_2O e verificando em qual valor obtinham a melhor complacência do sistema respiratório. Após obterem a PEEP que mantinha a melhor complacência, nova MRA foi realizada, como a anterior, e a PEEP ideal foi determinada em 2 cmH_2O acima da PEEP que apresentou melhor complacência. Soares *et al.*[17] em 2021 utilizaram a MR por es-

TABELA 1 Resumo das principais manobras de recrutamento alveolar realizada em cães.

Autores	Tipo de Manobra	V_T (mL/kg)	PIP (cmH₂O)	PEEPmáx (cmH₂O)	DP (cmH₂O)
Staffieri *et al.* 2010[10]	Insuflação sustentada	12	40	-	40
Cafrán *et al.* 2012[11]	PEEP escalonada	10	-	15	10 a 15
De Monte *et al.* 2013[9]	Insuflação sustentada	12	40	-	40
Di Bella *et al.* 2018[14]	Insuflação sustentada	12	40	-	40
Garcia-Sanz *et al.* 2019[15]	PEEP escalonada	10 a 12	-	15	10 a 15
Garcia-Sanz *et al.* 2020[25]	PEEP escalonada	10	-	15	10 a 15
Garcia-Sanz *et al.* 2021[16]	PEEP escalonada	10	-	15	10 a 15
Soares *et al.* 2021[17]	PEEP escalonada	15	-	20	1 a 20
Ambrósio *et al.* 2022[18]	PEEP escalonada	7	-	20	6 a 11
Rodrigues *et al.* 2022[19]	PEEP escalonada	8	-	15	5 a 8

V_T: volume corrente; PIP: pressão de pico inspiratório; PEEPmáx: pressão expiratória final máxima; DP: *driving pressure*; PEEPman: pressão expiratória de manutenção; Td: tempo de duração da manobra; Csr: complacência do sistema respiratório; resp.: respiratório.
Fonte: Elaborada pela autora.

calonamento da PEEP (0, 10 e 20 cmH₂O) com 30 segundos de duração cada patamar, mantendo a *driving pressure* de 10 cmH₂O. Quando chegaram, porém, à PEEP de 20 cmH₂O, elevaram a PIP para 40 cmH₂O mantendo por 30 segundos, com *driving pressure* de 20 cmH₂O. A PEEP de manutenção foi escolhida como a melhor complacência do sistema respiratório, acrescendo mais 2 ou 4 cmH₂O. Em 2022, dois trabalhos de nosso grupo usaram a MR por escalonamento da PEEP. O primeiro elevou a PEEP de 5 em 5 cmH₂O de forma crescente (0, 5, 10, 15 e 20 cmH₂O) e decresceu de 15, 10 e 5 cmH₂O, com intervalos de 5 minutos em cada patamar, mantendo a PEEP de 5 cmH₂O de manutenção.[18] O segundo trabalho utilizou o escalonamento da mesma forma, porém a PEEP máxima foi de 15 cmH₂O e o intervalo entre os patamares foi de 3 minutos[19] (**Tabela 1**).

Cuidado deve ser tomado na interpretação dos trabalhos citados, pois foram todos realizados com cães acima de 10 kg, portanto, para cães menores e gatos as MRA e os valores de PEEP de manutenção devem ser realizados com menores pressões. Deve-se levar em conta que as pressões aplicadas nos pulmões se refletem nos vasos sanguíneos torácicos (veia cava e aorta) e coração, sendo que, quanto maior a pressão aplicada, maior a repercussão hemodinâmica observada, ou seja, maior queda de pressão arterial e débito cardíaco. Sendo assim, para pulmões normais e tórax fechado, recomendam-se, para cães e gatos de 3 a 5 kg de peso ideal, MRA de PEEP máxima escalonada ou PIP máxima de 5 a 7 cmH₂O e PEEP de

PEEPman (cmH$_2$O)	Td (s)	Peso (kg)	Idade (anos)	Decúbito	Procedimento
0	20	21,7 (15,1 a 28,2)	2,7 (1,7 a 3,6)	Dorsal	OSH
4	60	26 (16 a 36)	7,0 (4 a 11,5)	Dorsal	Cirurgia eletiva
0-5	20	21,5 (11,5 a 31,5)	2,6 (0,8 a 4,3)	Dorsal	OH
5	20	18,4 (10,6 a 28,5)	3,2 (0,8 a 4,7)	Dorsal Cabeça levantada 15-20°	OH por laparoscopia
2 cmH$_2$O acima da melhor Csr	5 ciclos resp.	27,3 (14 a 38,6)	6,6 (10 a 3,2)	Dorsal ou lateral	Cirurgia eletiva
2 cmH$_2$O acima da melhor Csr	5 ciclos resp.	29 (16,7 a 41,3)	6,2 (2,9 a 9,6)	Dorsal ou lateral	Cirurgia eletiva
2 cmH$_2$O acima da melhor Csr	5 ciclos resp.	24,6 (10,4 a 38,6)	5,7 (0,9 a 13,3)	Dorsal	Qualquer cirurgia
2 a 4 cmH$_2$O acima da melhor Csr	30	10,2 (9,5 a 10,9)	1	Dorsal	experimental
10 a 5 cmH$_2$O descendente	300	25 (19 a 31)	3 (2 a 4)	Dorsal	OSH
5 cmH$_2$O	180	15 (11,4 a 18,8)	5 (3,2 a 7,2)	Dorsal	Tartarectomia

manutenção de 2 a 3 cmH$_2$O. Para animais de 5 a 9 kg de peso ideal, PEEP máxima escalonada ou PIP máxima 7 a 10 cmH$_2$O e PEEP de manutenção de 5 cmH$_2$O.

> Cães acima de 10 kg de peso ideal, MRA com PEEP máxima ou PIP máxima de 15 a 20 cmH$_2$O e PEEP de manutenção de 5 a 10 cmH$_2$O, baseado na melhor relação PaO$_2$/FiO$_2$ ou complacência.
>
> Cães de 5 a 9 kg de peso ideal, MRA com PEEP máxima ou PIP máxima de 7 a 10 cmH$_2$O e PEEP de manutenção de 5 a 10 cmH$_2$O.
>
> Cães e gatos de 3 a 5 kg de peso ideal MRA com PEEP máxima ou PIP máxima de 5 a 7 ou 8 cmH$_2$O e PEEP de manutenção de 2 a 4 cmH$_2$O.

Em gatos com pulmões saudáveis, foi observado que PIP acima de 7 cmH$_2$O causa importante hiperdistensão alveolar e que PIP entre 5 e 7 cmH$_2$O consiste nos valores em que se manteve 80% de tecidos normoaerados, sem hiperdistensão alveolar, apesar da acidose respiratória, que pode ser facilmente resolvida por aumento da frequência respiratória. Esse estudo avaliou a ventilação de gatos de 3 a 4 kg, por meio de tomografia de tórax, e revelou também que o volume corrente nessas pressões ficou entre 7 e 10 mL/kg.[20] Outro estudo utilizou 10 mL/kg de volume corrente em gatos de 4 a 6 kg, MRA por escalonamento da PEEP (5,10 e 20 cmH$_2$O), *driving pressure* de 10 cmH$_2$O e colocou a PEEP de manutenção com base na melhor complacência (4 cmH$_2$O) ou a melhor complacência mais 2 cmH$_2$O (6 cmH$_2$O), sendo que com o maior valor de PEEP acarretou maior comprometimento hemodinâmico e necessitou administração de maior quantidade de fármaco vasoativo.[21] Como não há até o momento dados na literatura que comprovem que não há complicações pulmonares devido a administração de elevadas pressões e volumes em gatos, recomenda-se, porém, que a MRA seja mais protetora, sendo a PEEP elevada de 2 a 3 cmH$_2$O a cada 3 a 5 ciclos respiratórios, até 8 a 10 cmH$_2$O de máximo, com *driving pressure* no máximo de 5 a 10 cmH$_2$O e PEEP de manutenção de 2 a 4 cmH$_2$O.

> Gatos de 3 a 6 kg volume corrente de 7 a 10 mL/kg e PIP de 5 a 7 cmH$_2$O.
>
> Gatos MRA por escalonamento da PEEP a cada 2 a 3 cmH2O, durando 3 a 5 ciclos respiratórios, PEEP máxima 8 a 10 cmH$_2$O e PEEP de manutenção de 2 a 4 cmH$_2$O.

PRESSÃO POSITIVA NO FINAL DA EXPIRAÇÃO

A pressão positiva no final da expiração (PEEP) ideal de manutenção varia de paciente para paciente e não há um valor único fixo, pois vai depender da complacência dos pulmões e da caixa torácica, bem como do estado dos pulmões. Pulmões sem lesão prévia são mais facilmente recrutáveis que pulmões com lesão ou SARA, podendo ocorrer algumas variações (**Figuras 2** e **3**).

A PEEP ideal pode ser também calculada baseada na curva pressão-volume, na qual se calcula a melhor complacência atingida para cada unidade de pressão aplicada ou pelo ponto onde temos a melhor oxigenação, ou seja, a melhor relação PaO$_2$/FiO$_2$. Em cães, Garcia Sanz *et al.* 2019 e 2021[15,16] administraram a PEEP 2 cmH$_2$O acima da PEEP que produziu o melhor cálculo de complacência. Soares *et al.*[17] utilizaram 2 e 4 cmH$_2$O acima da PEEP de melhor complacência, porém verificaram que 4 cmH$_2$O promoveram diminuição do índice de transporte de oxigênio. Calcular a melhor PEEP para cada paciente por meio da melhor complacência é, porém, mais trabalhoso e exige que se façam duas manobras, ou seja, uma para descobrir a melhor complacência com aquela PEEP na curva descendente da titulação, e a segunda para colocar a PEEP encontrada na primeira manobra, pois o recrutamento pode se perder nessa procura. Lembrando que o recrutamento alveolar, se não amparado imediatamente pela PEEP, desfaz-se em minutos após sua realização, tanto no ser humano quanto em animais, voltando à formação de atelectasias anteriores. A vantagem dessa técnica é que você consegue individualizar a PEEP mais exatamente para cada paciente, mas muitas vezes não é prática na rotina clínica, na qual sua decisão tem que ser mais imediata.

No ser humano, em situações de SARA e pacientes de unidade de terapia intensiva (UTI) é possível usar a tabela das diferentes PEEPs associadas a diferentes FiO$_2$, conhecida como *PEEP Table*, desenvolvida por um importante grupo que estuda o tratamento da SARA por meio da ventilação mecânica, o ARDSnet.[22] Essa técnica baseia-se no pressuposto de que todo paciente que precisa de uma FiO$_2$ elevada possui grande quantidade de atelectasia. É importante, porém, lembrar que esta tabela foi desenvolvida para o ser humano e não é validada para os animais, principalmente para cães e gatos (ver exemplo na **Tabela 2**).

A administração da PEEP durante a ventilação mecânica é importante em todo paciente ventilado, mas principalmente em situações como: cirurgias cardiotorácicas, cirurgias no abdome superior, em pacientes obesos, na distensão abdominal, nas doenças pulmonares que diminuam a compla-

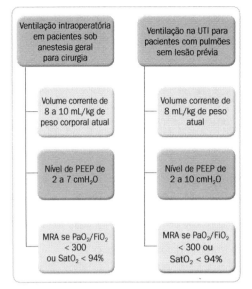

FIGURA 2 Valores recomendados de volume corrente e PEEP e manobra de recrutamento alveolar para pacientes com pulmões sem lesão prévia à ventilação mecânica.
Fonte: Elaborada pela autora.

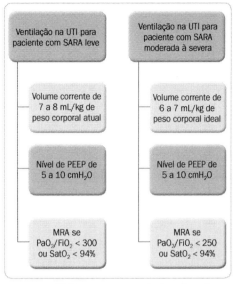

FIGURA 3 Valores recomendados de volume corrente, PEEP e manobra de recrutamento alveolar para pacientes com lesão pulmonar prévia à ventilação mecânica.
Fonte: Elaborada pela autora.

TABELA 2 Valores da *PEEP Table* conforme a recomendação do ARDSnet.

FiO$_2$ %	30	40	50	60	70	80	90	100
PEEP cmH$_2$O	5	5-8	8-10	10	10-14	14-18	18	18-24

Fonte: ARDSnet.[22]

cência pulmonar, na insuficiência respiratória aguda de qualquer etiologia, SARA e edema pulmonar cardiogênico.

Os efeitos pulmonares positivo e negativos da utilização da PEEP estão resumidos nos **Quadros 1 e 2**.

DRIVING PRESSURE

É importante lembrar que a diferença de Pplatô ou da PIP menos a PEEP, chamada de *driving pressure*, é a quantidade de deformação cíclica do parênquima pulmonar ventilado e preservado, ou seja, é a porção pulmonar que realmente está sendo ventilada. Segundo estudo no homem com SARA, *driving pressure* abaixo de 15 cmH$_2$O, cursa com maior sobrevida.[23] Os valores dessa variável não estão, porém, definidos ainda para pulmões normais e não há valores específicos nas diferentes espécies. A *driving pressure* é inversamente proporcional à complacência do sistema respiratório, ou seja, quando uma aumenta, a outra diminui. Sendo assim, sabe-se que, quanto maior a complacência, menor será a *driving pressure*. Quando os valores de *driving pressure* forem elevados ou se elevam durante

QUADRO 1 Efeitos Pulmonares Positivos da pressão positiva no final da expiração.

Efeitos pulmonares positivos da pressão positiva no final da expiração (PEEP)
Aumento da capacidade residual funcional
Maior reserva de oxigênio
Maior resistência a períodos de apneia
Melhora da relação ventilação/perfusão
Melhora da oxigenação
Recruta alvéolos colapsados
Diminui áreas de *shunt* pulmonar
Protege contra lesão pulmonar induzida pela
Melhora trocas gasosas como consequência

Fonte: Elaborado pela autora.

QUADRO 2 Efeitos Pulmonares Negativos da pressão positiva no final da expiração.

Efeitos Negativos da pressão positiva no final da expiração (PEEP)
▪ Distensão alveolar (barotrauma)
▪ Diminuição do débito cardíaco
▪ Redução da força inspiratória
▪ Diminuição do retorno venoso
▪ Pode elevar a $PaCO_2$

Fonte: Elaborado pela autora.

a ventilação, isso pode significar que a complacência pulmonar diminuiu (edema pulmonar por sobrecarga de fluidoterapia, por exemplo) ou que o volume corrente está elevado e/ou a PEEP está muito baixa associada a uma Pplatô elevada.

A *driving pressure* pode ser utilizada também como um indicador da melhor PEEP de manutenção pós MRA. Se o paciente estiver em modo volume controlado (VCV) com volume corrente constante, a *driving pressure* (P = Pressão platô – PEEP) pode ser utilizada como um substituto da elastância pulmonar nos diferentes níveis de PEEP, facilitando as contas. Como a elastância pulmonar é justamente o inverso da complacência, a PEEP com menor *driving pressure* será aquela com maior complacência pulmonar.[23]

REFERÊNCIAS BIBLIOGRÁFICAS

1. Wettstein D, Moens Y, Jaeggin-Schmucker N, Bohm SH, Rothen HU, Mosing M *et al.* Effects of an alveolar recruitment maneuver on cardiovascular and respiratory parameters during total intravenous anesthesia in ponies. American Journal of Veterinary Research. 2006;67(1):152-159.

2. Lachmann B. Open up the lung and keep the lung open. Intensive Care Med. 1992;18(6):319-321.

3. Bringewatt T, Hopster K, Kastner SBR, Rohn K, Ohnesorge B. Influence of modified open lung concept ventilation on the cardiovascular and pulmonary function of horses during total intravenous anaesthesia. Veterinary Record. 2010;167(26):1002-1006.

4. Futier E, Constantin JM, Paugam-Burtz C, Pascal J, Eurin M, Neuschwander A *et al.* A trial of intraoperative low-tidal-volume ventilation in abdominal surgery. N Engl J Med. 2013;369(5):428-437.

5. PROVE Network Investigators for the Clinical Trial Network of the European Society of Anaesthesiology; Hemmes SN, Gama de Abreu M, Pelosi P, Schultz MJ. High versus low positive end-expiratory pressure during general anaesthesia for open abdominal surgery (PROVHILO trial): a multicentre randomised controlled trial. Lancet. 2014;384(9942):495-503.

6. Cui Y, Cao R, Li G, Gong T, Ou Y, Huang J. The effect of lung recruitment maneuvers on post-operative pulmonary complications for patients undergoing general anesthesia: A meta-analysis. PLoS One. 2019 May 29;14(5):e0217405.

7. Ambrosio AM, Luo R, Fantoni DT, Gutierres C, Lu Q, Gu WJ *et al.* Effects of positive end-expiratory pressure titration and recruitment maneuver on lung inflammation and hyperinflation in experimental acid aspiration-induced lung injury. Anesthesiology. 2012;117(6):1322-1334.

8. Mueller ER. Suggested Strategies for Ventilatory Management of Veterinary Patients with Acute Respiratory Distress Syndrome. Journal of Veterinary Emergency and Critical Care. 2007;11(03):191-198.

9. De Monte V, Grasso S, De Marzo C, Crovace A, Staffieri F. Effects of reduction of inspired oxygen fraction or application of positive end-expiratory pressure after an alveolar recruitment maneuver on respiratory mechanics, gas exchange, and lung aeration in dogs during anesthesia and neuromuscular blockade. American Journal of Veterinary Research. 2013;74(1):25-33.

10. Staffieri F, De Monte V, De Marzo C, Scrascia F, Crovace A. Alveolar recruiting maneuver in dogs under general anesthesia: effects on alveolar ventilation,

gas exchange, and respiratory mechanics. Vet Res Commun. 2010;34 Suppl 1:S131-S134.

11. Canfrán S, Gómez de Segura IA, Cediel R, García-Fernández J. Effects of a stepwise lung recruitment manoeuvre and positive end-expiratory pressure on lung compliance and arterial blood oxygenation in healthy dogs. Vet J. 2012;194(1):89-93.

12. Tobin MJ, Perez W, Guenther SM, Semmes BJ, Mador MJ, Allen SJ et al. The pattern of breathing during successful and unsuccessful trials of weaning from mechanical ventilation. Am Rev Respir Dis. 1986;134(6):1111-1118.

13. Ambrosio AM, Carvalho-Kamakura TPA, Ida KK, Varela B, Andrade FSRM, Facó LL et al. Ventilation distribution assessed with electrical impedance tomography and the influence of tidal volume, recruitment and positive end-expiratory pressure in isoflurane-anesthetized dogs. Vet Anaesth Analg. 2017;44(2):254-263.

14. Di Bella C, Lacitignola L, Grasso S, Centonze P, Greco A, Ostuni R et al. An alveolar recruitment maneuver followed by positive end-expiratory pressure improves lung function in healthy dogs undergoing laparoscopy. Vet Anaesth Analg. 2018;45(5):618-629.

15. García-Sanz V, Aguado D, Gómez de Segura IA, Canfrán S. Comparative effects of open-lung positive end-expiratory pressure (PEEP) and fixed PEEP on respiratory system compliance in the isoflurane anaesthetised healthy dog. Res Vet Sci. 2019;127:91-98.

16. García-Sanz V, Aguado D, Gómez de Segura IA, Canfrán S. Individualized positive end-expiratory pressure following alveolar recruitment manoeuvres in lung-healthy anaesthetized dogs: a randomized clinical trial on early postoperative arterial oxygenation. Vet Anaesth Analg. 2021;48(6):841-853.

17. Soares JHN, Braun C, Machado ML, Oliveira RL, Henao-Guerrero N, Countermash-Ott S et al. Cardiovascular function, pulmonary gas exchange and tissue oxygenation in isoflurane-anesthetized, mechanically ventilated Beagle dogs with four levels of positive end-expiratory pressure. Vet Anaesth Analg. 2021;48(3):324-333.

18. Ambrósio AM, Sanchez AF, Pereira MAA, Andrade FSRM, Rodrigues RR, Vitorasso RL, Moriya HT, Fan-toni DT. Assessment of Regional Ventilation During Recruitment Maneuver by Electrical Impedance Tomography in Dogs. Front Vet Sci. 2022;8:815048.

19. Rodrigues RR, Ambrósio AM, Engbruch AM, Gonçalves LA, Villela PA, Sanchez AF et al. Intraoperative Protective Mechanical Ventilation in Dogs: A Randomized Clinical Trial. Frontiers in Veterinary Science. 2022.

20. Martins ARC, Ambrósio AM, Fantoni DT, Pinto ACBCF, Villamizar-Martinez LA, Soares JHN, Otsuki DA, Malbouisson LMS. Computed Tomography Assessment of Tidal Lung Overinflation in Domestic Cats Undergoing Pressure-Controlled Mechanical Ventilation During General Anesthesia. Front Vet Sci. 2022;9:842528.

21. Machado ML, Soares JHN, Pypendop BH, Aguiar AJA, Braun C, Motta-Ribeiro GC, Jandre FC. Cardiovascular and Gas Exchange Effects of Individualized Positive End-Expiratory Pressures in Cats Anesthetized With Isoflurane. Front Vet Sci. 2022;9:865673.

22. Acute Respiratory Distress Syndrome Network; Brower RG, Matthay MA, Morris A, Schoenfeld D, Thompson BT, Wheeler A. Ventilation with lower tidal volumes as compared with traditional tidal volumes for acute lung injury and the acute respiratory distress syndrome. N Engl J Med. 2000;342(18): 1301-8.

23. Amato MB, Meade MO, Slutsky AS, Brochard L, Costa EL, Schoenfeld DA et al. Driving pressure and survival in the acute respiratory distress syndrome. N Engl J Med. 2015;372(8):747-55.

24. Rivers E, Nguyen B, Havstad S, Ressler J, Muzzin A, Knoblich B et al.; Early Goal-Directed Therapy Collaborative Group. Early goal-directed therapy in the treatment of severe sepsis and septic shock. N Engl J Med. 2001;345(19):1368-1377.

25. García-Sanz V, Canfrán S, Gómez de Segura IA, Aguado D. Effect of recumbency and body condition score on open-lung positive end-expiratory pressure and respiratory system compliance following a stepwise lung recruitment manoeuvre in healthy dogs during general anaesthesia. Res Vet Sci. 2020;132: 177-185.

CAPÍTULO 8

Estratégia de Ventilação Protetora Pulmonar – Alto X Baixo Volume Corrente

Aline Magalhães Ambrósio

INTRODUÇÃO

Como visto anteriormente, o grau de insuflação pulmonar alcançado no final da inspiração é considerado um dos principais determinantes de lesão pulmonar induzida por ventilação mecânica, bem como o colapso cíclico decorrente de PEEP insuficiente. Assim, durante a ventilação mecânica, é necessário balancear a necessidade de recrutamento alveolar e o risco de distensão alveolar excessiva.[1] Por outro lado, estratégias de ventilação que limitam pressão e volume de via aérea resultam frequentemente em hipercapnia e acidose respiratória, que também podem trazer distúrbios graves a homeostasia.

A estratégia de proteção pulmonar durante ventilação mecânica consiste em minimizar o volutrauma por meio de utilizar baixos volumes correntes, recrutar alvéolos com a intenção de abrir os pulmões e mantê-los abertos por meio da administração de PEEP. Esta estratégia se contrapõe à estratégia convencional, a qual utiliza-se volumes correntes elevados, acima de 10 mL/kg, sem realização de recrutamento alveolar e administração de PEEP.[2,3]

> Estratégia Protetora Pulmonar = Baixo Volume Corrente + PEEP + Manobra de Recrutamento Alveolar

O estudo pioneiro e revelador de Amato *et al.*, 1998,[4] demonstrou que a taxa de mortalidade do grupo de pacientes com SARA tratado com ventilação protetora foi 30% menor do que no grupo tratado com a ventilação convencional, trazendo então essa estratégia como fundamental para o tratamento desses pacientes até os dias atuais. Os pulmões acometidos por SARA são heterogêneos, onde há áreas de tecido saudável que se abrem totalmente em um ciclo respiratório e correm o risco de sofrer hiperinsuflação no fim da inspiração. Há outras áreas de tecido doente, as quais sofrem o processo de abertura e fechamento cíclico em cada ciclo respiratório (atelectrauma), além de tecidos que permanecem totalmente colapsados durante a inspiração e expiração (atelectasia). Tanto a hiperinsuflação quanto a abertura e o fechamento cíclico do tecido alveolar desempenham papel importante no desenvolvimento da lesão produzida pela ventilação mecânica, os quais podem ser prevenidos pelo uso de baixos volumes correntes e administração de PEEP, ou seja, utilização da estratégia protetora pulmonar (**Figura 1**).

Os pacientes com pulmões saudáveis, mas que necessitam de ventilação mecânica durante um procedimento cirúrgico, porém também se beneficiam da utilização de ventilação protetora. Nessas situações, o objetivo de emprego de baixos volumes correntes e PEEP é proteger os pulmões de complicações pulmonares pós-operatórias[5,6] (**Figura 2**).

As complicações pulmonares são eventos respiratórios que podem ocorrer na primeira semana de pós-operatório de pacientes submetidos à ventilação mecânica em pulmões previamente saudáveis. Essas complicações podem ser identificadas no ser humano como diversas manifestações, a saber: hipoxemia, broncoespasmo, infecção pulmonar, infiltrado pulmonar, atelectasia, efusão pleural, edema pulmonar, pneumotórax, SARA, entre outros.[5]

> Complicações pulmonares pós-operatórias podem se manifestar até 7 a 10 dias do procedimento como: hipoxemia, broncoespasmo, edema pulmonar, infecção pulmonar, pneumotórax, SARA, entre outros.

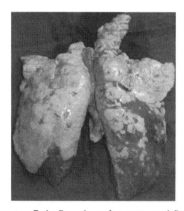

FIGURA 1 Pulmões de suíno com padrão heterogêneo provocado pela lesão pulmonar.
Fonte: Acervo pessoal da autora.

Nos animais, ainda não foram relatadas complicações pulmonares pós-ventilação mecânica, dados os escassos estudos voltados para esse tema. Somente dois estudos atuais relatam a não observação de complicações pulmonares pós-ventilação mecânica protetora em cães submetidos a procedimento cirúrgico odontológico e de castração.[7]

No ser humano, a ventilação mecânica com altos volumes correntes (10 a 15 mL/kg de peso predito) tem mostrado evidências de causar superdistensão alveolar, a

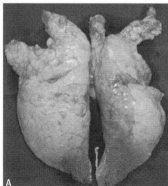
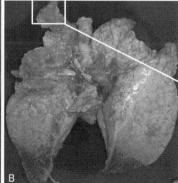
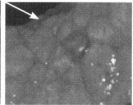

FIGURA 2 **(A)** Pulmões normais de suínos, face dorsal. **(B)** Pulmões normais de suíno, face ventral. **(C)** Bolha formada no lobo cranial após ventilação com volume corrente elevado.
Fonte: Acervo pessoal da autora.

qual promove prejuízo da matriz extracelular e desencadeia processo inflamatório.[8] Nos animais, também é comum a utilização de elevados volumes correntes em diversos estudos sobre ventilação mecânica. Esses estudos, porém, somente avaliam a aeração pulmonar, mecânica ventilatória e oxigenação em momentos específicos e não há avaliação nem monitoração da superdistenção alveolar no ato da ventilação mecânica, e principalmente durante as manobras de recrutamento.[9-13] Sendo ainda mais obscuro o que ocorre após esses procedimentos, em que pode advir as complicações pulmonares citadas anteriormente.

Em 2012, Oura *et al.*[14] realizaram o primeiro estudo de baixo volume corrente em cães, no qual avaliou ser factível a utilização de 6 mL/kg em pulmões normais, mesmo observando leve acidose devido a elevação do CO_2. Neste estudo, os autores não utilizaram manobras de recrutamento nem PEEP, mas apenas a avaliação de baixo volume como parte de estratégia protetora pulmonar. Ambrósio *et al.* em 2022[7] publicaram um estudo de ventilação mecânica em cães, no qual utilizaram 7 mL/kg, manobra de recrutamento e PEEP; monitoraram com impedância elétrica e observaram que apesar de utilização de ventilação protetora, ainda houve leve hiperdistensão alveolar durante a manobra de recrutamento alveolar, porém sem repercussões com relação a complicações pulmonares 7 dias após a ventilação.

Rodrigues *et al.* 2022[15] também realizaram um estudo com baixo volume corrente, PEEP e recrutamento alveolar em cães submetidos a procedimentos odontológicos e observaram boa ventilação, sem complicações pulmonares 7 dias após o procedimento. Sendo assim, a ventilação protetora se mostra factível em cães com pulmões saudáveis, durante procedimentos cirúrgicos de abdome e tórax fechado. Estudos devem ser realizados em procedimentos maiores e com cavidade abdominal e torácica aberta, além de em pulmões previamente doentes.

É importante salientar que ventilar com volumes baixos é mais difícil que com volumes altos, pois se não houver o aumento da frequência respiratória afim de se manter o volume minuto, a hipoventilação ocorrerá com certeza. Lembrando da fisiologia, quando o volume corrente diminui a frequência respiratória deve subir e vice-versa, com o intuito de se manter volume minuto (volume minuto = volume corrente *versus* frequência respiratória). Ventilação com volumes muito baixos, ou seja, com cerca de 6 mL/kg deve ser exceção para pulmões extremamente doentes e acometidos por SARA grave, os quais se beneficiarão dessa estratégia mesmo à custa de elevada frequência respiratória e hipercapnia permissiva.

> Baixo volume corrente = 8 a 10 mL/kg
>
> Alto volume corrente > 10 mL/kg

Outro fator importante é que, no homem, o cálculo do volume corrente para ser colocado no ventilador é por peso predito e não peso atual. Quando se utiliza o peso atual, não se desconta a gordura do peso corporal, o que superestima sempre o volume a ser administrado aos pulmões, podendo causar volutrauma, já que a utilização de volumes correntes elevados, ou seja, acima de 10 mL/kg é comum em Medicina Veterinária. Para diminuirmos esse erro, já que não há um cálculo ideal de peso predito em animais, pode-se utilizar a avaliação de escore corporal para cães e gatos, na qual se descontam 10% do peso para cada escore acima de 5/9, que classifica nessa faixa os animais com sobrepeso e obesos.[16,17] Em 2022, Araos *et al.*[12] publicaram um estudo sobre cães obesos avaliando a mecânica respiratória e usando o volume corrente baseado no peso ideal ou peso atual dos cães. Nesse estudo, verificaram que a elastância dos pulmões e da caixa torácica são maiores, ou seja, complacência menor, nos cães ventilados com volume calculado baseado no peso atual que no ideal porque os pulmões podem estar hiperdistendidos. A fórmula utilizada no estudo para cálculo do peso ideal foi:

> Peso corporal ideal (kg) = peso corporal atual – [% de gordura corporal (%) x peso atual]

Em que:

> % de gordura corporal em machos = –1,4 [comprimento (cm) da tuberosidade do calcâneo ao ligamento patelar) + 0,77 [circunferência pélvica ao nível do flanco (cm)] + 4

> % de gordura corporal em fêmeas = –1,7 [comprimento (cm) da tuberosidade do calcâneo ao ligamento patelar) + 0,93 [circunferência pélvica ao nível do flanco (cm)] + 5

Não se sabe ao certo em Medicina Veterinária, o que deve ser considerado volume corrente baixo, porém apesar de diferentes tamanhos de via aérea e raças distintas, principalmente as braquicefálicas, que podem ter diferenças no espaço morto anatômico. O volume corrente de 8 mL/kg tem se mostrado, porém, factível na rotina cirúrgica do Serviço de Anestesia do Departamento de Cirurgia e Hospital Veterinário da Faculdade de Medicina Veterinária da Universidade de São Paulo (USP). Volumes correntes até 10 mL/kg são considerados atualmente volumes protetores no ser humano, até que se tenha estudos concretos e não "achismos" em Medicina Veterinária é coerente que se siga o que já vem sendo estudado há anos na Medicina, utilizando diferentes espécies animais como

modelo experimental. Nossos pacientes também merecem o máximo de cuidado e proteção.

REFERÊNCIAS BIBLIOGRÁFICAS

1. Rouby JJ, Constantin JM, Roberto De A Girardi C, Zhang M, Lu Q. Mechanical ventilation in patients with acute respiratory distress syndrome. Anesthesiology. 2004;101(1):228-34.
2. Araos J, Lacitignola L, de Monte V, Stabile M, Porter I, Hurtado DE, *et al*. Evaluation of Lung Aeration and Respiratory System Mechanics in Obese Dogs Ventilated With Tidal Volumes Based on Ideal vs. Current Body Weight. Front Vet Sci. 2021;8.
3. Karalapillai D, Weinberg L, Peyton P, Ellard L, Hu R, Pearce B *et al*. Effect of Intraoperative Low Tidal Volume vs Conventional Tidal Volume on Postoperative Pulmonary Complications in Patients Undergoing Major Surgery: A Randomized Clinical Trial. JAMA. 2020;324(9):848-858.
4. Amato MB, Barbas CS, Medeiros DM, Magaldi RB, Schettino GP, Lorenzi-Filho G *et al*. Effect of a protective-ventilation strategy on mortality in the acute respiratory distress syndrome. N Engl J Med. 1998;338(6):347-354.
5. Güldner A, Kiss T, Serpa Neto A, Hemmes SN, Canet J, Spieth PM *et al*. Intraoperative protective mechanical ventilation for prevention of postoperative pulmonary complications: a comprehensive review of the role of tidal volume, positive end-expiratory pressure, and lung recruitment maneuvers. Anesthesiology. 2015;123(3):692-713.
6. Serpa Neto A, Hemmes SN, Barbas CS, Beiderlinden M, Biehl M, Binnekade JM, Canet J *et al*.; PROVE Network Investigators. Protective versus Conventional Ventilation for Surgery: A Systematic Review and Individual Patient Data Meta-analysis. Anesthesiology. 2015 Jul;123(1):66-78.
7. Ambrósio AM, Sanchez AF, Pereira MAA, Andrade FSRM, Rodrigues RR, Vitorasso RL *et al*. Assessment of Regional Ventilation During Recruitment Maneuver by Electrical Impedance Tomography in Dogs. Front Vet Sci. 2022;8:815048.
8. Ball L, Costantino F, Orefice G, Chandrapatham K, Pelosi P. Intraoperative mechanical ventilation: state of the art. Minerva Anestesiol. 2017;83 (10):1075-1088.
9. Staffieri F, Franchini D, Carella GL, Montanaro MG, Valentini V, Driessen B *et al*. Computed tomographic analysis of the effects of two inspired oxygen con-

centrations on pulmonary aeration in anesthetized and mechanically ventilated dogs. Am J Vet Res. 2007;68(9):925-931.

10. Staffieri F, De Monte V, De Marzo C, Grasso S, Crovace A. Effects of two fractions of inspired oxygen on lung aeration and gas exchange in cats under inhalant anaesthesia. Vet Anaesth Analg. 2010;37(6):483-490.

11. De Monte V, Grasso S, De Marzo C, Crovace A, Staffieri F. Effects of reduction of inspired oxygen fraction or application of positive end-expiratory pressure after an alveolar recruitment maneuver on respiratory mechanics, gas exchange, and lung aeration in dogs during anesthesia and neuromuscular blockade. Am J Vet Res. 2013;74(1):25-33.

12. Araos J, Lacitignola L, de Monte V, Stabile M, Porter I, Hurtado DE et al. Evaluation of Lung Aeration and Respiratory System Mechanics in Obese Dogs Ventilated With Tidal Volumes Based on Ideal vs. Current Body Weight. Front Vet Sci. 2021;8:704863.

13. Di Bella C, Lacitignola L, Grasso S, Centonze P, Greco A, Ostuni R et al. An alveolar recruitment maneuver followed by positive end-expiratory pressure improves lung function in healthy dogs undergoing laparoscopy. Vet Anaesth Analg. 2018;45(5):618-629.

14. Oura T, Rozanski EA, Buckley G, Bedenice D. Low tidal volume ventilation in healthy dogs. J Vet Emerg Crit Care (San Antonio). 2012;22(3): 368-71.

15. Rodrigues RR, Ambrósio AM, Engbruch AM, Gonçalves LA, Villela PA, Sanchez AF et al. Intraoperative Protective Mechanical Ventilation in Dogs: A Randomized Clinical Trial. Front Vet Sci. 2022;9:842613. Erratum in: Front Vet Sci. 2022;9:1050451.

16. Laflamme D. Development and validation of a body condition score system for dogs. Canine practice. 1997;22(4):10-15.

17. Cline MG, Burns KM, Coe JB, Downing R, Durzi T, Murphy M et al. 2021 AAHA Nutrition and Weight Management Guidelines for Dogs and Cats. J Am Anim Hosp Assoc. 2021;57(4):153-178.

SEÇÃO 3

MONITORAÇÃO DA VENTILAÇÃO MECÂNICA

CAPÍTULO 9

Oximetria de Pulso, Capnografia e Capnografia Volumétrica

Denise Aya Otsuki
Aline Magalhães Ambrósio

INTRODUÇÃO

Disfunções respiratórias são comumente observadas em pacientes veterinários durante anestesia ou em terapia intensiva. Quando não monitoradas e manejadas adequadamente, o paciente pode apresentar quadros graves de hipoxemia e/ou alterações ventilatórias. Embora a análise dos gases no sangue arterial seja considerada padrão-ouro na monitorização da oxigenação/ ventilação, as técnicas de monitorização mais rápidas e menos invasivas, como oximetria de pulso e capnografia, são muito difundidas tanto na Medicina como na Medicina Veterinária.

OXIMETRIA DE PULSO

A oximetria de pulso é um método não invasivo utilizado em cirurgia e terapia intensiva para avaliação indireta da oxigenação, medindo continuamente a saturação periférica de oxigênio (SpO_2) da hemoglobina. Tem boa correlação com a saturação arterial de oxigênio (SaO_2), exceto em casos graves de hipoxemia ($SaO_2 < 90\%$) e baixa perfusão tecidual.[1] A SpO_2 é uma estimativa da SaO_2, que, por sua vez, mantém uma relação não linear com a pressão parcial de oxigênio no sangue arterial (PaO_2) ilustrada pela curva de dissociação da oxiemoglobina.[2]

Por essa curva, observa-se que, para valores altos de SaO_2 (> 95%), os valores de PaO_2 podem se apresentar em um grande intervalo de valores. Adicionalmente, fatores como pH, temperatura, pressão parcial de CO_2 no sangue arterial ($PaCO_2$) ou 2,3-difosfoglicerato podem deslocar a curva de dissociação para a direita ou a esquerda. (**Figura 1**).

A oximetria de pulso se baseia na espectrofotometria e analisa o componente arterial pulsátil do fluxo sanguíneo, utilizando uma fonte que emite luz em dois comprimentos de onda (660 nm e 940 nm), que é absorvida diferentemente pela oxiemoglobina e pela desoxiemoglobina, e um fotossensor. Na oximetria de pulso convencional, a fonte de luz e o sensor detector são posicionados em superfícies opostas em locais perfundidos e com espessura adequada, como dedos ou lobo auricular no ser humano, ou língua, lábios, vulva, ou orelha em pequenos animais. Nos oxímetros com probe de reflectância, o emissor de luz e o sensor ficam no mesmo plano, e a luz emitida

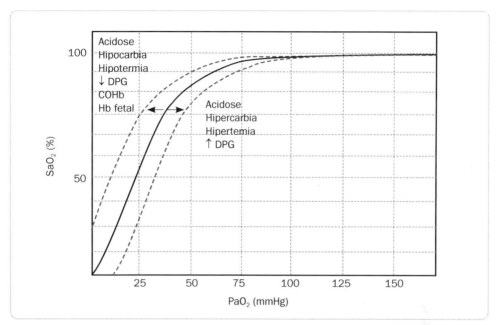

FIGURA 1 Curva de dissociação da oxiemoglobina.

SaO_2: porcentagem de saturação de oxigênio da hemoglobina no sangue arterial; Hb: hemoglobina; COHb: carboxi-hemoglobina; PaO_2: pressão parcial de oxigênio no sangue arterial; DPG: ácido 2,3-difosfoglicérico.
Fonte: Adaptada de Chitilian HV et al.[2]

que passa pelo tecido vascular é refletida em uma superfície óssea para o fotossensor.[3]

A oximetria de pulso convencional não diferencia os tipos anormais de hemoglobina como carboxiemoglobina (inalação de monóxido de carbono) e metaemoglobina (intoxicação por acetaminofen, prilocaína, benzocaína, sulfonamidas, metoclopramida, cebolas, alhos, especialmente em gatos). Mais recentemente, foram desenvolvidos os cooxímetros de pulso, que emitem luz em quatro ou mais diferentes comprimentos de onda, diferenciando carboxiemoglobina e metaemoglobina.[4]

Diversos fatores como movimentação, hipoperfusão, vasoconstrição, hipotermia ou pigmentação do tecido (cães da raça Chow-Chow) podem levar a artefatos de leitura. Os sensores antigos de primeira geração também captavam a luz ambiente, resultando em medidas alteradas.

Alguns oxímetros modernos podem avaliar a perfusão tecidual por meio da força e qualidade do sinal da curva pletismográfica (índice de perfusão). Adicionalmente, a variabilidade da onda da oximetria de pulso (índice de variabilidade da pletismografia) durante as fases inspiratórias e expiratórias da ventilação mecânica pode ser empregada como um indicador de responsividade a fluido.[5]

CAPNOGRAFIA

Dióxido de carbono (CO_2) é o produto final do metabolismo aeróbico celular, transportado das células e tecidos pelo sistema cardiovascular para os pulmões, onde é eliminado durante a expiração. Capnometria é a medida da concentração parcial de CO_2 no final da expiração ($EtCO_2$), enquanto a capnografia é a representação gráfica do

CO_2 no ar expirado. A monitorização do $EtCO_2$ pode ser utilizada para estimar a concentração parcial de CO_2 no sangue arterial e, além de trazer informações sobre ventilação alveolar e trocas gasosas, fornece informações importantes sobre metabolismo e circulação.

Na capnografia, a concentração de CO_2 pode ser plotada com relação ao tempo (capnografia de tempo), método mais comumente utilizado, ou plotado com o volume exalado (capnografia volumétrica). A medida do CO_2 na amostra de gás é feita pelo método de absorção da luz infravermelha. Quanto maior a concentração de CO_2 na mistura analisada, maior é a absorção da luz infravermelha (comprimento de onda 4,3 µm) e menor quantidade de luz será detectada pelo sensor. Os capnógrafos são também classificados, conforme a localização do sensor, em: *mainstream*, no qual o sensor é colocado no circuito; ou *sidestream*, no qual a amostra de ar é aspirada continuamente por meio de um tubo até uma câmara de absorção interna. Na capnografia *mainstream*, o sensor é colocado em um adaptador entre a sonda orotraqueal e o circuito de ventilação, fornecendo a análise do CO_2 à medida que ocorre o ciclo respiratório, não havendo nenhum atraso na leitura da curva. Sensores *mainstream* mais antigos eram grandes e pesados, porém atualmente existem sensores mais leves, com mínimo espaço morto. Na capnografia com sensores *sidestream*, a amostra de ar é aspirada pelo tubo até o sensor de análise, o que acarreta atraso na apresentação da curva. O tubo de aspiração pode sofrer obstrução por condensação de umidade ou mesmo secreções. Em pacientes veterinários pequenos, ventilados com baixo fluxo de gás fresco e baixo volume expirado, a taxa de aspiração da amostra deve ser considerada (quando a taxa de aspiração é maior que o volume expirado,

parte do gás fresco é aspirado, levando à diluição da amostra), assim como o conector do tubo de aspiração, que pode representar um volume morto importante.[2]

A capnometria é empregada primariamente para monitorar a adequação da ventilação, mas também pode ser utilizada para confirmação da colocação adequada de sondas endotraqueais e gástricas. Seu uso está amplamente difundido nas salas cirúrgicas, salas de recuperação anestésica, unidades de terapia intensiva etc. A utilização da capnografia também é extremamente importante para avaliação da qualidade das compressões torácicas durante manobras de ressuscitação cardiopulmonar, uma vez que o transporte do CO_2 para os pulmões requer uma circulação adequada. Valores de $EtCO_2$ inferiores a 10 mmHg indicam baixo prognóstico de retorno a circulação espontânea.[6]

A capnografia plotada em função do tempo permite monitoramento contínuo de eventos como hiperventilação, hipoventilação, reinalação de CO_2, problemas no ventilador/sonda endotraqueal (desconexões e vazamentos), obstrução de vias aéreas e entrada de esforço espontâneo do paciente. A interpretação das curvas de capnografia deve considerar o valor de $EtCO_2$ ou o *plateau*, a forma do capnograma e o gradiente entre $PaCO_2$ e $EtCO_2$. Esse gradiente pode ser utilizado para avaliar a relação ventilação/perfusão, e em pacientes normais, o valor normal do gradiente entre $PaCO_2$ e $EtCO_2$ é cerca de 3-5 mmHg, e o aumento é observado nos casos de aumento de espaço morto.[2]

O traçado da capnografia plotada contra o tempo é dividida em quatro fases:

- **Fase 0:** inspiratória;
- **Fase I:** espaço morto anatômico;
- **Fase II:** mistura de gás alveolar e do espaço morto;

- **Fase III:** platô alveolar, sendo o pico, a concentração de CO_2 no final da expiração (EtCO_2) (**Figura 2**).

Em alguns pacientes, observa-se aumento acentuado no fim da fase III, de causa não totalmente definida, denominada fase IV. Nesses casos, os valores de EtCO_2 podem ser superiores aos de PaCO_2. As causas para esse aumento são desconhecidas, mas especula-se que unidades alveolares pouco ventiladas contribuem para o aumento inicial de CO_2, e quando essas fecham, as unidades alveolares bem ventiladas predominam, aumentando o CO_2 no ar expirado. Dessa maneira, qualquer condição que aumente o espaço morto alveolar ou a heterogeneidade pulmonar pode levar a aumento no fim da fase III. Outras situações nas quais os valores de EtCO_2 podem ser superiores aos de PaCO_2 são hipoperfusão pulmonar, embolismo pulmonar, parada cardíaca, ventilação mecânica e ventilação com baixo volume corrente e alta frequência.[2]

De modo geral, o aumento do CO_2 expirado reflete o aumento de sua produção e transporte ou queda da ventilação alveolar. Por sua vez, a diminuição de seus valores pode estar relacionada a queda de sua produção e transporte ou o aumento da ventilação alveolar (**Quadro 1**).

A seguir estão representadas as curvas mais comuns durante a ventilação mecânica (**Figura 3**).

QUADRO 1 Possíveis Causas de Aumento e Diminuição de CO_2.

Aumento de CO_2	Diminuição de CO_2
Hipoventilação	Hiperventilação
Hipertermia maligna	Hipotermia
Sepse	Baixo débito cardíaco
Reinalação	Embolia pulmonar
Administração de bicarbonato	Desconexão acidental ou extubação
Insuflação de CO_2 em laparoscopia	Parada cardíaca

Fonte: Elaborado pelas autoras.

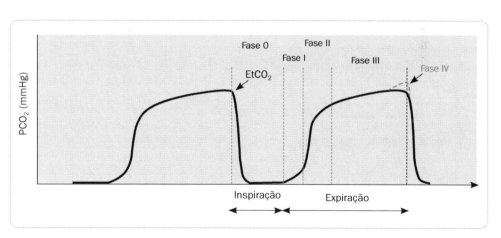

FIGURA 2 Capnografia em função do tempo. Fase 0: inspiração; Fase I: gás proveniente do espaço morto; Fase II: amostra transicional entre vias aéreas e alvéolos; Fase III: gás proveniente do compartimento alveolar; e Fase IV: aumento no fim da Fase III, observado em alguns pacientes.

Fonte: Adaptada de Chitilian HV et al.[2]

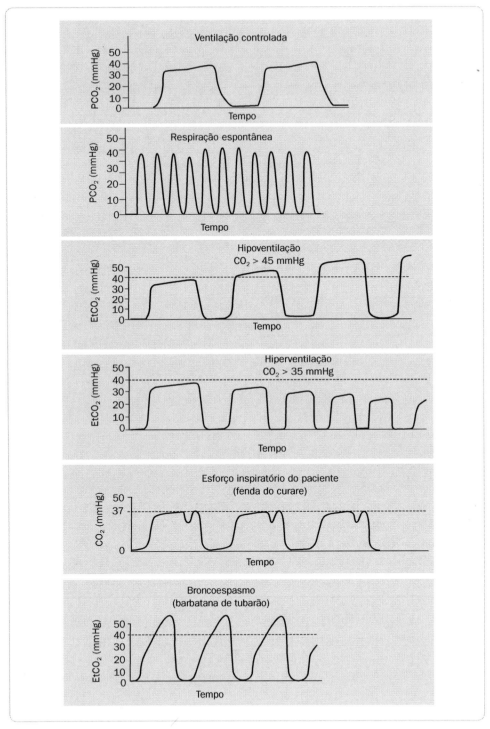

FIGURA 3 Curvas mais comuns durante a ventilação mecânica.
Fonte: Elaboradas pelas autoras.

> É importante lembrar que a oximetria de pulso não é o monitor ideal para detectar hipoventilação durante sedação moderada a profunda. Até que ele detecte a apneia, o paciente já estará com hipercapnia e acidemia importante. A suplementação de oxigênio mesmo em baixas frações pode mascarar a hipoventilação alveolar como exemplificada na **Figura 4**.

Em 2010, a American Society of Anesthesiologists (ASA) determinou o capnógrafo como monitor mínimo obrigatório durante procedimentos de sedação moderada a profunda, dada a elevada incidência de hipoventilação em pacientes humanos.

CAPNOGRAFIA VOLUMÉTRICA

Na capnografia volumétrica, o CO_2 expirado é plotado em função do volume de gás exalado e a curva é dividida em três fases expiratórias:
- Fase I: correspondente ao gás exalado do espaço morto anatômico;
- Fase II: ao espaço de transição;
- Fase III ao gás alveolar. (**Figura 5**)

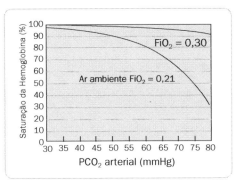

FIGURA 4 Efeito da administração de O_2 a 30% sobre a saturação da oxiemoglobina em comparação com a saturação esperada em ar ambiente e a pressão parcial de CO_2 no sangue arterial.

Fonte: Elaborada pelas autoras.

A área sob a curva determina a quantidade total de CO_2 exalado. A capnografia volumétrica, junto com o valor de $PaCO_2$ da gasometria arterial, permite o cálculo de variáveis, como o espaço morto, caracterizando o espaço morto anatômico e o espaço morto alveolar. Além disso, é mais sensível em detectar pequenas mudanças no espaço morto decorrente de alterações na PEEP, fluxo sanguíneo pulmonar e heterogeneidade pulmonar.

Espaço morto fisiológico é composto pelo espaço morto anatômico (vias aéreas de condução que não participam das trocas gasosas, tubo endotraqueal e conexões até a peça Y) e pelo espaço morto alveolar, composto de alvéolos ventilados, mas não perfundidos. Diversas situações podem causar aumento do espaço morto alveolar, entre estas, hiperinsuflação alveolar e hipoperfusão pulmonar. Estudos recentes vêm demonstrando que marcadores de espaços mortos fisiológico e alveolar podem estar associados à mortalidade em crianças e adultos com síndrome de disfunção respiratória aguda em ventilação mecânica.[7]

Para melhor compreensão do conceito de espaço morto, é necessário entender como este foi adaptado aos métodos de mensuração disponíveis.

A primeira descrição do cálculo do espaço morto foi feita por Bohr:

$$VD/VT = (PACO_2 - PECO_2)/PACO_2$$

Em que VD é o espaço morto fisiológico, VT é o volume corrente; $PACO_2$ é a pressão alveolar média de dióxido de carbono; e $PECO_2$ é a pressão parcial de dióxido de carbono expirado misto.

Entretanto, o cálculo do espaço morto foi sempre inviável clinicamente, sendo necessário monitores metabólicos e câmaras de coleta de gás exalado para mensuração de $PACO_2$ e $PECO_2$.[8] Então, Enghoff propôs uma abordagem simplificada na fórmula de Bohr, baseada na premissa de que em um pulmão ideal, com uma distribuição ideal de ventilação/perfusão, a pressão parcial de CO_2 alveolar ($PACO_2$) seria equivalente à pressão parcial de CO_2 capilar, e desse modo, $PACO_2$ poderia ser substituída por $PaCO_2$, mas, ainda, continua sendo necessário um método de mensuração de $PECO_2$. A abordagem de Enghoff tem limitações, sendo invasiva, pois requer gasometria arterial, além de superestimar o espaço morto, incluindo o efeito *shunt*, quando o sangue venoso rico em CO_2 passa por áreas pouco ou não ventiladas, resultando em aumento de $PaCO_2$.

Usando a capnografia volumétrica, o cálculo do espaço morto foi simplificado, com a obtenção de $PECO_2$ diretamente da curva de CO_2 exalado e do volume total de CO_2 expirado ($VECO_2$), calculado como a área sob a curva de CO_2. Dessa maneira, o espaço morto fisiológico pode ser calculado usando a equação de Bohr-Enghoff:

$$VD/VT = (PaCO_2 - PECO_2)/PaCO_2$$

Em que VD é o espaço morto fisiológico, VT é o volume corrente, $PaCO_2$ é a pressão parcial de dióxido de carbono no sangue arterial, $PECO_2$ é a pressão parcial de dióxido de carbono expirado misto obtido pela capnografia volumétrica.

Posteriormente, usando o conceito de que o CO_2 alveolar é mais bem representado pela mensuração de CO_2 no gás obtido no meio da expiração, foi validada a obtenção do valor de $PACO_2$ pela curva da capnografia volumétrica (**Figura 5**).

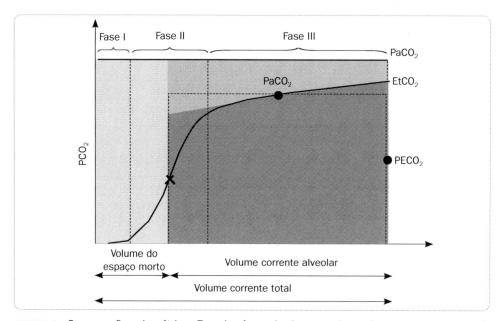

FIGURA 5 Capnografia volumétrica. Fase I: gás expirado proveniente do espaço morto anatômico; Fase II: gás proveniente da transição das vias aéreas e alvéolos; e Fase III: gás alveolar.

PCO_2: pressão parcial de dióxido de carbono; $PaCO_2$: pressão parcial de dióxido de carbono no sangue arterial; $EtCO_2$: dióxido de carbono no final da expiração; $PECO_2$: pressão parcial de dióxido de carbono expirado misto, determinado pela fração expirada de CO_2 multiplicado pela pressão barométrica – pressão de vapor da água; $PACO_2$: pressão parcial de dióxido de carbono alveolar calculado como ponto médio do traçado do ponto de inflexão da fase II (x) até o fim da expiração; área cinza escuro: volume total de CO_2 expirado; cinza médio: ventilação de espaço morto alveolar; cinza claro: ventilação de espaço morto anatômico. A soma das áreas cinza médio e cinza claro representam o espaço morto fisiológico total.

Fonte: Adaptada de Chitilian HV et al.;[2] Tusman G.[9]

Uma vez determinado o espaço morto fisiológico, o espaço morto das vias aéreas é calculado pela análise da curva da capnografia volumétrica pelo método de Fowler, e, então, o espaço morto alveolar é estimado: Espaço morto alveolar = espaço morto fisiológico – espaço morto das vias aéreas.[8]

Dessa forma, com a compreensão dos princípios fisiológicos da cinética do CO_2, do significado de espaço morto alveolar e fisiológico, e de como as medidas e os cálculos são realizados na capnografia volumétrica, é possível utilizá-los para obter inúmeras informações sobre a função respiratória e cardiovascular, com inúmeras indicações de uso, proporcionando uma ventilação mecânica efetiva em pacientes com alterações respiratórias graves.

REFERÊNCIAS BIBLIOGRÁFICAS

1. Rackley CR. Monitoring During Mechanical Ventilation. Respir Care. 2020;65(6):832-846.

2. Chitilian HV, Kaczka DW, Melo MFV. Respiratory Monitoring. In: Miller RD (ed.) Miller´s Anesthesia, 8th ed. New York: Elsevier; 2015. p. 1541-1579.

3. Jubran A. Pulse oximetry. Crit Care. 2015;19(1):272.

4. Jubran A. Pulse oximetry. Crit Care. 2015;19(1):272.

5. Sano H, Seo J, Wightman P, Cave NJ, Gieseg MA, Johnson CB, Chambers P. Evaluation of pulse pressure variation and pleth variability index to predict fluid responsiveness in mechanically ventilated isoflurane-anesthetized dogs. J Vet Emerg Crit Care (San Antonio). 2018;28(4):301-309.

6. Kodali BS, Urman RD. Capnography during cardiopulmonary resuscitation: Current evidence and future directions. J Emerg Trauma Shock. 2014;7(4):332-340.

7. Bhalla AK, Dong J, Klein MJ, Khemani RG, Newth CJ. The Association Between Ventilatory Ratio and Mortality in Children and Young Adults. Respir Care. 2021;66(2):205-212.

8. Suarez-Sipmann F, Bohm SH, Tusman G. Volumetric capnography: the time has come. Curr Opin Crit Care. 2014;20(3):333-339.

9. Tusman G, Gogniat E, Bohm SH, Scandurra A, Suarez-Sipmann F, Torroba A et al. Reference values for volumetric capnography-derived non-invasive parameters in healthy individuals. J Clin Monit Comput. 2013;27(3):281-288.

CAPÍTULO 10

Exame Radiográfico do Tórax e Tomografia Computadorizada

Ana Flávia Sanchez
Carina Outi Baroni

INTRODUÇÃO

A respiração envolve o ciclo respiratório e os pulmões e é realizada por diversas funções: ventilação pulmonar, difusão de O_2 e CO_2 entre os alvéolos e o sangue, transporte de O_2 e CO_2 do sangue e fluidos corporais e suas trocas gasosas com os tecidos, bem como regulação da ventilação e outros fatores da respiração. Os movimentos respiratórios de inspiração e expiração dependem das pressões pleural, alveolar e transpulmonar, da complacência pulmonar, além da elasticidade do pulmão e das forças de tensão superficial líquido-ar nos alvéolos. O arcabouço torácico também tem efeito nos movimentos respiratórios, tendo suas características elásticas e viscosas.[1,2]

Os animais quando submetidos a anestesia normalmente apresentam depressão respiratória em decorrência do uso de fármacos e decúbitos estabelecidos para os procedimentos. Contudo, a ventilação mecânica exerce papel importante para melhorar e manter a função pulmonar em pacientes anestesiados.[1,2] Hoje em dia, são muitas as indicações para ventilação mecânica, principalmente em cirurgias intratorácicas, quadros de hipoxemia, ate-

lectasias, hipoventilação, acidose respiratória e pacientes obesos.

Durante a reexpansão pulmonar, pode ocorrer edema pulmonar, principalmente em pacientes que apresentem pneumotórax, tumor em cavidade torácica, derrame pleural; ou durante anestesias de longa duração, no qual estas afecções podem levar à atelectasia; e durante as manobras de recrutamento, pode ocorrer lesão dos alvéolos devido ao aumento da permeabilidade capilar, ao aumento do gradiente de pressão entre os capilares e o espaço alveolar, e ao acúmulo de infiltrado inflamatório. A manobra de recrutamento alveolar guiada por tomografia computadorizada reduz as chances de hiperinsuflação alveolar, evitando barotraumas, e traz informações importantes sobre o parênquima pulmonar em si.[1-4]

As alterações pulmonares ocorrem por conta de modificações nas diversas funções da respiração, supracitadas, e podem causar hipóxia em diferentes graus, ou seja, desequilíbrios na relação ventilação-perfusão.[1,2] As afecções mais recorrentes são os processos inflamatórios e/ou infecciosos.

O edema pulmonar ocorre em razão do acúmulo de líquido nos alvéolos pulmonares, que pode ocorrer por insuficiência cardíaca esquerda ou doença da válvula mitral, ou, ainda, por lesão das membranas dos capilares.[1,2]

O derrame pleural tem como causas o bloqueio da drenagem linfática da cavidade pleural, insuficiência cardíaca, diminuição acentuada da pressão coloidosmótica do plasma e processo infeccioso.[1,2]

A pneumonia é uma inflamação que promove acúmulo de líquido e hemácias nos alvéolos e leva a hipoxemia e hipercapnia, além de redução da área de superfície total da membrana respiratória.[1,2]

A obstrução das vias aéreas pode ocorrer pelo aprisionamento de ar dentro dos alvéolos, causando sua dilatação e a dos brônquios, e pode levar à destruição das paredes dos alvéolos e dos brônquios, causando diminuição da capacidade de difusão pulmonar, aumento da resistência das vias aéreas, hipóxia e hipercapnia.[1]

O termo atelectasia corresponde ao colapso alveolar, pode ocorrer em áreas focais ou generalizadas nos lobos pulmonares e tem como causas mais comuns a obstrução total das vias aéreas ou a perda de surfactante nos líquidos que revestem os alvéolos, além da redução do volume do lobo pulmonar,[1,2] e pode ocorrer em animais anestesiados.[1,2]

Em pacientes anestesiados é muito importante direcionar o que pode ser feito para minimizar as alterações momentâneas, como a atelectasia pulmonar, para obter imagens melhores de serem avaliadas, e também para que o paciente mantenha sua função pulmonar equilibrada. Existem diversos estudos que relatam sobre influência do decúbito do paciente, tempo de anestesia e atelectasia pulmonar associados a manobras de recrutamento pulmonar para melhorar a ventilação dos pulmões.[5-8]

O diagnóstico por imagem pode ser um guia na expressão visual das alterações pulmonares e direcionar como exame complementar, para o tratamento adequado, visando à melhora do quadro pulmonar. Diferenciar as alterações pulmonares e correlacionar com o quadro clínico é o maior desafio para o radiologista. Por conseguinte, entender o mecanismo de ação que envolve as alterações pulmonares é um fator de extrema importância.

Em especial, a atelectasia é uma alteração que pode mascarar outros padrões pulmonares de fato presentes no exame radiográfico ou por tomografia computadorizada do parênquima pulmonar, sendo a tomografia computadorizada a melhor opção para a avaliação dos lobos pulmonares.[7,9]

DEFINIÇÃO

Os padrões pulmonares observados nos exames radiográficos das **Figuras 1** a **6** e suas respectivas correlações com a clínica que levam ao(s) diagnóstico(s) diferencial(is) são os seguintes: sem alteração em parênquima pulmonar (**Figura 1**), intersticial não estruturado (PINE) (**Figura 2**), intersticial estruturado (PIE) (**Figura 3**), alveolar (PA) (**Figura 4**), brônquico (PB) (**Figura 5**) e vascular (PV) (**Figura 6**).[10] Há uma gama de diagnósticos diferenciais para cada padrão pulmonar, porém os padrões são mistos em sua maioria, evidenciando o quanto a interpretação dos achados radiográficos é dependente do quadro clínico e laboratorial do paciente (**Tabela 1**).

O exame por tomografia computadorizada (TC) do tórax permite observar os padrões encontrados nas radiografias e detalhar padrões intersticiais, como o vidro fosco, alveolares focais (**Figura 7**), o *tree- in- bud* (**Figura 8**) e, além de definir bem as bolhas e *blebs* pulmonares. Nessa conjuntura, a tomografia computadorizada permite melhor avaliação tanto do parênquima pulmonar, quanto da cavidade torácica como um todo.

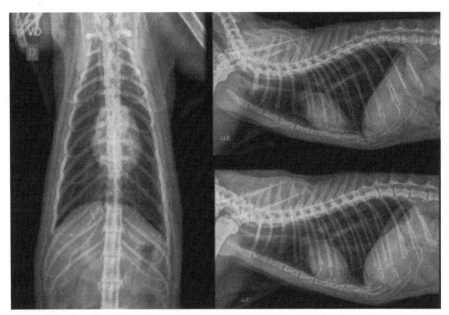

FIGURA 1 Exame radiográfico nas projeções laterolaterais direita, esquerda e ventrodorsal, ilustrando um parênquima pulmonar sem alterações.
Fonte: Acervo pessoal da Dra. Carina Outi Baroni.

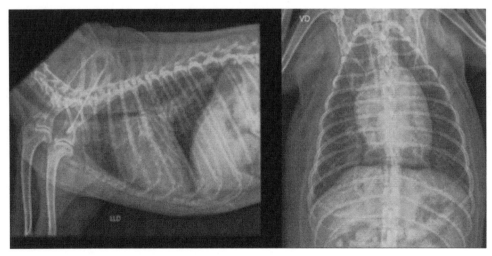

FIGURA 2 Exame radiográficos nas projeções laterolateral direita e ventrodorsal, ilustrando um padrão pulmonar intersticial difuso.
Fonte: Acervo pessoal da Dra. Carina Outi Baroni.

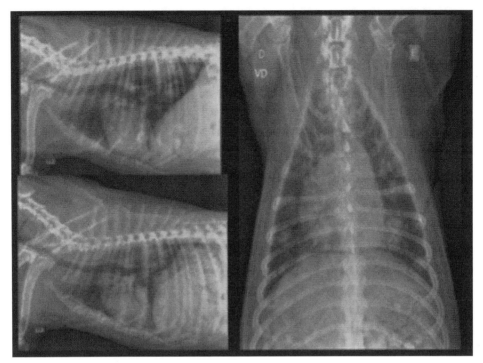

FIGURA 3 Exame radiográficos nas projeções laterolaterais direita, esquerda e ventrodorsal, ilustrando um padrão pulmonar intersticial estruturado – nódulos pulmonares metastáticos.
Fonte: Acervo pessoal da Dra. Carina Outi Baroni.

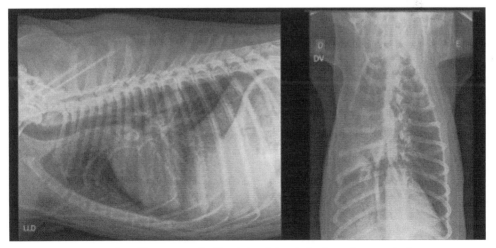

FIGURA 4 Exame radiográfico nas projeções laterolateral direita e dorsoventral.
Fonte: Acervo pessoal da Dra. Carina Outi Baroni.

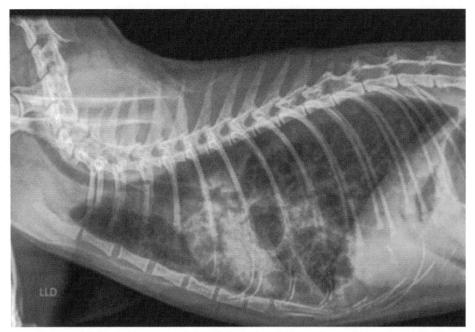

FIGURA 5 Exame radiográfico na projeção laterolateral direita, ilustrando um padrão pulmonar brônquico, com cistos pulmonares. O estado geral do paciente impossibilitou a realização das projeções complementares do tórax.

Fonte: Acervo pessoal da Dra. Carina Outi Baroni.

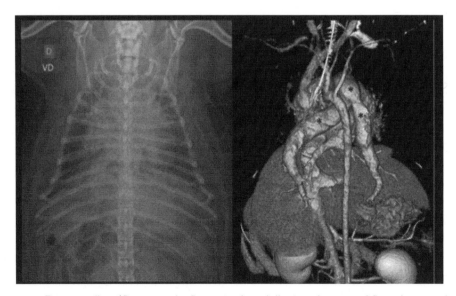

FIGURA 6 Exame radiográfico na projeção ventrodorsal, ilustrando um padrão pulmonar alveolar, com as artérias e veias pulmonares principais dilatadas,* mais bem evidenciadas no exame de tomografia computadorizada.

Fonte: Imagem radiográfica do acervo pessoal da Dra. Larissa Mandato Vaz e imagem de tomografia computadorizada do acervo pessoal da Dra. Carina Outi Baroni.

TABELA 1 Resumo das principais afecções que podem ser correlacionadas aos padrões pulmonares observados nos exames de radiografia e tomografia computadorizada.

PINE	PIE	PA	PB	PV
Pulmão hipoinsuflado	Nódulos Pulmonares	Edema	Broncopneumonia	Sobrecarga iatrogênica por infusão intravenosa de fluídos
Processo neoplásico difuso	Tumor pulmonar primário	Pneumonia	Infiltrados eosinofílicos	Insuficiência cardíaca
Processos inflamatórios	Granuloma	Hemorragia	Bronquite	Persistência de ducto arterioso
Processos infecciosos	Corpos estranhos	Tumor pulmonar primário	Asma	Hipertensão pulmonar
Processo senil	Abcessos	Torção lobar	Bolhas e blebs	Alterações vasculares congênitas em tórax
Broncopneumonia	Hematomas	Atelectasia	Cistos	
Sobrecarga iatrogênica por infusão intravenosa de fluídos		Infarto pulmonar		
		Sobrecarga iatrogênica por infusão intravenosa de fluídos		

Fonte: Thrall, 2010.[10]

O exame ultrassonográfico (US) do tórax também pode ser uma escolha na hora de indicar, em especial, para avaliação de quantidade de efusão pleural e para observar se há efusão pleural associada a uma atelectasia pulmonar, formação ou processo infeccioso focal, em pacientes com quadros de urgência e estáveis para o tempo que a modalidade exige para correta avaliação do quadro pulmonar e pleural.

Todavia, o exame radiográfico é um exame complementar de triagem para avaliação do tórax e é mais acessível que o exame ultrassonográfico, este por conta de ser ainda operador-dependente, e que a tomografia computadorizada (TC), dado seu alto custo. A TC é, porém, um exame que oferece mais detalhes do parênquima pulmonar e espaço pleural, sendo indicada para todas as alterações pulmonares, podendo

ser feita com pacientes em caixa acrílica de contenção ou sob sedação, dependendo do estado geral do paciente e, o mais indicado ainda é sob anestesia quando há uso do contraste iodado intravenoso.

INDICAÇÕES, VANTAGENS, UTILIDADES E LIMITAÇÕES

Os exames complementares de imagem são hoje indispensáveis na avaliação do tórax, quando o paciente está estável para realizá-los. A maior vantagem do exame radiográfico do tórax com relação ao exame por TC é sua disponibilidade e, em sequência, o não uso, em sua maioria das vezes, de sedativos ou anestésicos para sua realização. O exame radiográfico do tórax, além de ser mais acessível que a TC e a ultrassonografia, tem também mais literatura em língua

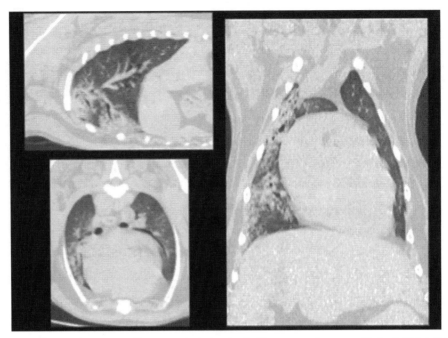

FIGURA 7 Exame de tomografia computadorizada do tórax, em planos sagital, dorsal e transversal, no filtro pulmão, ilustrando um padrão pulmonar alveolar focal em lobos pulmonares do hemitórax direito.
Fonte: Acervo pessoal da Dra. Carina Outi Baroni.

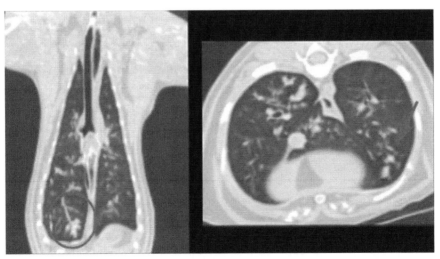

FIGURA 8 Exame de tomografia computadorizada do tórax, em planos dorsal, transversal e sagital, no filtro pulmão, mostrando na seta e círculo o padrão *tree-in-bud* do pulmão, que faz o formato de árvore em brotamento, sendo os diagnósticos diferenciais para esse padrão pulmonar, processo infeccioso ou neoplásico.
Fonte: Acervo pessoal da Dra. Carina Outi Baroni.

portuguesa disponível e radiologistas para avaliar. O exame de TC do tórax é o padrão ouro para avaliar o parênquima pulmonar, em todas as alterações descritas, porém de custo mais alto por exigir equipamentos mais sofisticados e equipe multidisciplinar treinada (radiologistas especialistas ou especializados, biomédicos, tecnólogos, anestesistas, enfermeiros e equipe de agendamento específica para orientar tutores e médicos veterinários solicitantes).

As limitações ocorrem a partir do método escolhido, se exame radiográfico, poderá existir dúvida se o aumento de radiopacidade focal em um lobo pulmonar, por exemplo, é um padrão alveolar focal sem broncograma aéreo, se somente tem efusão pleural ou se há ainda associado uma formação, a qual não se distingue da radiopacidade da efusão quando presente, sendo o exame rediográfico do tórax uma limitação mais expressiva. Com relação à TC, as limitações estão no âmbito do estado geral do paciente, e no uso ou não de contraste e formação de atelectasia, o que dificulta a avaliação das imagens e sendo necessárias manobras para melhor expansão pulmonar e redução de atelectasia.

Os artefatos tanto no exame radiográfico, quanto no de TC também dificultam um pouco a avaliação, sendo o mais comum o de movimento pela falta de apneia na hora do exame (**Figura 9**). Ademais, ambos os exames são fonte de radiação ionizante, portanto, deve-se atentar para a quantidade de exames controles a que o paciente será submetido, e, no caso do exame radiográfico, exames controles da pessoa que irá conter esse paciente, tendo em vista sempre os princípios da proteção radiológica presentes na resolução vigente.

Contudo, são inúmeras as vantagens de cada modalidade frente às suas limitações e sempre há necessidade de se observar o estado geral do paciente para saber direcionar para qual exame complementar de imagem conduzi-lo.

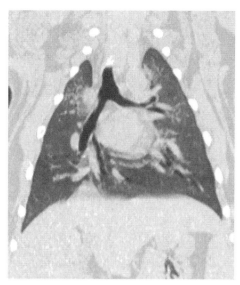

FIGURA 9 Exame de tomografia computadorizada do tórax, em plano dorsal, no filtro pulmão, mostrando um artefato de movimento, com efeito visual de imagem tremida e sobreposta do coração.
Fonte: Acervo pessoal da Dra. Carina Outi Baroni.

REFERÊNCIAS BIBLIOGRÁFICAS

1. Hall JE. Guyton & Hall Tratado de Fisiologia Médica. 13a ed. Rio de Janeiro: Elsevier; 2017.
2. Silva PL, Rocco PRM. Mecânica Ventilatória. In: Valiatti JLS, Amaral JLG, Falcão LFR. Ventilação Mecânica: Fundamentos e prática clínica. 1a ed. Rio de Janeiro: Roca; 2016.
3. Bugedo G, Bruhn A, Hernández G, Rojas G, Varela C, Tapia JC et al. Lung computed tomography during a lung recruitment maneuver in patients with acute lung injury. Intensive Care Med. 2003;29(2):218-225.
4. Kira S. Reexpansion pulmonary edema: review of pediatric cases. Paediatr Anaesth. 2014;24(3):249-256.
5. Foo TS, Pilton JL, Hall EJ, Martinez-Taboada F, Makara M. Effect of body position and time on quantitative computed tomographic measurements of lung volume and attenuation in healthy anesthetized cats. Am J Vet Res. 2018;79(8):874-883.
6. Allison A, Huizing X, Jolliffe C, Schaafsma I. Effect of fixed value positive end expiratory pressure valves

on canine thoracic volume and atelectasis. J Small Anim Pract. 2017;58(11):645-651.

7. Lascola KM, Clark-Price SC, Joslyn SK, Mitchell MA, O'Brien RT, Hartman SK *et al*. Use of manual alveolar recruitment maneuvers to eliminate atelectasis artifacts identified during thoracic computed tomography of healthy neonatal foals. Am J Vet Res. 2016;77(11):1276-1287.

8. Lee SK, Park S, Cheon B, Moon S, Hong S, Cho H *et al*. Effect of position and time held in that position on ground-glass opacity in computed tomography images of dogs. Am J Vet Res. 2017;78(3):279-288.

9. Lamb CR, Jones ID. Associations between respiratory signs and abnormalities reported in thoracic CT scans of cats. J Small Anim Pract. 2016; 57(10):561-567.

10. Thrall DE. Paradigmas de interpretação para tórax de pequenos animais. In: Thrall DE. Thrall Diagnóstico de Radiologia Veterinária. 5a ed. Rio de Janeiro: Elsevier; 2010. p. 462-485.

CAPÍTULO 11

Hemogasometria

Cristiane Luchesi de Mello Morais
Aline Magalhães Ambrósio

INTRODUÇÃO

A análise de gases sanguíneos com base em amostras de sangue arterial é essencial para a avaliação adequada do *status* ácido-básico dos pacientes, tendo como propósito diagnosticar e tratar desordens associadas. A gasometria arterial pode ser realizada após a intubação ou durante a ventilação mecânica invasiva ou não invasiva, no manejo do desequilíbrio ácido-basico e durante o tratamento de pacientes com síndrome da angústia respiratória aguda (SARA). A **Tabela 1** descreve valores normais da gasometria arterial no cão e no gato.[1-3]

Estudos em cães **não anestesiados com** amostras sanguíneas venosas demonstraram como resultados normais os seguintes valores: pH 7,397 (7,351 a 7,443), PCO_2 37,4 (33,6 a 41,2) mm Hg, HCO_3^- 22,5 (20,8 a 24,2) mEq/L[4,5] e PO_2 52,1 (47,9 a 56,3) mmHg.[2,4] Estudos com amostras de sangue venoso em gatos normais não anestesiados demonstraram como valores normais: pH 7,343 (7,277 a 7,409), PCO_2 38,7 (32,7 a 44,7) mmHg, e HCO_3^- 20,6 (18,0 a 23,2) mEq/L.[6,7] Vale lembrar que os valores em sangue venoso central, coletado no átrio direito ou na artéria pulmonar são os que representam os valores de todo o corpo.[8]

TABELA 1 Valores normais obtidos com Base em gasometria arterial em cães e gatos.

Parâmetro	Cão	Gato
pH	7.407 (7.351 a 7.463)	7.386 (7.310 a 7.462)
PCO_2 (mmHg)	36,8 (30,8 a 42,8)	31,0 (25,2 a 36,8)
HCO_3^- (mEq/L)	22,2 (18,8 a 25,6)	18,0 (14,4 a 21,6)
PO_2 (mmHg)	92,1 (80,9 a 103,3)	106,8 (95,4 a 118,2)
Sódio (mEq/L)	145	155
Potássio (mEq/L)	4	4
Cálcio ionizado (mg/dL)	5,4	5,1
Cloro (mEq/L)	110	120
Lactato (mmol/L)	2	2

Fonte: Elaborada pelas autoras.

O sangue venoso coletado de outras partes do corpo, como jugular, femoral, cefálica etc., terá valores alterados pelo consumo de O_2 e produção de CO_2 daquela região e tecido, e não global do corpo, não sendo indicado, portanto, para avaliação do equilíbrio ácido-básico, muito menos durante ventilação mecânica.

ETAPAS NA ABORDAGEM E INTERPRETAÇÃO DE DISTÚRBIOS ÁCIDO-BÁSICOS SIMPLES

A. Examinar o pH; se diminuído há acidose, se aumentado há alcalose;

B. Discernir se a desordem primária é metabólica ou respiratória:
- **Se acidose:** com $PaCO_2$ aumentado = acidose respiratória:
  - com HCO_3^- diminuído = acidose metabólica;
- **Se alcalose:** com $PaCO_2$ diminuído = alcalose respiratória:
  - com HCO_3^- aumentado = alcalose metabólica.

C. Quando a desordem primária é metabólica, verificar se há compensação adequada, conforme representado na **Tabela 2**. Em caso de desordem respiratória, definir se é aguda ou crônica.

Note que se o distúrbio primário é respiratório a compensação será metabólica e se o distúrbio primário for metabólico a compensação será respiratória (**Figura 1**). Outro fato importante de lembrar é que a compensação respiratória ocorre muito mais rápida (minutos) do que a metabólica (de horas a dias), se os pulmões estiverem saudáveis e os rins também.

D. Avaliar se a desordem ácido-básica é simples ou mista:
- **Simples:** há apenas uma desordem primária;
- **Mista:** há, pelo menos, duas anormalidades ácido-básicas primárias concomitantes.

As desordens mistas são suspeitadas quando a resposta adaptativa excede ou fica aquém do esperado.

E. Para diferenciação da causa da acidose metabólica, pode se calcular o ânion *gap* com base na fórmula:

$$AG = ([Na^+] + [K^+]) - ([Cl^-] + [HCO3^-])$$

Ânion *gap* normal em gatos: 10 a 27 mEq/L, em cães: 8 a 25 mEq/L.

Uma acidose com ânion *gap* normal significa não haver presença de ânions

TABELA 2 Resposta compensatória esperada para os distúrbios ácido-básicos.

Distúrbio e alteração primária	Resposta compensatória e esperada
Acidose metabólica (baixo HCO_3^-)	Decréscimo de 1 mmHg na PCO_2 para cada 1 mEq decrescido de $[HCO_3^-]$
Alcalose metabólica (alto HCO_3^-)	Acréscimo de 0,7 mmHg na PCO_2 para cada 1 mEq acrescido de $[HCO_3^-]$
Acidose respiratória aguda (alto PCO_2)	Acréscimo de 1,5 mEq/L de $[HCO_3^-]$ para cada 10 mmHg acrescido de PCO_2
Acidose respiratória crônica (alto PCO_2)	Acréscimo de 3,5 mEq/L de $[HCO_3^-]$ para cada 10 mmHg acrescido de PCO_2
Alcalose respiratória aguda (baixo PCO_2)	Decréscimo de 2,5 mEq/L de $[HCO_3^-]$ para cada 10 mmHg decrescido de PCO_2
Alcalose respiratório crônica (baixo PCO_2)	Decréscimo de 5,5 mEq/L de $[HCO_3^-]$ para cada 10 mmHg decrescido de PCO_2

Fonte: Elaborada pelas autoras.

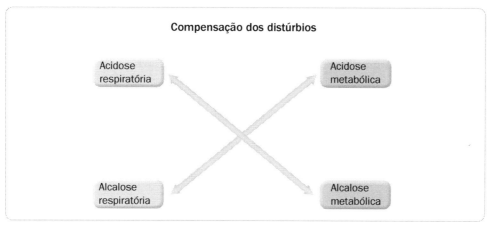

FIGURA 1 Compensação dos distúrbios.
Fonte: Elaborada pelas autoras.

não mensurados adicionais, sendo a causa da acidose a perda de bicarbonato. Por outro lado, uma acidose com alto valor de ânion *gap* significa presença adicional de ânions não mensurados (como lactato, cetonas, salicilato) e, por conseguinte, geração de ácido não volátil adicional no organismo.

F. Avaliar o excesso de bases (BE) em distúrbios metabólicos. Esse parâmetro é alterado apenas por ácidos não voláteis no sangue. Quando há um BE negativo, há indicação de acidose metabólica, e, quando positivo, indica alcalose metabólica.

DISTÚRBIOS ÁCIDO-BÁSICOS E POSSÍVEIS CAUSAS

Acidose respiratória

- **Distúrbio primário:** alta concentração sanguínea de CO_2 (hipercapnia).
- **Resposta compensatória:** hiperventilação, aumento da retenção de [HCO3-], aumento da excreção renal de hidrogênio.

Alterações no controle neural da ventilação ou hipoventilação decorrentes de alteração da mecânica ventilatória podem levar a acidose respiratória. Possíveis causas estão representadas na **Figura 2**.

Tratamento da Acidose Respiratória

- Depende da causa e da severidade do distúrbio;
- Consiste em medidas para estimular a ventilação pulmonar;
- Eliminação de secreções bronco-pulmonares;
- Intubação traqueal;
- Ventilação mecânica.

A ventilação mecânica, quando utilizada, deve ser cuidadosamente conduzida e monitorizada. A ventilação mecânica inadequada também pode ser causa de hipoventilação e retenção de dióxido de carbono, com produção de acidose respiratória.

Alcalose respiratória

- **Distúrbio primário:** baixa concentração sanguínea de CO_2 (hipocapnia).

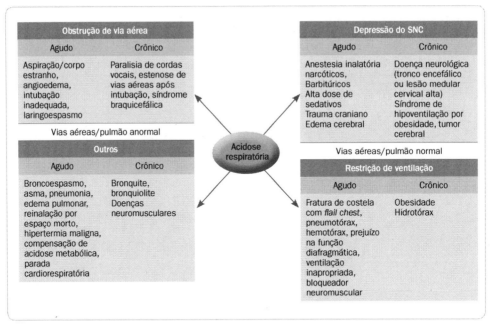

FIGURA 2 Possíveis causas de acidose respiratória.
SNC: sistema nervoso central.
Fonte: Elaborada pelas autoras.

- **Resposta compensatória:** hipoventilação, diminuição do HCO_3^- plasmática, redução da excreção de hidrogênio.

Possíveis causas: ajustes ventilatórios inadequados com hiperventilação pulmonar, hipoxemia grave, hipotensão, doença parenquimal pulmonar, hipertermia, medo/estresse, dor, exercício, doença neurológica, febre, sepse, excitação, tromboembolismo pulmonar, doença pulmonar parenquimatosa.

Tratamento da Alcalose Respiratória

- Em geral, os quadros de alcalose respiratória são leves e de baixa gravidade;
- O tratamento em todos os casos consiste em remover a causa da hiperventilação;
- Nos casos mais graves, pode ocorrer hipopotassemia, capaz de gerar arritmias cardíacas, pela entrada rápida de potássio nas células na troca pelos íons hidrogênio.

Os casos mais frequentes de alcalose respiratória severa são secundários à ventilação mecânica prolongada; o tratamento consiste em ajustar os controles do aparelho adequando a ventilação às necessidades do paciente.

Acidose Metabólica

- **Distúrbio primário:** diminuição do HCO_3^- plasmático, aumento da $[H^+]$;
- **Resposta secundária:** hiperventilação, diminuição de CO_2, aumento da excreção de hidrogênio.

Possíveis causas: perda de fluidos corporais ricos em HCO_3^-, adição ou produção de ácido pelo metabolismo ou excreção renal diminuída de ácidos.

Causas de acidose metabólica normoclorêmica com ânion *gap* aumentado: cetoacidose metabólica, acidose lática, acidose urêmica, intoxicação com salicilatos.

Causas de acidose metabólica hiper-clorêmica com ânion *gap* normal: diarreia, acidose tubular renal, administração de fármacos inibidores da anidrase carbônica, hipoadrenocorticismo.

Tratamento da Acidose Metabólica

- Consiste fundamentalmente na eliminação das causas de hipóxia;
- Inclui a reposição hídrica e volêmica;
- Normalização do débito cardíaco;
- Correção da hipotensão arterial;
- Administração de bicarbonato de sódio;
- Reversão do processo, contudo, depende da correção das causas básicas da acidose;
- A administração de bicarbonato de sódio somente para pH abaixo de 7,2;
- Reposição em **mEq = Peso(kg) x 0,3 x DB** (em que 0,3 = 30% do peso com relação ao líquido extracelular) e DB = quantidade de base para elevar o pH a 7,40 para cada litro de LEC (30% do peso);
- Repor metade da dose e reavaliar após 15 minutos; se necessário repor mais um terço. Cuidado, pois se fizer alcalose metabólica por excesso de administração de bicarbonato, trata-se de iatrogenia de difícil reversão.

Alcalose metabólica

- **Distúrbio primário:** aumento plasmático de HCO_3^-, diminuição de $[H+]$;
- **Resposta adaptativa:** hipoventilação, aumento da PCO_2, redução excreção $[H+]$, excreção de HCO_3^-.

Possíveis causas: perda de fluido extracelular (geralmente perda de HCl por episódios eméticos) frequentemente associados à hipocloremia, uso de terapia diurética. A alcalose metabólica tipicamente associada à normocloremia pode ocorrer no hiperal-dosteronismo primário e hiperadrenocorticismo.

Tratamento da Alcalose Metabólica

- De modo geral, a alcalose metabólica é leve ou moderada e não requer tratamento especial, a não ser a remoção de sua causa, quando possível;
- A reposição líquida nos casos de estenose pilórica com frequência contribui para normalizar o total das bases;
- O uso mais moderado dos diuréticos e a administração de cloreto de potássio tendem a normalizar os demais quadros.

REFERÊNCIAS BIBLIOGRÁFICAS

1. Rieser TM. Arterial and venous blood gas analyses. Top Companion Anim Med. 2013;28(3):86-90.
2. DiBartola SP. Metabolic Acid-Base Disorders In: DiBartola SP. Fluid, Electrolyte, and Acid-Base Disorders in Small Animal Practice. Philadelphia: WB Saunders; 2012. p. 253.
3. Haskins SC. Blood gases and acid-base balance: clinical interpretation and therapeutic implications. In: Kirk RW, Current Veterinary Therapy VIII. Philadelphia: WB Saunders; 1983 p. 201.
4. Rodkey WG, Hannon JP, Dramise JG, White RD, Welsh DC, Persky BN. Arterialized capillary blood used to determine the acid-base and blood gas status of dogs. Am J Vet Res. 1978;39(3):459-464.
5. Zweens J, Frankena H, van Kampen EJ, Rispens P, Zijlstra WG. Ionic composition of arterial and mixed venous plasma in the unanesthetized dog. Am J Physiol. 1977;233(5):F412-F415.
6. Herbert DA, Mitchell RA. Blood gas tensions and acid-base balance in awake cats. J Appl Physiol. 1971;30(3):434-436.
7. McCullough SM, Constable PD. Calculation of the total plasma concentration of nonvolatile weak acids and the effective dissociation constant of nonvolatile buffers in plasma for use in the strong ion approach to acid-base balance in cats. Am J Vet Res. 2003; 64(8):1047-1051.
8. Proulx J. Respiratory monitoring: arterial blood gas analysis, pulse oximetry, and end-tidal carbon dioxide analysis. Clin Tech Small Anim Pract. 1999;14(4):227-230.

CAPÍTULO 12

Tomografia por Impedância Elétrica Pulmonar

Aline Magalhães Ambrósio

INTRODUÇÃO

A avaliação da função pulmonar por emprego da tomografia por impedância elétrica (TIE)[1] vem sendo empregada no ser humano e nos animais com sucesso. Essa nova tecnologia vem ganhando espaço na área da anestesiologia e da terapia intensiva, pois a tomografia computadorizada (TC) de tórax apresenta o inconveniente de não poder ser utilizada à beira do leito nem dentro do centro cirúrgico, em razão de seu tamanho e da emissão de radiação.[2] Além do mais, na rotina veterinária poucos centros contam com a TC, e deslocar o paciente anestesiado até onde se encontra o equipamento muitas vezes não é possível. Por esse motivo, a tomografia por impedância elétrica pulmonar está sendo estudada para avaliação da função ventilatória durante a anestesia e terapia intensiva, principalmente durante a realização das manobras de recrutamento alveolar (MRAs), tanto no ser humano como nos animais.[3]

Atualmente há 35 estudos publicados em Medicina Veterinária com o uso de TIE, segundo o Consenso Internacional em Medicina Veterinária de Impedância Elétrica de 2020.[4] Experimentalmente, a TIE vem sendo aplicada em animais da espécie suí-

na avaliando tanto a ventilação pulmonar regional quanto a eficácia das manobras de recrutamento alveolar.[5,6] Em equinos, diversos estudos já vêm sendo realizados, como os de Moens *et al.*,[7] Ambrisko *et al.*,[8,9] Andrade *et al.*[10] e Mosing *et al.*[11-13] Na espécie canina, há somente um estudo experimental[14] e dois estudos clínicos associados a manobras de recrutamento alveolar, de Ambrósio *et al.*[15,16] Em gatos, até o momento da edição deste livro, não havia estudos publicados, porém havia um estudo em andamento de nosso grupo. Além de um relato em rinoceronte branco,[17] e outro em orangotango, de Mosing *et al.*[18]

A TIE é um processo pelo qual se procura estimar o campo de condutividade no interior do corpo, mediante um método particular de obter imagens por meio da injeção de corrente elétrica de baixa potência no objeto a caracterizar. A imagem é obtida dos potenciais elétricos ou correntes detectadas na superfície do objeto. Os valores de corrente empregados são baixos e variam na frequência entre 10 kHz e 1 MHz e na intensidade entre 1 e 10 mA.[4]

A técnica baseia-se em uma cinta posicionada na superfície corpórea ao redor da seção transversal que se deseja analisar, então aplica-se corrente elétrica em um par de eletrodos e os potenciais elétricos que surgem nos demais são mensurados e registrados por um sistema de aquisição de dados. A análise desses dados gera uma imagem em corte transversal do tecido, do órgão ou do sistema a ser analisado.

Desse modo, a avaliação do pulmão por TIE dos pacientes mantidos em anestesia e submetidos à ventilação controlada e manobras de recrutamento alveolar fornece informações detalhadas do parênquima pulmonar durante este procedimento, auxiliando a realizá-lo da maneira menos deletéria possível ao órgão em questão.

PRINCÍPIO DE FUNCIONAMENTO

Atualmente os equipamentos de TIE têm uma cinta composta por 32 eletrodos equidistantes que devem ser posicionados ao redor do tórax dos animais, na altura dos 5º e 6º espaços intercostais, na maioria das espécies, para evitar a formação de imagem do coração ou de estruturas abdominais, sendo, então, conectada ao equipamento de tomografia de impedância elétrica. Para cada par de eletrodos adjacentes, uma corrente alternada é injetada pelo aparelho de bioimpedância e a diferença de voltagem entre pares de eletrodos adjacentes não injetores de corrente é empregada para gerar o primeiro ciclo de varredura, reproduzido em *pixels* (elemento mínimo de reconstrução de imagem) com o uso de um computador, no qual é instalado um programa específico para o equipamento utilizado (**Figura 1**). Os ciclos de varredura subsequentes propiciaram a reconstrução de uma nova imagem relativa (**Figura 2**). As mudanças da impedância torácica (ou de voltagem entre eletrodos), descritas na forma de *pixels*, refletem principalmente alterações na distribuição do conteúdo de gás das diversas regiões pulmonares, permitindo, assim, o estudo da distribuição relativa do volume corrente, em zonas pulmonares previamente definidas. A TIE avalia, então, o ciclo de aquisição de imagens em uma taxa de 46 imagens por segundo, sendo cada ciclo adquirido por um período de 1 minuto, e imediatamente arquivados no computador e avaliados *off-line* posteriormente. Após a aquisição de todos os momentos de coleta, as imagens são reconstruídas pelo *software* e analisadas por outro *software* específico, no qual é mensurada a porcentagem de volume corrente por regiões de interesse (ROI) da seguinte maneira: barra preta, região ventral; barra cinza médio, região centroventral; barra cinza claro, região centro-dorsal; e cinza escuro, região dorsal (**Figura 3**).

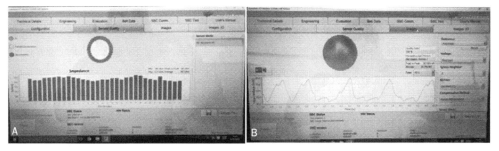

FIGURA 1 **(A)** Imagem da calibração dos sinais dos eletrodos. **(B)** Gráfico da impedância durante a inspiração e a expiração em cão.

Fonte: Acervo pessoal da autora.

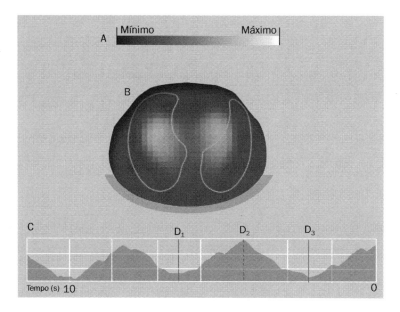

FIGURA 2 Imagem dinâmica da ventilação pulmonar e curva de impedância global em tempo real (pletismograma). A imagem dinâmica mostra a distribuição de impedância regional dentro do tórax (ΔZ). A imagem foi baseada em uma matriz de 32 x 32 *pixels*. Regiões com cores cinza escuro significam pouca alteração de impedância e as regiões esbranquiçadas muita alteração de impedância, significando, respectivamente, pouca ou muita ventilação.

A: barra que mostra a variação de cor na imagem dinâmica. B: Imagem pulmonar dinâmica. C: Pletismograma: sinal de impedância global no pulmão inteiro, sendo que o sinal se move da direita para a esquerda com tempo 0 representando o tempo atual e o tempo 10 segundos corresponde a 10 segundos atrás. D1: início da inspiração. D2: final da inspiração. D3: final da expiração.

Fonte: Manual do usuário ibeX BETA 1.1.

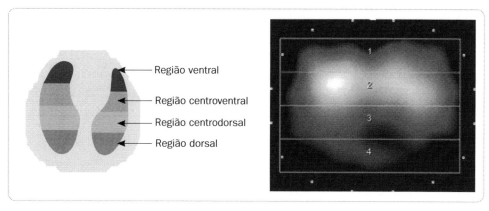

FIGURA 3 Esquema e imagem corrente do TIE demonstrando as regiões de interesse.
Fonte: Acervo pessoal da autora.

VARIÁVEIS AVALIADAS NA TIE

Diversos parâmetros podem ser avaliados dependendo da marca do equipamento utilizado. Os mais comuns são:

- **Percentual de ventilação nas regiões de interesse (ROIs):** esse parâmetro é calculado com base na média da variação da impedância elétrica dos ciclos adquiridos durante 1 minuto de avaliação, e, então, é gerada uma nova imagem, a qual é dividida em quatro ROIs (ventral, centroventral, centrodorsal e dorsal) e analisadas em *software* específico após a reconstrução da imagem em modo *off-line* (**Figura 3**);
- **Centro da ventilação horizontal (CoV R-L):** calcula-se esse parâmetro com base na média da variação da impedância elétrica dos ciclos adquiridos durante 1 minuto de avaliação, gerando, então, uma nova imagem. Nessa imagem, é identificado o ponto de maior variação na impedância dos tecidos com relação ao plano horizontal, durante os ciclos respiratórios adquiridos, indicando, assim, o ponto central da ventilação pulmonar em seu aspecto horizontal. Essa avaliação demonstra alterações na ventilação laterolateral ou entre pulmões esquerdo e direito, em que 100% são considerados à esquerda e 0% considerados à direita (com relação ao eixo x da reta). As imagens são analisadas em *software* específico após a reconstrução da imagem em modo *off-line* (**Figura 4**);
- **Centro da ventilação vertical (CoV D-V):** calcula-se esse parâmetro com base na média da variação da impedância elétrica dos ciclos adquiridos durante 1 minuto de avaliação, gerando, então, uma nova imagem. Nessa imagem, é identificado o ponto de maior variação na impedância dos tecidos com relação ao plano vertical, durante os ciclos respiratórios adquiridos, indicando, assim, o ponto central da ventilação pulmonar em seu aspecto vertical. Essa avaliação demonstra alterações na ventilação dorsoventralmente ou em regiões dependentes e não dependentes de gravidade, em que 100% são considerados dorsais e 0% é considerado ventral (com relação ao eixo y da reta). As imagens são analisadas em *software* específico após a reconstrução da imagem em modo *off-line* (**Figura 4**);
- **Percentual de silêncio respiratório:** esse parâmetro é calculado com base na média da variação da impedância elétrica dos ciclos adquiridos durante 1 minuto de avaliação, sendo, então gerada uma nova imagem, na qual são identificadas e quantificadas as áreas onde houve menos de 10% de diferença de impedância do tecido pulmonar, sendo considerada área de silêncio respiratório, ou seja, com pouca ventilação ou nenhuma ventilação em região dependente de gravidade (DSS) e percentual de silêncio respiratório em região não dependente de gravidade (NSS). As imagens são analisadas em *software* específico após a reconstrução da imagem em modo *off-line* (**Figura 4**);
- **Estiramento relativo corrente:** quanto maior for o estiramento do tecido pulmonar, maior será a impedância à corrente elétrica em comparação ao tecido não estirado. A variação de impedância (delta Z) mostrada pelo TIE durante um ciclo respiratório é, consequentemente, o resultado das alterações do estiramento tecidual e, portanto, o termo de estiramento relativo é usado. Nas áreas pulmonares não ventiladas ou pobremente ventiladas ou não estiradas, as alterações de impedância são reduzidas durante os ciclos respiratórios quando comparadas com áreas bem ventiladas,

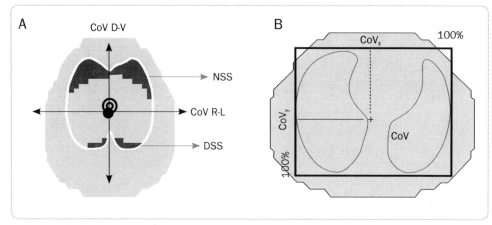

FIGURA 4 **(A)** Centro da ventilação (CoV R-L e D-V) e áreas de silêncio respiratório (NSS e DSS). **(B)** CoV no eixo x, em que 0% corresponde à direita e 100% correspondem à esquerda dos pulmões. CoV no eixo y, em que 0% corresponde à ventral e 100% correspondem à dorsal dos pulmões.
CoV: centro da ventilação; R-L: direita esquerda; D-V: dorsal ventral; NSS: região não dependente; DSS: região dependente.
Fonte: Manual do usuário ibeX BETA 1.1.

permitindo, assim, a identificação das áreas de silêncio respiratório. Nesse cálculo, assume-se a hipótese de que a alteração de impedância elétrica pulmonar ocorre tanto por expansão como por distensão excessiva do parênquima; representando o impacto do volume corrente nas propriedades mecânicas e elétricas dos pulmões, portanto o termo "relativo". Dado o fato de os valores absolutos não poderem ser mensurados, uma máxima alteração de impedância dentro de dada respiração é considerada referência, e todos os outros valores mensurados são relativos a esse máximo. Esta é, portanto, mensurada apenas durante um ciclo respiratório, calculando-se para cada intervalo de tempo do início ao fim da inspiração. A primeira distribuição do mapa da impedância é mensurada no início da inspiração, e a segunda no fim da mesma inspiração. Cada mapa de distribuição de impedância contém 32 × 32 elementos e cada *pixel* contém um valor específico de impedância. Os valores mensurados pelo equipamento de impedância elétrica são gerados automaticamente em mediana (**Figura 5**);

- **Volume corrente da região de interesse**: é calculada multiplicando-se o volume corrente expiratório global, em mL, pela fração de distribuição de volume corrente pelo sinal de impedância da região de interesse da área pulmonar dependente e não dependente de gravidade;[16]
- **Complacência regional**: calcula-se a complacência da região pulmonar dependente e não dependente de gravidade dividindo-se a complacência da respectiva ROI pela *driving pressure*.[16]
- **Índice de distribuição corrente (IDC)**: esse índice é utilizado para definir a taxa de ventilação anteroposterior dos pulmões, com a finalidade de acessar a homogeneidade de distribuição da ventilação. Quanto mais próximo do valor 1 for o IDC, mais homogênea é a ventilação em decorrência da transi-

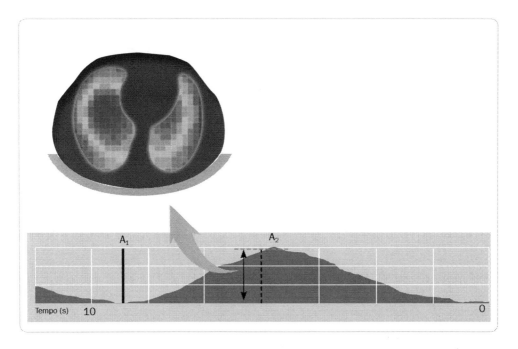

FIGURA 5   Imagem torácica do estiramento relativo corrente, onde regiões com elevada distensão são representadas na cor cinza escuro e regiões esbranquiçadas representam baixa distensão.
A1: início da inspiração; A2: final da inspiração.
Fonte: Manual do usuário Ibex BETA 1.1.

ção do ar para as regiões dependentes de gravidade, ou seja, para as regiões atelectásicas.[16]

Diversos outros parâmetros estão sendo estudados ainda e podem ser utilizados para auxiliar na mais apropriada estratégia de ventilação pulmonar, principalmente na melhor pressão para o recrutamento alveolar e a PEEP mais adequada para manutenção dos pulmões abertos.

Ambrósio et al.[15,16] avaliaram manobras de recrutamento alveolar durante ventilação controlada, utilizando-se a técnica de tomografia por impedância elétrica durante anestesia geral em cães. A cinta foi colocada na região do quinto espaço intercostal, após tricotomia e limpeza da pele para melhor fixação dos eletrodos (**Figuras 6 a 8**).

Durante a manobra de recrutamento alveolar é possível acompanhar a abertura das regiões atelectásicas por meio das imagens do TIE e associá-las à melhora da PaO$_2$ da gasometria arterial, por exemplo (**Figura 9**).

Em outro estudo em cães, Ambrósio et al.,[16] avaliaram a manobra de recrutamento alveolar e áreas hiperdistendidas baseada na área de silêncio respiratório do TIE (**Figuras 10 e 11**).

Como a corrente elétrica emitida na TIE é de baixa intensidade, é possível avaliar a distribuição da aeração em animais acordados tanto sem, como em sedação (**Figuras 12 a 14**), dependendo do temperamento, ou sob anestesia (**Figura 14**).

Como todo método, existe uma limitação específica da TIE, pois as imagens representam um único corte transversal do tórax e pulmões ao redor do 5º e 6º espaços

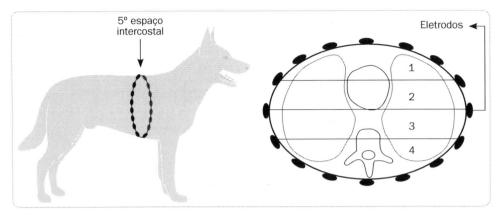

FIGURA 6 Diagrama indicando a colocação dos eletrodos ao redor do tórax, na altura do 5º espaço intercostal em cão; e divisão pulmonar dividida em quatro regiões de interesse.
Fonte: Ambrósio et al. 2017.[15]

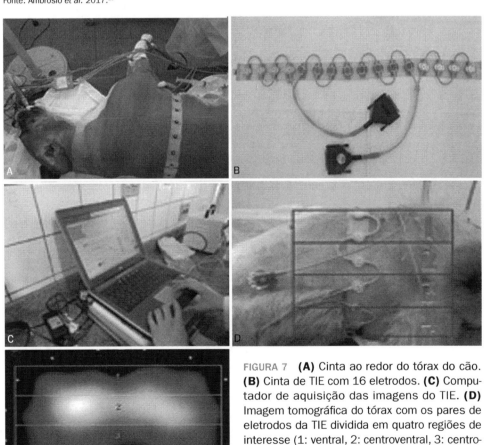

FIGURA 7 (A) Cinta ao redor do tórax do cão. (B) Cinta de TIE com 16 eletrodos. (C) Computador de aquisição das imagens do TIE. (D) Imagem tomográfica do tórax com os pares de eletrodos da TIE dividida em quatro regiões de interesse (1: ventral, 2: centroventral, 3: centrodorsal, 4: dorsal). (E) Imagem funcional do pulmão de cão adquirida com a TIE e dividida em quatro regiões de interesse (1: ventral, 2: centroventral, 3: centrodorsal, 4: dorsal).
Fonte: Acervo pessoal da autora.

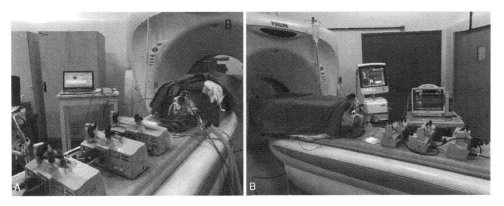

FIGURA 8 **(A)** Animal durante a anestesia intravenosa total, posicionado na tomografia computadorizada de tórax e monitorado com a TIE. **(B)** Animal anestesiado e ventilado com ventilador mecânico e monitorado com multiparâmetros.
Fonte: Acervo pessoal da autora.

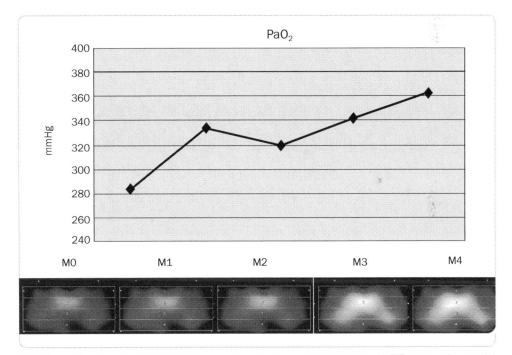

FIGURA 9 Manobra de recrutamento alveolar em cães, com imagens do TIE e pressão parcial de oxigênio no sangue arterial (PaO_2).
M0: 0 PEEP; M1: PEEP 5 cmH_2O; M2: PEEP 10 cm H_2O; M3: PEEP 15 cmH_2O; M4: PEEP 20 cmH_2O.
Fonte: Acervo pessoal da autora.

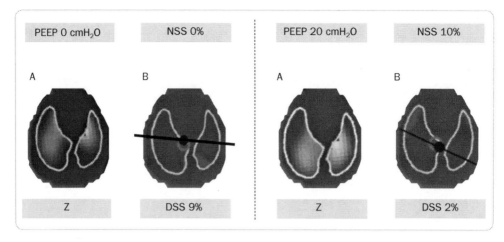

FIGURA 10 Variação da impedância regional e valores de área de silêncio das regiões dependentes e não dependentes dos pulmões durante manobra de recrutamento alveolar com PEEP 0 e PEEP de 20 cmH$_2$O em cães. **(A)** Variação da ventilação corrente na região de interesse (ΔZ). As variações de impedância são maiores nas regiões de cor acinzentada, e as alterações são menores nas regiões em cor preta. **(B)** As áreas de silêncio respiratório são visualizadas nas áreas de cor cinza médio dentro da região de interesse. Quando a PEEP aumenta as áreas de silêncio respiratório da região dependente (SSD) diminuem, porém a das regiões não dependentes (SSN) aumentam, indicando recrutamento das áreas dependentes de gravidade e hiperdistensão das não dependentes de gravidade.
Fonte: Elaborada pela autora.

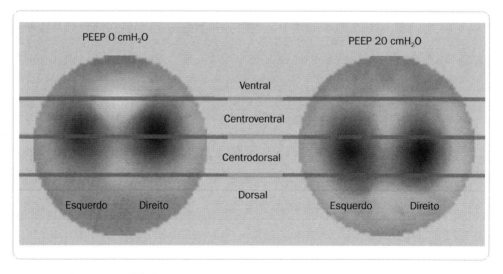

FIGURA 11 Imagens da TIE demonstrando o deslocamento do ar das regiões não dependentes (ventrais) para as regiões dependentes (dorsais) dos pulmões de um cão submetido às manobras de recrutamento alveolar.
Fonte: Elaborada pela autora.

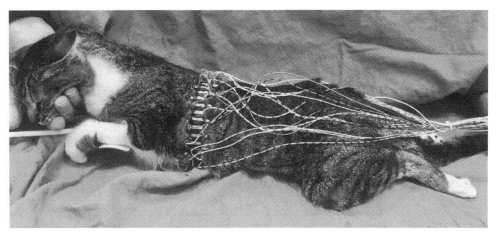

FIGURA 12 Cinta de TIE de 32 eletrodos em tórax de gato sedado.
Fonte: Acervo pessoal da autora.

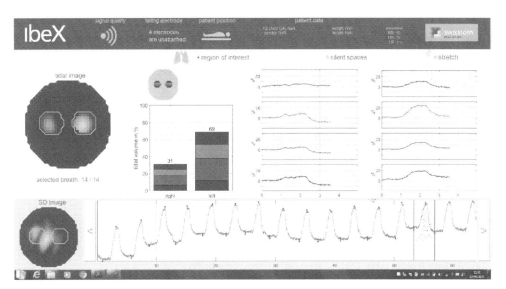

FIGURA 13 Tela do computador, após a aquisição da TIE de um gato acordado, em respiração espontânea. **(A)** Imagem corrente dos pulmões esquerdo e direito. **(B)** Porcentagem de volume corrente dos pulmões direito e esquerdo dividida em quatro regiões de interesse (preta: dorsal; cinza claro: centro-dorsal, cinza médio: centroventral, cinza escuro: ventral).
Fonte: Elaborada pelos autores.

intercostais. Essa localização da TIE não permite avaliar a maioria das regiões pulmonares caudais, pois usa-se a TIE de plano único (única cinta em uma faixa apenas do tórax), que é capaz de mostrar apenas as alterações nas estruturas torácicas localizadas craniais e caudais imediatamente à posição da cinta. Para confirmar se a MRA ocorre também em outras regiões pulmonares, pode-se utilizar o método TIE de dois planos (mais que uma cinta em mais de uma fatia de tórax), com novo algoritmo capaz de integrar os sinais de impedância para gerar uma imagem 3D.[4]

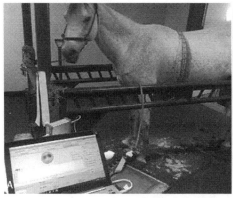
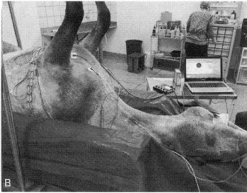

FIGURA 14 **(A)** Cinta de TIE com 32 eletrodos em equino acordado em respiração espontânea. **(B)** Cinta de TIE com 32 eletrodos em equino anestesiado sob ventilação controlada mecânica.
Fonte: Acervo pessoal da autora.

REFERÊNCIAS BIBLIOGRÁFICAS

1. Mosing M, Auer U, Macfarlane P, Bardell D, Schramel JP, Böhm SH et al. Regional ventilation distribution and dead space in anaesthetized horses treated with and without continuous positive airway pressure: novel insights by electrical impedance tomography and volumetric capnography. Vet Anaesth Analg. 2018;45(1):31-40.
2. Wrigge H, Zinserling J, Muders T, Varelmann D, Günther U, von der Groeben C et al. Electrical impedance tomography compared with thoracic computed tomography during a slow inflation maneuver in experimental models of lung injury. Crit Care Med. 2008;36(3):903-909.
3. Frerichs I, Hinz J, Herrmann P, Weisser G, Hahn G, Dudykevych T et al. Detection of local lung air content by electrical impedance tomography compared with electron beam CT. J Appl Physiol (1985). 2002;93(2):660-666.
4. Brabant OA, Byrne DP, Sacks M, Moreno Martinez F, Raisis AL, Araos JB et al. Thoracic Electrical Impedance Tomography – The 2022 Veterinary Consensus Statement. Front Vet Sci. 2022;9:946911.
5. Odenstedt H, Lindgren S, Olegård C, Erlandsson K, Lethvall S, Aneman A et al. Slow moderate pressure recruitment maneuver minimizes negative circulatory and lung mechanic side effects: evaluation of recruitment maneuvers using electric impedance tomography. Intensive Care Med. 2005;31(12):1706-1714.
6. Meier T, Luepschen H, Karsten J, Leibecke T, Grossherr M, Gehring H et al. Assessment of regional lung recruitment and derecruitment during a PEEP trial based on electrical impedance tomography. Intensive Care Med. 2008;34(3):543-550.
7. Moens Y, Schramel JP, Tusman G, Ambrisko TD, Solà J, Brunner JX et al. Variety of non-invasive continuous monitoring methodologies including electrical impedance tomography provides novel insights into the physiology of lung collapse and recruitment – case report of an anaesthetized horse. Vet Anaesth Analg. 2014;41(2):196-204.
8. mbrisko TD, Schramel JP, Adler A, Kutasi O, Makra Z, Moens YP. Assessment of distribution of ventilation by electrical impedance tomography in standing horses. Physiol Meas. 2016;37(2):175-186.
9. Ambrisko TD, Schramel J, Hopster K, Kästner S, Moens Y. Assessment of distribution of ventilation and regional lung compliance by electrical impedance tomography in anaesthetized horses undergoing alveolar recruitment manoeuvres. Vet Anaesth Analg. 2017;44(2):264-272.
10. Andrade FS, Facó LL, Ida KK, Silva LC, Fantoni DT, Ambrósio AM. Effects of 12 and 17 cmH2O positive end-expiratory pressure applied after alveolar recruitment maneuver on pulmonary gas exchange and compliance in isoflurane-anesthetized horses. Vet Anaesth Analg. 2019;46(1):64-73.
11. Mosing M, Marly-Voquer C, MacFarlane P, Bardell D, Böhm SH, Bettschart-Wolfensberger R et al. Regional distribution of ventilation in horses in dorsal recumbency during spontaneous and mechanical ventilation assessed by electrical impedance tomography: a case series. Vet Anaesth Analg. 2017;44(1):127-132.
12. Mosing M, Auer U, MacFarlane P, Bardell D, Schramel JP, Böhm SH et al. Regional ventilation distri-

bution and dead space in anaesthetized horses treated with and without continuous positive airway pressure: novel insights by electrical impedance tomography and volumetric capnography. Vet Anaesth Analg. 2018;45(1):31-40.

13. Mosing M, Waldmann AD, Raisis A, Böhm SH, Drynan E, Wilson K. Monitoring of tidal ventilation by electrical impedance tomography in anaesthetised horses. Equine Vet J. 2019;51(2):222-226.

14. Adler A, Shinozuka N, Berthiaume Y, Guardo R, Bates JH. Electrical impedance tomography can monitor dynamic hyperinflation in dogs. J Appl Physiol (1985). 1998;84(2):726-732.

15. Ambrosio AM, Carvalho-Kamakura TPA, Ida KK, Varela B, Andrade FSRM, Facó LL *et al.* Ventilation distribution assessed with electrical impedance tomography and the influence of tidal volume, recruitment and positive end-expiratory pressure in isoflu-

rane-anesthetized dogs. Vet Anaesth Analg. 2017;44(2):254-263.

16. Ambrósio AM, Sanchez AF, Pereira MAA, Andrade FSRM, Rodrigues RR, Vitorasso RL *et al.* Assessment of Regional Ventilation During Recruitment Maneuver by Electrical Impedance Tomography in Dogs. Front Vet Sci. 2022;8:815048.

17. Mosing M, Waldmann AD, Sacks M, Buss P, Boesch JM, Zeiler GE *et al.* What hinders pulmonary gas exchange and changes distribution of ventilation in immobilized white rhinoceroses (Ceratotherium simum) in lateral recumbency? J Appl Physiol (1985). 2020;129(5):1140-1149.

18. Mosing M, Sacks M, Tahas SA, Ranninger E, Böhm SH, Campagnia I *et al.* Ventilatory incidents monitored by electrical impedance tomography in an anaesthetized orangutan (Pongo abelii). Vet Anaesth Analg. 2017;44(4):973-976.

CAPÍTULO 13

Ultrassom Pulmonar

Cristiane Luchesi de Mello Morais
Aline Magalhães Ambrósio

INTRODUÇÃO

O ultrassom pulmonar é um exame que permite acessar síndrome interstício-alveolar (SAI), consolidação pulmonar, pneumonia, pneumotórax, efusão pleural, recrutamento e colapso alveolar com boa correlação com a tomografia computadorizada.[1-5] Seu uso tem aumentado entre anestesiologistas e na terapia intensiva, sendo uma modalidade que se tornou uma alternativa para o diagnóstico e monitoramento de terapias em pacientes chocados, com trauma e que apresentem síndrome da angústia respiratória aguda (SARA).[6,4]

A tomografia computadorizada é o exame de referência no acesso à aeração pulmonar. O uso do ultrassom apresenta, porém, vantagens diversas, como não emissão de radiação, uso fácil e ilimitado à beira do leito quando comparado ao transporte necessário para o exame da tomografia. É possível avaliar a aeração pulmonar por meio da interpretação de artefatos, como linhas A e B, e visualização de imagens reais, como consolidação pulmonar e efusões.

A visualização da morfologia do pulmão e a estimativa da perda de aeração pulmonar são importantes para otimização da pressão positiva expiratória final (PEEP) em pacientes com SARA. No ser humano, o ultrassom pulmonar tem sido utilizado como auxílio nos ajustes da ventilação, a fim de melhorar o equilíbrio entre o recrutamento alveolar e a hiperdistensão alveolar.[4,7,8]

Atualmente, uma abordagem quantitativa do uso do ultrassom pulmonar por meio de escores de aeração e reaeração tem facilitado a troca de informações na equipe médica e auxiliado o monitoramento efetivo do sucesso ou insucesso de terapias de maneira objetiva. A literatura sobre o uso do ultrassom pulmonar em pacientes graves veterinários ainda está em estudos iniciais, porém tem espaço para ser ampliada, ao se observar o uso já aplicado no ser humano aqui descrito.[9,10] A abordagem dos fundamentos do ultrassom pulmonar, tais como modos de utilizar, escolha do transdutor, ajustes de imagem e descrição dos sinais ultrassonográficos podem ser encontrados na literatura referenciada, estando além do escopo deste capítulo.[11-16]

USO DO ULTRASSOM PULMONAR NA AVALIAÇÃO DA AERAÇÃO PULMONAR

Escore de Aeração Pulmonar

A perda de aeração pulmonar no ser humano é frequentemente estimada com o uso de um escore validado denominado *Lung Ultrasound Score* (LUS), em que se avaliam todos os espaços intercostais das regiões anterior, lateral e posterior de ambos os pulmões (seis regiões por lado). Para cada uma das regiões, considera-se o pior padrão ultrassonográfico como representativo de toda a região.[17]

A aeração normal é representada pela presença de deslizamento pulmonar e linhas horizontais A ou menos que três linhas verticais B (escore zero ponto). Uma perda moderada de aeração se caracteriza por múltiplas linhas B, regular ou irregularmente espaçadas, que se originam da linha pleural (escore 1 ponto). Uma perda grave da aeração se caracteriza pela presença de linhas B coalescentes em diversos espaços intercostais, ocupando todo o espaço intercostal (escore 2 pontos). Uma perda completa da aeração pulmonar, como se observa na consolidação pulmonar, caracteriza-se pela presença de ecogenicidade tissular e broncogramas aéreos estáticos ou dinâmicos (escore 3 pontos).

Os valores de graduação de cada uma das 12 regiões examinadas são somados para calcular o escore LUS global, que varia entre zero e 36 pontos; e, quanto maior o valor obtido, maior a perda de aeração pulmonar do paciente.

O escore de aeração LUS apresenta correlação entre a densidade pulmonar medida pela tomografia em pacientes com SARA.[17] A **Tabela 1** e a **Figura 1** representam o padrão ultrassonográfico descrito.

Escore de Reaeração Pulmonar

O escore de reaeração pontua as regiões pulmonares de acordo com a evolução da aeração. A avaliação da aeração é realizada antes e após intervenção terapêutica que vise à melhora do quadro de hipoxemia, como manobra de recrutamento alveolar, mudança de decúbito ou terapia medicamentosa.

A **Figura 2** demonstra a pontuação a ser dada para cada região de acordo com a melhora obtida. Após o valor da evolução de cada região nos momentos pré e pós-intervenção, os valores de todas as regiões são somados.[2,4] Quanto maior o escore de reaeração, maior a aeração obtida após a intervenção. Quando a evolução da aeração se dá para a perda de aeração, os valores são computados em valor negativo.

TABELA 1   Padrões de ultrassom pulmonar correlacionados com diferentes graus de aeração no ser humano.

Padrão de aeração por região pulmonar	Descrição	Achados no ultrassom pulmonar	Pontuação correlacionada
N	Aeração normal	Linhas A ou até 3 linhas B	0
Linhas B1	Perda moderada de aeração	Linhas B múltiplas ou separadas	1
Linhas B2	Perda grave de aeração	Linhas B coalescentes	2
C	Consolidação Perda total de aeração	Broncogramas aéreo, sinal retalho ou sinal tecidual	3

Fonte: Elaborada pelas autoras.

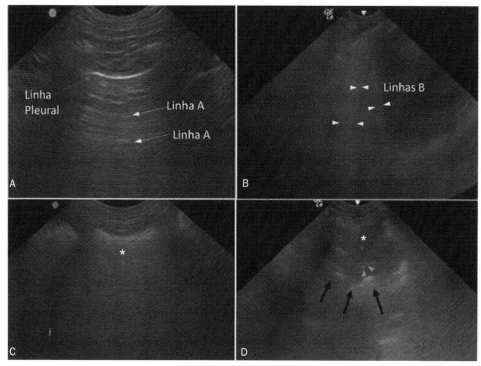

FIGURA 1 Representação dos quatro padrões para classificação da perda de aeração. **(A)** Presença de linhas A, aeração normal. **(B)** Mais de três linhas B separadas (formato de raio *laser*), perda moderada de aeração. Estão representadas linhas B isoladas entre pontas de flechas brancas e múltiplas linhas B entre pontas de flechas brancas. **(C)** Linhas B coalescentes na região apontada pelo asterisco, perda grave de aeração. **(D)** Consolidação, perda total de aeração. O asterisco demonstra a área hipoecoica subpleural que representa a área pulmonar consolidada. A linha pleural está ausente. A região hipoecoica apresenta borda profunda irregular (retalhada) demonstrada pelas setas pretas, que consiste no sinal do retalho. Há presença de broncogramas aéreos (pontas de flechas cinza claro), que são imagens puntiformes que significam presença de pontos de ar.

Fonte: Acervo pessoal da Dra. Juliana P. A. dos Santos.

Escore Vet BLUE Linhas para Quantificação da Síndrome Interstício-Alveolar

Em cães e gatos é utilizado o escore Vet BLUE linhas B para casos de insuficiência cardíaca congestiva com edema pulmonar e para avaliação de pacientes com trauma que sofreram contusão pulmonar.[18-20] O escore se baseia na informação de que o número de linhas B se correlaciona com o grau de edema interstício-alveolar quando comparado a tomografia computadorizada, também se correlacionando com o conteúdo de água pulmonar extravascular.[21]

O Escore Vet BLUE se baseia na avaliação de 8 janelas acústicas e em cada uma das regiões é anotada a contagem de linhas B. A presença de 1 a 3 linhas B é classificada como um positivo fraco para edema interstício-alveolar. Mais de 3 linhas ou linhas B infinitas (também chamadas de

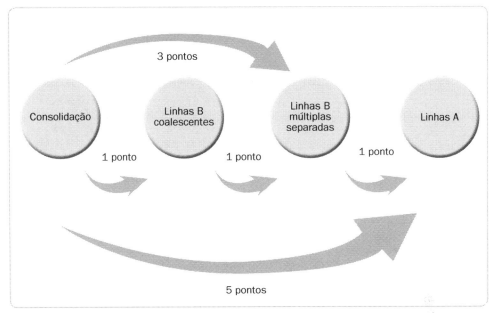

FIGURA 2 Quantificação da reaeração baseada em um estudo para o acesso ultrassonográfico ao recrutamento alveolar PEEP induzido.[4]
Fonte: Elaborada pelas autoras.

coalescentes ou pulmão branco) são classificadas como positivo forte para edema interstício-alveolar. Em pacientes com edema pulmonar são realizados exames sequenciais durante a terapia com diurético de alça, monitorando o aumento, diminuição ou estabilidade do número de linhas B por região. O escore apresentado está representado na **Tabela 2**.[15,16]

USO DO ULTRASSOM PULMONAR EM PACIENTES GRAVES

As diferentes aplicações do ultrassom pulmonar em pacientes graves estão representada no **Quadro 1**, sendo os que estudos nos quais estas aplicações se baseiam serão abordados nos tópicos a seguir.

TABELA 2 Representação do escore Vet BLUE linhas B para demonstração da gravidade da síndrome interstício-alveolar em cães e gatos.

Escore Vet BLUE linhas B	Quantidade de linhas B por região	Significado
Positivo fraco	1 a 3 linhas	SIA discreta
Positivo forte	Mais de 3 linhas ou linhas infinitas (confluentes)	SIA moderada a grave

SAI: síndrome interstício-alveolar.
Fonte: Elaborada pelas autoras.

QUADRO 1 Uso do ultrassom pulmonar em pacientes graves no homem.

Ultrassom pulmonar em pacientes críticos
⚬ Avaliação da distribuição da perda de aeração da SARA para otimização da PEEP
⚬ Estimativa do recrutamento alveolar pelo escore de reaeração na SARA
⚬ Prevenção de fluidoterapia excessiva
⚬ Monitoramento da antibioticoterapia na pneumonia associada à ventilação mecânica (PAV)
⚬ Desmame da ventilação mecânica
⚬ Preditor de mortalidade em SARA sob ventilação mecânica
⚬ Padrão ultrassonográfico sugestivo de hiperinsuflação pulmonar

Fonte: Elaborado pelas autoras.

Sinais ultrassonográficos na SARA e Distribuição da perda de aeração pulmonar

Os sinais ultrassonográficos frequentes na SARA são presença de linhas B e consolidação pulmonar. A distribuição da perda de aeração pode ser homogênea ou heterogênea. No padrão homogêneo de lesões, esses sinais são observados de forma difusa pelos campos pulmonares. Porém, na maioria dos casos há um padrão heterogêneo, havendo áreas focais de má aeração, sendo geralmente regiões dependentes com presença de linhas B ou sinal de consolidação associadas a áreas não dependentes de aeração pulmonar normal com presença de linhas A.[2]

Otimização da PEEP por meio do ultrassom

Bouhemad *et al.* propõem uma abordagem no ser humano, sobre o uso do ultrassom pulmonar na titulação da PEEP em pacientes com SARA. Inicialmente faz-se uma avaliação ultrassonográfica morfológica pulmonar com o paciente em PEEP baixa. Havendo aeração normal em regiões não dependentes de gravidade, primeiramente conclui-se que se trata de uma SARA com alterações focais, enquanto um padrão de perda de aeração em regiões não dependentes de gravidade (linhas B separadas ou coalescentes) demonstra uma afecção pulmonar difusa. Na titulação da PEEP em pacientes com lesões focais, não se pode elevar significativamente o valor da PEEP pelo risco de hiperdistensão. Em pacientes com distribuição difusa, realiza-se, porém, a titulação da PEEP monitorando as linhas B das regiões não dependentes, com elevação gradual da PEEP. Em quadros difusos, valores de PEEP mais elevados podem ser gradualmente testados até a melhoria do padrão de aeração na região não dependente, idealmente progredindo das linhas A. O mesmo procedimento não pode ser baseado nas áreas dependentes de gravidade. O aumento da PEEP não deve ser elevado até que haja um desaparecimento completo de linhas B ou consolidação na porção dependente do pulmão, porque pode levar à hiperdistensão das outras áreas.[2,7]

Estimativa do Recrutamento Alveolar Induzido por PEEP pelo Escore de Reaeração em SARA

Um estudo em pacientes ventilados e acometidos por SARA demonstrou haver uma correlação significativa entre o recrutamento alveolar induzido por PEEP e o escore de reaeração, sendo o recrutamento alveolar medido pela curva pressão-volume. O escore de reaeração demonstrou boa acurácia em quantificar aumentos significativos de aeração pulmonar. O resultado obtido foi que recrutamentos maiores que 600 mL foram correlacionados com um escore +8. Um escore de +4 foi associado a um recrutamento de 75 a 450 mL.

Na avaliação ultrassonográfica das regiões pulmonares antes e após a aplicação da PEEP, observou-se mais comumente ou o desaparecimento de linhas B evoluindo para linhas A ou a transformação de consolidação pulmonar em linhas B em regiões não dependentes do pulmão. Já consolidações em regiões dependentes foram pouco modificadas. Concluiu-se que, geralmente, a melhora da oxigenação se dá em regiões com má aeração, enquanto áreas consolidadas (sem aeração) são mais dificilmente convertidas em áreas de melhor aeração.[2,4]

Uso do Escore LUS para Prevenção de Fluidoterapia Excessiva

Em um estudo sobre o impacto da administração de fluido na aeração pulmonar, o ultrassom pulmonar demonstrou ser uma ferramenta que pode evitar a administração excessiva de fluido. Após expansão de volume, foi utilizado o escore LUS em pacientes sob ventilação acometidos de SARA e choque séptico em que a fluidoterapia melhorou a hemodinâmica e oxigenação, porém piorou a aeração pulmonar. Como a mudança de aeração pulmonar pode ser detectada por meio do ultrassom transtorácico, o monitoramento do escore LUS pode ser utilizado como guia para evitar administração excessiva de fluidos.[22]

Uso do Escore de Reaeração para Monitorização da Antibioticoterapia na Pneumonia Associada à Ventilação Mecânica

Pacientes internados submetidos à ventilação mecânica são um grupo de risco aumentado para pneumonia. A pneumonia associada à ventilação mecânica (PAV) frequentemente causa hipoxemia em pacientes graves. O ultrassom pulmonar apresenta alta sensibilidade e especificidade no acesso a consolidação pulmonar e síndrome interstício-alveolar em pacientes graves, o que favorece seu uso na orientação diagnóstica da PAV.[23]

Na fisiopatologia da doença demonstra-se uma evolução de alterações pulmonares a partir do centro do órgão para a periferia, tornando-se visíveis ao ultrassom. Inicialmente surgem áreas focais de SAI e pequenas consolidações subpleurais que podem progredir para consolidações maiores e presença de broncograma aéreo. O surgimento dessas lesões, em ordem sequencial, em pacientes sob ventilação mecânica prolongada é sugestivo de PAV.[2,24]

O uso do escore de reaeração foi bem-sucedido quando aplicado em pacientes com PAV tratados com antibioticoterapia por 7 dias. Um escore de reaeração maior que 5 foi associado com uma melhora de aeração de 400 mL na tomografia computadorizada, significando o sucesso da terapia antimicrobiana. Já um escore de reaeração de -10 foi associado a uma perda de aeração de 400 mL na tomografia computadorizada, significando, portanto, falha da antibioticoterapia.[24]

Uso do Escore LUS para Desmame da Ventilação Mecânica

A perda da aeração pulmonar após a extubação é característica típica de falha da extubação, levando a comprometimento da troca gasosa, aumento da duração da ventilação mecânica e incremento da morbidade e mortalidade.[25]

A quantificação da aeração tem aplicação no desmame da ventilação. Um alto escore de aeração antes da extubação devido a um possível colapso alveolar durante o teste de respiração espontânea é um preditor de risco de falha de extubação.[26,27]

Sinais Ultrassonográficos Sugestivos de Hiperdistensão Alveolar

No ser humano, um estudo piloto recente descreveu um padrão ultrassonográfico pulmonar altamente sugestivo de hiperdistensão pulmonar. Foi observado que a presença de mais de seis linhas A teve correlação com a presença de hiperdistensão pulmonar observada na tomografia por impedância elétrica na presença de PEEP maior que 14 cmH_2O.[28] Este achado pode ser um guia para modificações no volume corrente, momentos de aplicação de PEEP ou manobras de recrutamento, a fim de evitar lesões pulmonares de áreas normalmente aeradas.

USO DO ULTRASSOM PULMONAR NO PACIENTE CIRÚRGICO

No paciente cirúrgico, o ultrassom pulmonar pode ser utilizado de maneira semelhante aos pacientes graves. Complicações pulmonares pós-operatórias como atelectasia, pneumotórax, efusão pleural, pneumonia por aspiração e SAI podem ser acessadas por meio do ultrassom pulmonar que apresenta maior sensibilidade no diagnóstico dessas afecções quando comparado à radiografia torácica.[18,29,30] A **Figura 3** ilustra os possíveis usos do ultrassom pulmonar no período perioperatório.[26]

Atelectasia Intraoperatória em Cães e Gatos e Ultrassom Pulmonar

Não foram encontrados sinais de atelectasia pulmonar em procedimentos cirúrgicos de curta duração em cães anestesiados (linhas B, sinal do retalho ou sinal tecidual).[31] A atelectasia perioperatória em cães é mais extensa quando realizada com ventilação espontânea. Quando utilizada anestesia injetável, tendo sido realizado um estudo com os fármacos tiletamina-zolazepam.[16] Não há

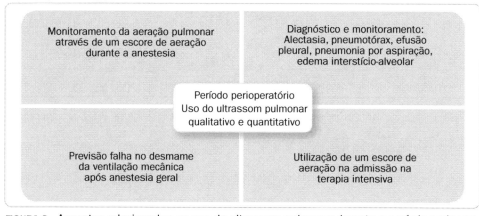

FIGURA 3 Aspectos relacionados ao uso do ultrassom pulmonar durante o período perioperatório.[26]

Fonte: Elaborada pelas autoras.

estudos sobre formação de atelectasia em cães em cirurgias de tempo prolongado, associação do uso de relaxantes musculares, cirurgias torácicas, laparoscópicas, cães obesos ou animais com comorbidades pulmonares.

No ser humano, já é bem estabelecido que a ocorrência de atelectasia potencializa o risco de injúrias induzidas pela ventilação mecânica e pode causar complicações pulmonares pós-operatórias como pneumonia, falha no desmame ventilatório após anestesia geral e insuficiência respiratória pós-extubação.[26,32]

Escore de Aeração e Anestesia Geral

Monastesse *et al.* descreveram que no ser humano sob intervenção cirúrgica abdominal, aumentos na pontuação do escore LUS em momentos como pós-indução e chegada na sala de recuperação foram moderadamente correlacionados com piora na oxigenação, principalmente devido alterações nas regiões dependentes.[33]

Os autores propuseram um escore LUS modificado, em que pequenas consolidações subpleurais foram adicionadas às classificações do escore original, aumentando a sensibilidade no período de anestesia para pequenas alterações na imagem

No estudo também é relatado que o uso do ultrassom pulmonar auxiliou no diagnóstico de intubação seletiva em um paciente.

Pneumotórax e Uso do Ultrassom Pulmonar em Pequenos Animais

Pneumotórax é uma complicação frequente em pacientes com SARA submetidos à ventilação mecânica, podendo evoluir para hipoxemia.[2] No ser humano, é reportado que o diagnóstico de pneumotórax por

meio da ultrassonografia apresenta maior acurácia que a radiografia torácica.[34] Já em Medicina Veterinária, os valores de acurácia relatados em alguns poucos estudos são variados de acordo com os critérios usados para acessar o pneumotórax e a experiência do examinador.[3]

Em um estudo experimental de pneumotórax discreto induzido em seis cães anestesiados, o sinal do ponto pulmonar apresentou 100% de especificidade e sensibilidade de 20 a 40% com volumes de pneumotórax de 2 a 10 mL/kg, sendo esta uma sensibilidade relativamente baixa quando comparado ao ser humano.[35] A ausência de deslizamento pulmonar, visibilizado como uma linha pleural cintilante, é o sinal ultrassonográfico dinâmico mais reportado em estudos em pequenos animais para sugerir a presença de pneumotórax. No entanto, diferentes desordens podem levar ao sinal da ausência de deslizamento pleural, conforme apresentado no **Quadro 2**. Por conseguinte, é relevante a busca de outros sinais ultrassonográficos para auxiliar na investigação, especialmente em pacientes graves, em que estas desordens são mais comuns.[3]

O **Quadro 3** demonstra um resumo dos principais sinais que excluem o diagnóstico de pneumotórax ou que ajudam na sua confirmação. Uma explicação detalhada de cada sinal se encontra na literatura referenciada.[3]

Uma peculiaridade importante sobre pacientes submetidos à ventilação mecânica, é que o ar livre do pneumotórax tende a se espalhar pela cavidade torácica, o que é chamado de efeito estacionamento, especialmente se estiver em decúbito lateral. Isso ocorre porque o ar é empurrado para diferentes regiões entre o pulmão colapsado devido à pressão positiva. Por esse motivo, pode-se verificar o sinal de ponto pulmonar

QUADRO 2 Diagnóstico diferencial da ausência de deslizamento pleural

Desordens que podem levar ao sinal da ausência de deslizamento pleural no ultrassom pulmonar
Pneumotórax
Enfisema bolhoso
Aderências pleurais
Intubação seletiva
Síndrome da angústia respiratória aguda
Enfisema subcutâneo
Asma
Pleurodese

Fonte: Elaborado pelas autoras.

QUADRO 3 Sinais ultrassonográficos relacionados ao diagnóstico de pneumotórax em pequenos animais.

Pneumotórax – Sinais ultrassonográficos	
Excluem Diagnóstico de Pneumotórax	Ajudam na confirmação de pneumotórax
Presença de deslizamento pleural	Presença de ponto pulmonar
Presença de pulso pulmonar	Sinais assíncronos
Presença de linhas B	Sinal duplo da cortina
Presença de consolidação pulmonar	Sinal deslizamento reverso
	Ponto pulmonar duplo

Fonte: Elaborado pelas autoras.

duplo na imagem ultrassonográfica. O efeito pode ser reduzido ou eliminado se a avaliação for realizada em decúbito esternal em que o ar pode subir para o ponto menos dependente da gravidade, o que é o chamado efeito arranha-céu.[36]

Em pacientes sob ventilação mecânica, o uso do modo M para diagnóstico de pneumotórax é mais confiável que em animais em respiração espontânea, em que há muito movimento da parede torácica.

No modo M, o sinal da estratosfera é um indicativo de ausência de deslizamento pleural. Quando o ponto pulmonar é encontrado, no modo M visibiliza-se uma combinação do sinal da estratosfera com o sinal da praia, confirmando diagnóstico de pneumotórax, conforme representado na literatura referenciada.[36]

REFERÊNCIAS BIBLIOGRÁFICAS

1. Ward JL, Lisciandro GR, DeFrancesco TC. Distribution of alveolar-interstitial syndrome in dogs and cats with respiratory distress as assessed by lung ultrasound versus thoracic radiographs. J Vet Emerg Crit Care. 2018;28(5):415-428.

2. Bouhemad B, Mongodi S, Via G, Rouquette I. Ultrasound for "lung monitoring" of ventilated patients. Anesthesiology. 2015;122(2):437-447.

3. Boysen SR. Lung Ultrasonography for Pneumothorax in Dogs and Cats. Vol. 51, Veterinary Clinics of North America - Small Animal Practice. 2021.

4. Bouhemad B, Brisson H, Le-Guen M, Arbelot C, Lu Q, Rouby JJ. Bedside ultrasound assessment of positive end-expiratory pressure-induced lung recruitment. Am J Respir Crit Care Med. 2011;183(3):341-347.

5. Arbelot C, Ferrari F, Bouhemad B, Rouby JJ. Lung ultrasound in acute respiratory distress syndrome and acute lung injury. Curr Opin Crit Care. 2008;14(1):70-74.

6. Szabó M, Bozó A, Darvas K, Soós S, Őzse M, Iványi ZD. The role of ultrasonographic lung aeration score in the prediction of postoperative pulmonary complications: an observational study. BMC Anesthesiol. 2021;21(1):19.

7. Rouby JJ, Constantin JM, Roberto De A Girardi C, Zhang M, Lu Q. Mechanical ventilation in patients with acute respiratory distress syndrome. Anesthesiology. 2004;101(1):228-234.

8. Stefanidis K, Dimopoulos S, Tripodaki ES, Vitzilaios K, Politis P, Piperopoulos P et al. Lung sonography and recruitment in patients with early acute respiratory distress syndrome: A pilot study. Crit Care. 2011;15(4):R185.

9. Declue AE, Cohn LA. Acute respiratory distress syndrome in dogs and cats: A review of clinical findings and pathophysiology: State-of-the-Art Review. J Vet Emerg Crit Care. 2007;17(4):340-347.

10. Balakrishnan A, Drobatz KJ, Silverstein DC. Retrospective evaluation of the prevalence, risk factors, management, outcome, and necropsy findings of acute lung injury and acute respiratory distress syndrome in dogs and cats: 29 cases (2011–2013). J Vet Emerg Crit Care. 2017;27(6): 662-673.

11. Lichtenstein DA. BLUE-protocol and FALLS-protocol: two applications of lung ultrasound in the critically ill. Chest. 2015;147(6):1659-1670.

12. Armbruster W, Eichholz R, Notheisen T. Lungensonografie für Anästhesie, Intensiv- und Notfallmedizin [Lung Ultrasound for Anesthesia, Intensive Care and Emergency Medicine]. Anasthesiol Intensivmed Notfallmed Schmerzther. 2019;54(2):108-127. German.

13. Dexheimer Neto FL, Dalcin Pde T, Teixeira C, Beltrami FG. Lung ultrasound in critically ill patients: a new diagnostic tool. J Bras Pneumol. 2012;38(2):246-256. English, Portuguese.

14. Lisciandro GR, Lisciandro SC. POCUS: Vet BLUE – Introduction and Image Acquisition. In: Point-of-Care Ultrasound Techniques for the Small Animal Practitioner. 2021.

15. Lisciandro GR, Lisciandro SC. POCUS: Vet BLUE – Clinical Integration. In: Point-of-Care Ultrasound Techniques for the Small Animal Practitioner. 2021.

16. Lisciandro GR. POCUS: Global FAST – Patient Monitoring and Staging. In: Point-of-Care Ultrasound Techniques for the Small Animal Practitioner. 2021.

17. Chiumello D, Mongodi S, Algieri I, LucaVergani G, Orlando A, Via G et al. Assessment of lung aeration and recruitment by CT scan and ultrasound in acute respiratory distress syndrome patients. Crit Care Med. 2018;46(11):1761-1768.

18. Ward JL, Lisciandro GR, Keene BW, Tou SP, DeFrancesco TC. Accuracy of point-of-care lung ultrasonography for the diagnosis of cardiogenic pulmonary edema in dogs and cats with acute dyspnea. J Am Vet Med Assoc. 2017;250(6):666-675.

19. Rademacher N, Pariaut R, Pate J, Saelinger C, Kearney MT, Gaschen L. Transthoracic lung ultrasound in normal dogs and dogs with cardiogenic pulmonary edema: A pilot study. Vet Radiol Ultrasound. 2014;55(4):447-452.

20. Vezzosi T, Mannucci T, Pistoresi A, Toma F, Tognetti R, Zini E et al. Assessment of Lung Ultrasound B-Lines in Dogs with Different Stages of Chronic Valvular Heart Disease. J Vet Intern Med. 2017;31(3):700-704.

21. Volpicelli G, Mussa A, Garofalo G, Cardinale L, Casoli G, Perotto F et al. Bedside lung ultrasound in the assessment of alveolar-interstitial syndrome. Am J Emerg Med. 2006;24(6):689-696.

22. Caltabeloti FP, Monsel A, Arbelot C, Brisson H, Lu Q, Gu WJ et al. Early fluid loading in acute respiratory distress syndrome with septic shock deteriorates lung aeration without impairing arterial oxygenation: A lung ultrasound observational study. Crit Care. 2014;18(3):R91.

23. Lichtenstein D, Goldstein I, Mourgeon E, Cluzel P, Grenier P, Rouby JJ. Comparative Diagnostic Performances of Auscultation, Chest Radiography, and Lung Ultrasonography in Acute Respiratory Distress Syndrome. Anesthesiology. 2004;100(1):9-15.

24. Bouhemad B, Liu ZH, Arbelot C, Zhang M, Ferarri F, Le-Guen M, et al. Ultrasound assessment of antibiotic-induced pulmonary reaeration in ventilator-associated pneumonia. Crit Care Med. 2010;38(1):84-91.

25. Caltabeloti FP, Rouby JJ. Lung ultrasound: a useful tool in the weaning process? Rev Bras Ter Intensiva. 2016;28(1):5-7.

26. Mongodi S, De Luca D, Colombo A, Stella A, Santangelo E, Corradi F et al. Quantitative Lung Ultrasound: Technical Aspects and Clinical Applications. Anesthesiology. 2021;134(6):949-965.

27. Soummer A, Perbet S, Brisson H, Arbelot C, Constantin JM, Lu Q, et al. Ultrasound assessment of lung aeration loss during a successful weaning trial predicts postextubation distress. Crit Care Med. 2012;40(7):2064-2072.

28. Tonelotto B, Pereira SM, Tucci MR, Vaz DF, Vieira JE, Malbouisson LM et al. Intraoperative pulmonary hyperdistention estimated by transthoracic lung ultrasound: A pilot study. Anaesth Crit Care Pain Med. 2020;39(6):825-831.

29. Dicker SA, Lisciandro GR, Newell SM, Johnson JA. Diagnosis of pulmonary contusions with point-of-care lung ultrasonography and thoracic radiography compared to thoracic computed tomography in dogs

with motor vehicle trauma: 29 cases (2017-2018). J Vet Emerg Crit Care (San Antonio). 2020;30(6):638-646.

30. Touw HR, Parlevliet KL, Beerepoot M, Schober P, Vonk A, Twisk JW *et al.* Lung ultrasound compared with chest X-ray in diagnosing postoperative pulmonary complications following cardiothoracic surgery: a prospective observational study. Anaesthesia. 2018;73(8): 946-954.

31. Lisciandro G, Romero L, Bridgeman C. Pilot study: Vet blue profiles pre- and post-anesthesia in 31 dogs undergoing surgical sterilization. J Vet Emerg Crit Care. 2015;25:S8-S9.

32. Acosta CM, Maidana GA, Jacovitti D, Belaunzarán A, Cereceda S, Rae E, *et al.* Accuracy of transthoracic lung ultrasound for diagnosing anesthesia--induced atelectasis in children. Anesthesiology. 2014;120(6):1370-1379.

33. Monastesse A, Girard F, Massicotte N, Chartrand--Lefebvre C, Girard M. Lung ultrasonography for the assessment of perioperative atelectasis: A pilot feasibility study. In: Anesthesia and Analgesia. 2017.

34. Staub LJ, Biscaro RRM, Kaszubowski E, Maurici R. Chest ultrasonography for the emergency diagnosis of traumatic pneumothorax and haemothorax: A systematic review and meta-analysis. Injury. 2018;49(3):457-466.

35. Hwang TS, Yoon YM, Jung DI, Yeon SC, Lee HC. Usefulness of transthoracic lung ultrasound for the diagnosis of mild pneumothorax. J Vet Sci. 2018;19(5):660-666.

36. Lisciandro GR. POCUS: TFAST – Clinical Integration. In: Point-of-Care Ultrasound Techniques for the Small Animal Practitioner. 2021.

CAPÍTULO 14

Hemodinâmica

Denise Tabacchi Fantoni
Marco Aurélio Amador Pereira

INTRODUÇÃO

A monitoração hemodinâmica é de suma importância para o paciente em cuidados intensivos ou submetidos a anestesia, pois antevê a propensão a alterações cardiovasculares importantes, bem como possibilita a correção daquelas que possam colocar em risco a vida do paciente. Ao tornar possível a monitoração e adequação da perfusão e das trocas gasosas e colaborar para minimizar a ocorrência de lesão induzida pela ventilação (evita ajustes desnecessários de parâmetros ventilatórios), a monitoração hemodinâmica é a peça fundamental para assegurar o estabelecimento e manutenção da ventilação mecânica ideal para cada paciente (VM).[1] Além do mais, quando métodos de monitoração mais avançados como a análise do índice biespectral (BIS) não estão disponíveis, especialmente nos pacientes que recebem bloqueador neuromuscular (BNM), a monitoração hemodinâmica é ainda mais crucial.

A mudança da ventilação espontânea para ventilação com pressão positiva acompanhada, por vezes, de técnicas de recrutamento alveolar, pode gerar uma importante redução do retorno venoso e alterar os parâmetros fisiológicos do paciente.[2] Como explicado no **Capítulo 4 Efeitos Cardiovasculares da Ventilação Mecânica** deste livro, os efeitos cardiovasculares causados pela VM dependerão diretamente da reserva miocárdica, do volume sanguíneo circulante, da distribuição do fluxo sanguíneo, da pressão intrapulmonar (Pip) e das pressões circundantes que afetam a circulação extratorácica, sendo importante considerar o estado hemodinâmico prévio do paciente.

Neste capítulo, abordaremos os parâmetros fisiológicos: pressão arterial (PA), pressão venosa central (PVC), parâmetros ecocardiográficos e a responsividade a fluidos (variação da pressão de pulso (dPP), variação do volume sistólico).

PRESSÃO ARTERIAL

A pressão arterial (PA) é um parâmetro vital que deve ser avaliado em todo paciente em estado grave e durante todo e qualquer procedimento anestésico para a correta manutenção da perfusão tecidual do paciente.

Diferentes métodos de aferição da PA podem ser utilizados. Os métodos não invasivos são representados pelo método oscilométrico ou por Doppler vascular; e o método invasivo, realizado a partir de canulação arterial. Diversos estudos comparam esses métodos quanto à fidedignidade dos valores obtidos, a fim de aumentar a segurança da avaliação da pressão arterial. Segundo estudo de revisão sobre os métodos não invasivos de monitoração da PA,[3] tanto o método Doppler quanto o método oscilométrico podem ser muito inacurados, principalmente nos pacientes que apresentam hipotensão.[4]

> O Doppler não foi confiável na detecção de hipotensão em cães anestesiados, identificando corretamente a hipotensão (definida como PA arterial média invasiva < 60 mmHg ou PA sistólica não invasiva pelo método de Doppler < 90 mmHg) apenas em 66,7% a 69,2% das vezes.[5] Em cães com peso inferior a 5 kg, o método de Doppler é ainda mais impreciso.[4]

Outro problema importante em relação à mensuração da pressão arterial de forma não invasiva é que, em muitas situações, episódios de hipotensão não são percebidos durante os intervalos de monitoração. Em estudo realizado no pós-operatório de pacientes submetidos a cirurgia abdominal, verificou-se que em mais da metade dos pacientes que apresentaram hipotensão (pressão arterial média [PAM] < 65 mmHg) por, pelo menos, 15 minutos, esta não havia sido detectada quando a monitoração estava sendo realizada pelo método oscilométrico.[6] Esse aspecto deve ser considerado na instituição da VM, sua retirada e como veremos a seguir, durante a execução das manobras de recrutamento. Se o estado hemodinâmico do paciente não está sendo avaliado de modo confiável, as repercussões das manobras ventilatórias podem também ser menosprezadas. Em se tratando do método oscilométrico, a escolha do equipamento pode fazer toda a diferença. Os equipamentos devem ser aqueles que incorporam a oscilometria de alta definição, pois permitirão a obtenção de valores mais confiáveis.

> O método mais seguro e fidedigno é a aferição da PA de forma invasiva!

A aferição da PA de maneira invasiva possibilita a demonstração da curva da pressão arterial, conforme demonstrado na **Figura 1,** além dos valores de PA sistólica (PAS), PA média (PAM) e PA dias-

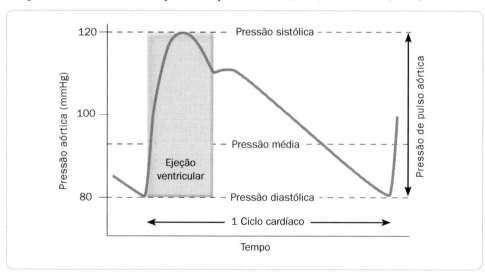

FIGURA 1 Curva de pressão arterial invasiva (PAI).
Fonte: Elaborada pelos autores.

tólica (PAD), que são gerados de maneira instantânea e contínua, permitindo, assim, intervenções mais rápidas e assertivas para a manutenção da PA em níveis seguros para os pacientes. Também é importante considerar que os resultados variam de acordo com a artéria escolhida e que os valores mais fidedignos de PA são obtidos com a cateterização da artéria caudal mediana seguida da dorsal pedal.[7]

> A medida obtida pela canulação da artéria auricular no cão é muito inacurada e deve ser evitada sempre que for possível.

Com a ventilação mecânica e as manobras de recrutamento alveolar, na dependência dos valores empregados de PEEP, pressão de via aérea e volume corrente (VC), comumente ocorrem alterações hemodinâmicas, que são explicadas pela diminuição da pré-carga e pelo aumento da pós-carga do ventrículo direito (VD) decorrente da alta pressão mediastinal e da alta pressão das vias aéreas, com aumento da resistência vascular pulmonar. Consequentemente, há redução da pressão transmural do átrio direito e veia cava superior e possibilidade de diminuição do débito cardíaco. Esse efeito da VM sobre o VD e a consequente queda do débito cardíaco causado pelo aumento da pressão pleural (P_{pl}), no paciente hígido são praticamente desprezíveis, uma vez que ocorre também diminuição da pós-carga do ventrículo esquerdo (tornando mais fácil a ejeção), o que minimiza os efeitos da diminuição do retorno venoso do VD. A PEEP, por outro lado, promove a diminuição do gradiente de retorno venoso durante todo o ciclo respiratório. Como o gradiente de pressão dos vasos de capacitância (grandes veias) para o lado direito do coração é baixo e variando em torno de 4 a 8 mmHg, qualquer alteração da P_{pl}

(causada pela PEEP, por exemplo) pode ter efeitos importantes sobre o débito cardíaco (DC).[1]

Por conseguinte, durante a manobra de recrutamento alveolar, pode ocorrer aumento da frequência cardíaca (FC), da PVC e diminuição da PAS, PAM, PAD e DC, principalmente quando valores mais altos de PEEP ou de pressão de via aérea são empregados. Essas alterações tendem a se normalizar assim que as altas pressões intratorácicas são removidas e desde que o paciente apresente boa função cardíaca.[8]

Em porcos submetidos à manobra de recrutamento alveolar realizada com o incremento da pressão da via aérea para 40 cmH_2O durante 30 segundos, verificou-se diminuição significativa da pressão arterial (em 36 mmHg) e do índice cardíaco em 2 L.[9] Em cães saudáveis, sob anestesia total intravenosa com bloqueio neuromuscular e ventilação mecânica protetora submetidos ao recrutamento alveolar com aumento gradativo de 5 cmH_2O (0 a 20 cmH_2O) seguido de redução gradativa da PEEP (até retornar a 5 cmH_2O), os efeitos hemodinâmicos foram pequenos.[10] Observou-se que a elevação da PEEP resultou em aumento significativo da frequência cardíaca em até 64% dos valores basais sem redução significativa da pressão arterial, aferida na artéria dorsal podal. Durante ventilação protetora em cães (VC de 8 mL/kg), a manutenção da PEEP em 5 cmH_2O durante 1 hora de VM ou mesmo a manobra de recrutamento com aumento gradual da PEEP até 15 cmH_2O não promoveu alteração da PA, tampouco do índice cardíaco.[11] Ao contrário, a pressão arterial nos animais com PEEP mantida constante em 5 cmH_2O aumentou de forma significativa. Em gatos hígidos submetidos ao recrutamento alveolar com aumentos gradativos de 2 cmH_2O de pressão inspiratória (5 a 15 cmH_2O) sem uso de PEEP (ZEEP), não foram observadas alterações na PAM nas diferentes condições de pressão nas vias aéreas. No entanto, a frequência cardíaca se elevou à medida que a pressão de pico nas vias aéreas aumentou de 9 cmH$_2$O para 15 cmH$_2$O e retornou aos valores basais quando a pressão das vias aéreas foi reduzida para 5 cmH$_2$O (p < 0,05).[12]

Por outro lado, no ser humano, verificou-se diminuição transitória dos valores da pressão arterial durante o recrutamento alveolar em pacientes submetidos à cirurgia cardíaca sob ventilação mecânica protetora, porém a PA retornou aos valores basais 5 minutos após o término da manobra.[13] Em pacientes com SARA, os autores verificaram que, com o emprego de valores mais elevados de PEEP, há diminuição da PAS e DC, monitorado pelo ecocardiograma, mas estes retornam aos valores normais assim que a PEEP diminui para valores próximos ao basal.[14] Corroborando essa informação, em outro estudo em gatos hígidos, verificou-se que após manobra de recrutamento alveolar seguida de titulação da PEEP, nos valores mais altos de PEEP, houve necessidade de incremento da dose de dopamina para a manutenção do DC e da PA.[15] Por conseguinte, atenção deve ser dada aos valores de PA durante as manobras de recrutamento alveolar e a titulação da PEEP.

Perante os estudos apresentados, fica claro compreender que a maneira empregada para se realizar a manobra de recrutamento alveolar (titulação da PEEP, aumento da pressão de pico inspiratório), bem como os parâmetros empregados durante a VM determinarão a magnitude das alterações hemodinâmicas que o paciente pode apresentar.

Além disso, a PA invasiva associada à ventilação mecânica permite a monitoração da variação da pressão de pulso (dPP), que é extremamente importante para o tratamento que se baseie em metas da hipoten-são, permitindo, assim, a tomada de decisão do uso de fluidos ou de vasoativos.

PRESSÃO VENOSA CENTRAL

A pressão venosa central (PVC) reflete a pressão de retorno do sangue (ou o gradiente de pressão) do lado direito do coração e sofre influência direta da volemia, função cardíaca, venoconstrição periférica e aumento da resistência vascular pulmonar. Levando-se em conta essas premissas, a mensuração da PVC pode ser empregada para a avaliação da função do ventrículo direito, sobretudo durante a VM e das diferentes manobras ventilatórias.[1] O VD é um sistema de alta complacência, mas, dado o fato de apresentar musculatura menos expressiva, quando submetido a altas pressões pleurais e às demais mudanças impostas pela VM, pode entrar facilmente em falência; motivo pelo qual a avaliação da PVC pode ser útil nessas situações. Em cães e gatos, a PVC pode variar de 0 a 10 cmH$_2$O.

Durante o recrutamento alveolar, verifica-se aumento da PVC em relação ao momento inicial (ZEEP). Em porcos anestesiados e submetidos às manobras de recrutamento alveolar com 40 cmH$_2$O por 10 e 30 segundos em três níveis volêmicos (hipovolemia, normovolemia e hipervolemia), a PVC apresentou aumento significativo durante as manobras em todos os três níveis volêmicos, e houve diferenças significativas entre todos os níveis volêmicos ao final da manobra de 30 segundos.[16] De maneira semelhante, em gatos submetidos à VM por 3 horas e às manobras de recrutamento alveolar com aumento gradativo de PEEP, verificou-se também aumento significativo da PVC no momento de maior expansão pulmonar com relação ao ZEEP nos momentos 5 e 30 minutos.[15]

> O aumento transitório da PVC durante as manobras de recrutamento são absolutamente normais, mas a manutenção de valores aumentados pode refletir sobrecarga ventricular e maior risco de edema pulmonar, motivo pelo qual sua monitoração é importante nos pacientes de risco.

> Aspecto muito importante a ser relembrado é que, apesar de sofrer influência da volemia, a PVC não reflete o *status* volêmico do indivíduo.

A PVC foi muito empregada no passado para guiar a reposição volêmica ou avaliar a fluidorresponsividade, mas estudos de 2 décadas atrás demonstraram que, para esta finalidade, o método é bastante inacurado, sendo que revisão sistemática e metanálises da literatura confirmam esta afirmação.[17,18] Durante muito tempo se correlacionou a PVC com a pressão de enchimento do ventrículo direito e/ou com o volume diastólico final do VD (VDFVD). Entretanto, levando-se em consideração o formato curvilíneo da curva pressão-volume ventricular, pode-se facilmente entender que há uma relação pobre entre a pressão de enchimento ventricular e o volume ventricular (retorno venoso).[18]

A PVC é obtida pela instalação de um cateter com extremidade localizada em veia cava, no átrio direito ou na veia cava cranial. A confirmação da localização do cateter venoso central (CVC) pode ser realizada com base em radiografia, fluoroscopia e/ou com o monitor de onda de pressão arterial verificando a curva específica de átrio direito (**Figura 2**). As demais indicações do uso do CVC são em pacientes:

- Com fibrose em veias periféricas dificultando a canulação;
- Com doenças em que há fragilidade vascular, nos quais, consequentemente, perde-se rapidamente o acesso vascular, como anemia hemolítica imunomediada, nefropatia perdedora de proteína, pancreatite, principalmente a necrotisante, e choque séptico;
- Em hemodiálise;
- Em quimioterapia ou terapias de longa duração;
- Em nutrição parenteral;

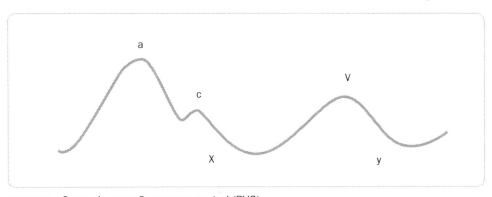

FIGURA 2 Curva de pressão venosa central (PVC).
a: contração do átrio (sístole); c: causada pelo pulso carotídeo e pelo abaulamento da valva tricúspide no átrio direito ao se fechar; x: relaxamento atrial; v: enchimento do átrio direito; y: valva tricúspide abrindo e enchendo o ventrículo direito.
Fonte: Elaborada pelos autores.

- Em transfusão de concentrado de hemácia (alta viscosidade);
- Em hipotensão refratária ao tratamento com vasoativos em veias periféricas;
- Em frequentes punções venosas;
- Em monitoração hemodinâmica.[19]

As contraindicações para o uso do CVC são: infecção da pele e/ou tecido subcutâneo na região ou próximo à região de punção; alterações anatômicas estruturais ou tumorais na região de punção; tromboembolismo e coagulopatias. Em pacientes com hipocoagulabilidade, deve-se evitar a instalação do CVC, pois pode gerar sangramento, principalmente no momento do uso do alargador sobre o fio guia deste. Uma alternativa para esses pacientes é a utilização do introdutor tipo Peel Away®; dispositivo que dispensa o uso do alargador e evita sangramentos. As complicações são hemorragias, hematoma, pneumotórax, infecção, flebite, trombose, embolia, obstrução, oclusão, ruptura parcial ou total do cateter, mau posicionamento do cateter, lesões na câmara cardíaca e arritmias,[19,20] Um meio de diminuir o risco de infecção é o emprego de técnica asséptica e o uso de clorexidine, como demostrado em estudo em cães submetidos a hemodiálise e CVC por longo período.[20] O uso de ultrassom para auxiliar na inserção do CVC também pode minimizar as complicações. Em crianças com peso inferior a 5 kg, o emprego do ultrassom para auxiliar a inserção do CVC pelo método de Seldinger foi igualmente eficaz em comparação com a técnica aberta.[21]

FLUIDORRESPONSIVIDADE

A fluidorresponsividade diz respeito à possibilidade de identificação prévia de um paciente que poderá responder positivamente (com incremento do débito cardíaco em, no mínimo, 15%) a um bólus de fluido.

O conceito é importante de ser compreendido, para que as diferentes formas de avaliação da fluidorresponsividade possam ser empregadas de maneira coerente. No ser humano, um modo interessante de se avaliar se o paciente é fluidorresponsivo é a elevação passiva das pernas. Essa manobra consiste justamente em elevar as pernas até determinada angulação (45 graus) durante 1 minuto, para que o sangue que se encontra nos membros pélvicos seja redistribuído e promova uma expansão transitória da volemia. Se durante a manobra o débito cardíaco sofrer aumento de 15%, indicará que o paciente é fluidorresponsivo e que, portanto, a terapia com fluidos será benéfica neste paciente para tratar a hipotensão. Em porcos, esse parâmetro também se mostrou útil, mas a inclinação dos membros pélvicos efetiva foi de 10%.[22] Em cães, acredita-se que essa manobra não seja efetiva, pois o conteúdo de sangue em membros pélvicos pode não ser suficiente para promover a expansão da volemia.

São várias as maneiras citadas na literatura para avaliar a fluidorresponsividade. A variação da pressão de pulso, além de ter sido demonstrada já em 2000,[8] sem dúvida alguma é o parâmetro mais estudado e empregado tanto no ser humano[23,24] como nos animais.[25-28] No entanto, vários outros parâmetros, como a variação da amplitude da onda pletismográfica, a variação do volume sistólico, a variação da pressão sistólica, entre outros, mostraram-se bons métodos para a avaliação da fluidorresponsividade. Levando-se em conta que o princípio que norteia a exequibilidade desses parâmetros é o mesmo, apenas a variação da pressão de pulso será abordada.

VARIAÇÃO DA PRESSÃO DE PULSO

A variação da pressão de pulso (VPP) é um excelente método de avaliação da fluidorresponsividade em pacientes submetidos à VM.[29] Variações do volume sistólico durante a pressão positiva gerada pela VM estão associadas a altos valores de VPP.[30] Ao contrário, em indivíduos com baixos valores de VPP, verifica-se pequena variação do volume sistólico durante o aumento da pressão intratorácica.[26,31] Em estudo em cães verificou-se que o valor de corte para a VPP foi de 16%. Nesse mesmo estudo, demonstrou-se claramente que, quanto menor o valor do volume sistólico, maior é o incremento do débito cardíaco após o desafio hídrico, fato que pode ser facilmente explicado observando-se a forma da relação volume sistólico pré-carga de Frank-Starling. Animais apresentando baixo volume sistólico encontram-se na fase mais ascendente da curva, portanto, quando um pequeno incremento da pré-carga ocorre, o aumento do volume sistólico é significativo (**Figura 3**).[26]

O mecanismo que explica a viabilidade desse método está relacionado apenas aos efeitos vasculares ocasionados pelo aumento da pressão alveolar (P_{alv}) que ocorre durante a fase inspiratória da VM e sua diminuição na expiração. Esse aumento da P_{alv} durante a fase inspiratória promove aumento da PA por conta do aumento da pressão sob os vasos pulmonares que são comprimidos. Já durante a fase expiratória, como a P_{pl} diminui, o efeito de compressão sobre a vasculatura pulmonar é bem menor, o que faz com que a PA durante a fase expiratória do ciclo respiratório seja menor com relação à fase inspiratória. No indivíduo hipovolêmico, como a complacência dos vasos pulmonares encontra-se elevada, o aumento da P_{pl} na inspiração terá maior efeito sobre eles, portanto, acarretará maior diferença na PA quando comparadas as duas fases do ciclo respiratório. Por outro lado, no indivíduo normovolêmico, o efeito de compressão dos vasos pulmonares ocasionado pelo incremento da P_{pl} na inspiração será de menor intensidade, e assim a diferença da pressão arterial mensurada na inspiração e na expiração será menor quando comparada àquela observada no paciente hipovolêmico. As-

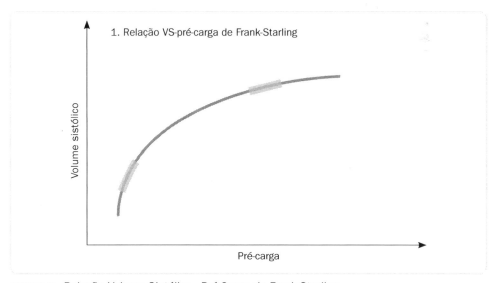

FIGURA 3 Relação Volume Sistólico - Pré-Carga de Frank-Starling.
Fonte: Elaborada pelos autores.

sim sendo, a VPP nada mais é que a diferença da pressão arterial sistólica menos a diastólica (pressão de pulso) obtida na fase inspiratória do ciclo respiratório menos a pressão de pulso (sistólica menos diastólica) obtida na fase expiratória. Para que o cálculo seja fidedigno, deve-se ter certeza de que fase do ciclo respiratório o indivíduo se encontra, razão pela qual se acopla a curva de pressão de via aérea ou a capnografia.

Atualmente existem várias marcas de monitores multiparamétricos que fornecem esse parâmetro, não havendo necessidade de nenhuma medida ou ação adicional para sua mensuração além da cateterização de uma artéria e obtenção da pressão arterial.

Entretanto, a VPP não é confiável em pacientes em ventilação espontânea, com baixos volumes correntes, baixa complacência pulmonar, arritmias e taquicardia. Em casos em que se verifica falência de VD, valores elevados de VPP podem ser indicativos de pré-carga dependência do VD e não necessariamente de fluidorresponsividade.[1]

ECOCARDIOGRAFIA

A ecocardiografia pode ser bastante útil para avaliar os efeitos hemodinâmicos da VM. Vários parâmetros podem ser facilmente obtidos, e tanto o ecocardiograma transtorácico (ETT) quanto o transesofágico (ETE) podem ser utilizados. Durante a anestesia, o ETE apresenta algumas vantagens, na medida em que pode ser empregado em um maior número de situações, além de possibilitar melhor visualização das valvas nos pacientes e com menor risco de contaminação. Fração de ejeção, débito cardíaco, volume sistólico, e os parâmetros de função diastólica po-

dem ser obtidos rapidamente e auxiliam na identificação de alterações importantes. Muitas vezes, a simples visualização do tamanho das câmaras cardíacas e da contratilidade já fornecem ao profissional ideia do que pode estar acontecendo com o paciente, o que no inglês é denominado de *eyeballing*. O beijo papilar (*papillary kissing*) por exemplo, nada mais é que a situação na qual os músculos papilares se encontram quando o paciente está hipovolêmico. Numa situação na qual o paciente foi submetido a VM com PEEP e encontra-se com a PA baixa, a rápida constatação da presença de beijo papilar, confirma que o indivíduo está hipovolêmico e que a VM não é a responsável pela alteração hemodinâmica. Em pacientes com SARA e naqueles nos quais uma avaliação mais cuidadosa do VD pode ser interessante, a avaliação dos parâmetros de função sistólica, tais como o TAPSE (excursão sistólica do anel tricúspide) ou movimento anular tricúspide, onda S, variação fracional da área, além do cálculo do gradiente de pressão trans-tricúspide para avaliação de hipertensão pulmonar podem ser bastante úteis.[32]

Há várias outras maneiras de se avaliar o débito cardíaco e demais parâmetros hemodinâmicos, como por meio do cateter de artéria pulmonar empregando-se o método da termodiluição ou pela análise do contorno da curva de pressão arterial entre outros.[33] A descrição detalhada de cada um deles foge do escopo deste capítulo. Entretanto, cada um desses métodos apresenta várias vantagens e desvantagens, que devem ser levados em consideração na hora de serem empregados no paciente de risco e submetido à VM. A ecocardiografia, apesar de apresentar um alto custo no investimento inicial, pode ser uma excelente opção.

TRATAMENTO DAS ALTERAÇÕES HEMODINÂMICAS CAUSADAS PELA VENTILAÇÃO MECÂNICA

Caso as alterações hemodinâmicas persistam, deve ser realizado o tratamento da hipotensão com fluidos e/ou administração de fármacos vasoativos, porém é importante relembrar que os efeitos hemodinâmicos do recrutamento alveolar estão intimamente relacionados às manobras e ao nível de pressão alveolar aplicado, bem como às propriedades cardiovasculares básicas, além da mecânica dos pulmões e da caixa torácica.[16] A depressão do débito cardíaco é transitória, e o valor empregado da PEEP influencia o efeito final sobre ele.[34]

Sabe-se que é de extrema importância a estabilização prévia da volemia dos pacientes submetidos à anestesia e ventilação mecânica.[1] Em pacientes hipovolêmicos, alterações hemodinâmicas do recrutamento alveolar são mais pronunciadas que em normovolêmicos e hipervolêmicos, como demonstrado em estudo experimental em suínos.[16]

REFERÊNCIAS BIBLIOGRÁFICAS

1. Vieillard-Baron A, Matthay M, Teboul JL, Bein T, Schultz M, Magder S et al. Experts' opinion on management of hemodynamics in ARDS patients: focus on the effects of mechanical ventilation. Intensive Care Med. 2016;42(5):739-749.
2. Tusman G, Böhm SH. Prevention and reversal of lung collapse during the intra-operative period. Best Pract Res Clin Anaesthesiol. 2010;24(2):183-197.
3. Skelding A, Valverde A. Review of non-invasive blood pressure measurement in animals: Part 2 - Evaluation of the performance of non-invasive devices. Can Vet J. 2020;61(5):481-498.
4. Moll X, Aguilar A, García F, Ferrer R, Andaluz A. Validity and reliability of Doppler ultrasonography and direct arterial blood pressure measurements in anaesthetized dogs weighing less than 5 kg. Vet Anaesth Analg. 2018;45(2):135-144.
5. Bourazak LA, Hofmeister EH. Bias, sensitivity, and specificity of Doppler ultrasonic flow detector mea-

surement of blood pressure for detecting and monitoring hypotension in anesthetized dogs. J Am Vet Med Assoc. 2018;253(11):1433-1438.
6. Turan A, Chang C, Cohen B, Saasouh W, Essber H, Yang D et al. Incidence, Severity, and Detection of Blood Pressure Perturbations after Abdominal Surgery: A Prospective Blinded Observational Study. Anesthesiology. 2019;130(4):550-559.
7. da Cunha AF, Ramos SJ, Domingues M, Shelby A, Beaufrère H, Stout R et al. Validation of noninvasive blood pressure equipment: which peripheral artery is best for comparison studies in dogs? Vet Anaesth Analg. 2017;44(5):1068-1075.
8. Michard F. Changes in arterial pressure during mechanical ventilation. Anesthesiology. 2005;103(2):419-28; quiz 49-45.
9. Hansen LK, Sloth E, Nielsen J, Koefoed-Nielsen J, Lambert P, Lunde S et al. Selective recruitment maneuvers for lobar atelectasis: effects on lung function and central hemodynamics: an experimental study in pigs. Anesth Analg. 2006;102(5):1504-1510.
10. Ambrósio AM, Sanchez AF, Pereira MAA, Andrade FSRM, Rodrigues RR, Vitorasso RL et al. Assessment of Regional Ventilation During Recruitment Maneuver by Electrical Impedance Tomography in Dogs. Front Vet Sci. 2021;8:815048.
11. Rodrigues RR, Ambrósio AM, Engbruch AM, Gonçalves LA, Villela PA, Sanchez AF et al. Intraoperative Protective Mechanical Ventilation in Dogs: A Randomized Clinical Trial. Front Vet Sci. 2022;9:842613.
12. Martins ARC, Ambrósio AM, Fantoni DT, Pinto ACBC, Villamizar-Martinez LA, Soares JHN et al. Computed Tomography Assessment of Tidal Lung Overinflation in Domestic Cats Undergoing Pressure-Controlled Mechanical Ventilation During General Anesthesia. Front Vet Sci. 2022;9:842528.
13. Costa Leme A, Hajjar LA, Volpe MS, Fukushima JT, De Santis Santiago RR, Osawa EA et al. Effect of Intensive vs Moderate Alveolar Recruitment Strategies Added to Lung-Protective Ventilation on Postoperative Pulmonary Complications: A Randomized Clinical Trial. JAMA. 2017;317(14):1422-1432.
14. Mercado P, Maizel J, Kontar L, Nalos M, Huang S, Orde S et al. Moderate and Severe Acute Respiratory Distress Syndrome: Hemodynamic and Cardiac Effects of an Open Lung Strategy With Recruitment Maneuver Analyzed Using Echocardiography. Crit Care Med. 2018;46(10):1608-1616.
15. Machado ML, Soares JHN, Pypendop BH, Aguiar AJA, Braun C, Motta-Ribeiro GC et al. Cardiovascular and Gas Exchange Effects of Individualized Positive End-Expiratory Pressures in Cats Anesthetized With Isoflurane. Front Vet Sci. 2022;9:865673.

16. Nielsen J, Nilsson M, Fredén F, Hultman J, Alström U, Kjaergaard J et al. Central hemodynamics during lung recruitment maneuvers at hypovolemia, normovolemia and hypervolemia. A study by echocardiography and continuous pulmonary artery flow measurements in lung-injured pigs. Intensive Care Med. 2006;32(4):585-594.

17. Marik PE, Baram M, Vahid B. Does central venous pressure predict fluid responsiveness? A systematic review of the literature and the tale of seven mares. Chest. 2008;134(1):172-178.

18. Marik PE, Cavallazzi R. Does the central venous pressure predict fluid responsiveness? An updated meta-analysis and a plea for some common sense. Crit Care Med. 2013;41(7):1774-1781.

19. Jamshidi R. Central venous catheters: Indications, techniques, and complications. Semin Pediatr Surg. 2019;28(1):26-32.

20. Perondi F, Petrescu VF, Fratini F, Brovida C, Porciello F, Ceccherini G et al. Bacterial colonization of non-permanent central venous catheters in hemodialysis dogs. Heliyon. 2020;6(1):e03224.

21. Farhadi E, Aslanabadi S, Badebarin D, Jamshidi M, Ladan AH, Hasanzadeh N et al. Comparison of Open and Ultrasound-Guided Placement of Central Venous Catheter in Children Weighing Less Than Five Kilograms; A Randomized Clinical Trial. Acad Radiol. 2022:S1076-6332(22)00547-5.

22. Paranjape VV, Shih AC, Garcia-Pereira FL. Use of a modified passive leg-raising maneuver to predict fluid responsiveness during experimental induction and correction of hypovolemia in healthy isoflurane-anesthetized pigs. Am J Vet Res. 2019;80(1):24-32.

23. Auler JO Jr, Galas F, Hajjar L, Santos L, Carvalho T, Michard F. Online monitoring of pulse pressure variation to guide fluid therapy after cardiac surgery. Anesth Analg. 2008;106(4):1201-1206, table of contents.

24. Teboul JL, Monnet X, Chemla D, Michard F. Arterial Pulse Pressure Variation with Mechanical Ventilation. Am J Respir Crit Care Med. 2019;199(1):22-31.

25. Sant'ana AJ, Otsuki DA, Noel-Morgan J, Leite VF, Fantoni DT, Hajjar AL et al. Use of pulse pressure variation to estimate changes in preload during experimental acute normovolemic hemodilution. Minerva Anestesiologica. 2012;78(4):426-433.

26. Noel-Morgan J, Otsuki DA, Auler JO, Fukushima JT, Fantoni DT. Pulse pressure variation is comparable with central venous pressure to guide fluid resuscitation in experimental hemorrhagic shock with endotoxemia. Shock. 2013;40(4):303-311.

27. De Oliveira MA, Otsuki DA, Noel-Morgan J, Leite VF, Fantoni DT, Auler Jr. JOC. A comparison between pulse pressure variation and rightend diastolic volume index as guides to resuscitation in a modelof hemorrhagic shock in pigs. Journal of Trauma - Injury, Infection and Critical Care. 2009;67(6): 1225-1232.

28. Fantoni DT, Ida KK, Gimenes AM, Mantovani MM, Castro JR, Patrício GCF et al. Pulse pressure variation as a guide for volume expansion in dogs undergoing orthopedic surgery. Vet Anaesth Analg. 2017;44(4):710-718.

29. Michard F, Lopes MR, Auler JO. Pulse pressure variation: beyond the fluid management of patients with shock. Crit Care. 2007;11(3):131.

30. Pinsky MR. Cardiopulmonary Interactions: Physiologic Basis and Clinical Applications. Ann Am Thorac Soc. 2018;15(Suppl 1):S45-S8.

31. Gonçalves LA, Otsuki DA, Pereira MA, Nagashima JK, Ambrosio AM, Fantoni DT. Comparison of pulse pressure variation versus echocardiography-derived stroke volume variation for prediction of fluid responsiveness in mechanically ventilated anesthetized dogs. Vet Anaesth Analg. 2020;47(1):28-37.

32. Reinero C, Visser LC, Kellihan HB, Masseau I, Rozanski E, Clercx C et al. ACVIM consensus statement guidelines for the diagnosis, classification, treatment, and monitoring of pulmonary hypertension in dogs. J Vet Intern Med. 2020;34(2):549-573.

33. Mantovani MM, Fantoni DT, Gimenes AM, de Castro JR, Flor PB, Ida KK et al. Clinical monitoring of cardiac output assessed by transoesophageal echocardiography in anaesthetised dogs: a comparison with the thermodilution technique. BMC Vet Res. 2017;13(1):325.

34. Lim SC, Adams AB, Simonson DA, Dries DJ, Broccard AF, Hotchkiss JR et al. Transient hemodynamic effects of recruitment maneuvers in three experimental models of acute lung injury. Crit Care Med. 2004;32(12):2378-2384.

SEÇÃO 4

VENTILAÇÃO MECÂNICA EM PROCEDIMENTOS ESPECIAIS

CAPÍTULO 15

Trauma Torácico: Hérnia Diafragmática, Pneumotórax e Contusão Pulmonar

Renata Ramos Rodrigues
Aline Magalhães Ambrósio

INTRODUÇÃO

Trauma é qualquer lesão tecidual resultante de uma força externa. O trauma torácico pode cursar com alterações pulmonares, de grandes vasos ou da própria caixa torácica. Assim, podem ser observados quadros de: fraturas de costelas, hemotórax, pneumotórax, contusões pulmonares e rupturas diafragmáticas, que podem ocorrer isoladamente ou combinados.[1,2]

Além das lesões observadas na caixa torácica, outras podem estar presentes, como: ruptura de órgãos (vesícula urinária e baço, por exemplo) e/ou da musculatura abdominal (eventrações) e/ou fraturas de membros.[2] Concomitantemente à atenção ao quadro respiratório, é importante realizar analgesia e tratamento das demais lesões, priorizando o que trouxer maior risco à vida.

SUPORTE VENTILATÓRIO EM QUADROS DE TRAUMAS TORÁCICOS

A ventilação mecânica (VM) pode ser aplicada como suporte à distrição respiratória grave e é mandatória como parte do planejamento anestésico durante cirurgias corretivas.

Quadros de dificuldade respiratória resultantes apenas de lesão torácica isolada podem ser beneficiados pelo uso da ventilação mecânica não invasiva (VNI) associada à adequada analgesia, ou mesmo somente o fornecimento de oxigênio. Essa abordagem otimiza as trocas gasosas, reduz o tempo de estadia em unidade de terapia intensiva (UTI) e evita as complicações decorrentes do período de internação e da intubação orotraqueal (IOT). É necessário, porém, manter o paciente sob avaliação constante e reavaliação do quadro geral para não atrasar a necessidade de IOT e suas consequências.[3]

As situações que exigem IOT são descritas no **Quadro 1**. De maneira geral, em semelhança aos estudos em seres humanos, a recomendação para realização de ventilação mecânica em quadros com possibilidade de lesão pulmonar consta do uso de baixos volumes correntes, manutenção de pressão positiva ao final da expiração (PEEP) e baixa *driving pressure*. A fração inspirada de oxigênio deve ser a necessária para manter uma saturação de oxigênio (SpO_2) superior a 92%.[3-6]

QUADRO 1 Indicações de ventilação mecânica.

Lesão em vias aéreas superiores	Cirurgias torácicas
Instabilidade hemodinâmica	$PaO_2 < 60$ mmHg
Traumatismo crânio encefálico (TCE)	$SpO_2 < 90\%$
Esforço respiratório aumentado	$PaCO_2 > 60$ mmHg

Fonte: Elaborado pelos autores.

Fratura de Costelas

Quando não há lesões no parênquima pulmonar ou em vasos, a ocorrência de dispneia é devida a dor resultante da expansão torácica durante a respiração.[3] O tratamento consta de adequada analgesia e pode exigir oxigenioterapia até estabilização do paciente. Intervenção cirúrgica é indicada quando há fratura de diversas costelas, resultando em um segmento torácico afetado. Em casos cirúrgicos e/ou se houver lesão pulmonar com pneumotórax ou hemotórax, há também necessidade de suporte ventilatório.[2]

Hemotórax

A presença de hemotórax grave após trauma torácico é bastante incomum. Nessas situações, deve-se realizar a toracocentese, podendo evoluir para toracotomia em busca do foco, se o sangramento persistir. Em muitos casos, a presença de discreta quantidade de sangue na caixa torácica é resultante da própria contusão pulmonar e da parede torácica. Se o volume de efusão não comprometer a expansão pulmonar, a toracocentese não é recomendada.[2] Quadros que evoluam para a toracotomia exigem a realização de ventilação mecânica (**Figura 1**).

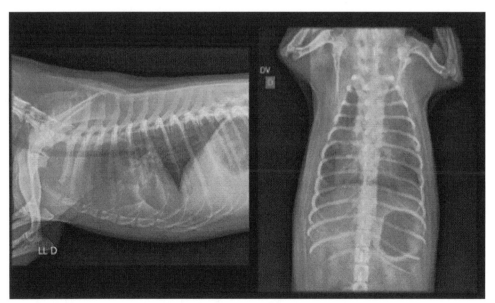

FIGURA 1 Radiografia de um hemotórax. Imagens radiográficas nas projeções laterolateral direita e dorsoventral, com presença de efusão pleural, retração de lobos pulmonares e padrão pulmonar misto, intersticial e alveolar em lobos pulmonares passíveis de avaliação.
Fonte: Imagens radiográficas gentilmente cedidas pela Dra. Carina Outi Baroni.

Pneumotórax

Além da lesão direta causada por fraturas de costelas, o próprio impacto do trauma pode gerar rupturas no parênquima e nas vias aéreas, resultando no extravasamento de ar para dentro do espaço pleural, restringindo o movimento pulmonar. A presença de pequenas quantidades de ar no tórax sem repercussão clínica é comum em pacientes com histórico de trauma torácico e não exige tratamento, a não ser que apresente aumento no volume, culmine com tensão torácica (pneumotórax hipertensivo) e quadro clínico instável.[2]

Se a toracocentese não alcança pressão negativa, obtém grande volume de ar ou se faz necessária repetidamente, pode ser necessária a colocação de dreno torácico ou até mesmo a toracotomia para resolução cirúrgica da lesão primária.[2] Pacientes com pneumotórax podem ser ventilados, principalmente se houver necessidade de intervenção cirúrgica. É importante lembrar que o ar continuará escapando do pulmão para o tórax até que a lesão se resolva, principalmente se forem utilizados altos valores de pressão. Nesses casos, o uso do modo ventilatório controlado a pressão é mais indicado por compensar o vazamento[5] (**Figura 2**).

Recomenda-se o uso da PEEP, porém em baixos valores para permitir o colabamento do parênquima lesionado e sua recuperação. A realização de manobra de recrutamento alveolar não é recomendada, pois o aumento da pressão na via aérea para abertura das unidades alveolares colapsadas predispõe a mais escapes de ar nesses casos (**Tabela 1**).[7]

Contusão Pulmonar

O trauma torácico causa lesão nos pulmões pela combinação de danos diretos causados pelo esmagamento do parênquima e a dissipação abrupta da variação de forças mecânicas. A ativação do sistema inflamatório e a disfunção da barreira alveolar-capilar resultam, ainda, em extravasamento de líquidos e sangue.[6,8,9] Esses eventos associados à redução de surfactante predispõem a colonização das vias aéreas, promovem colapso alveolar, *shunt*, consolidação e pneumonia, todos levando à hipoxemia e insuficiência respiratória aguda.[6,10]

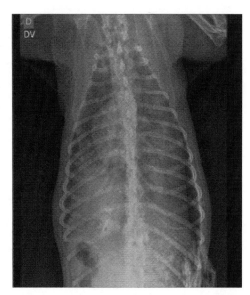

FIGURA 2 Imagem radiográfica de pneumotórax. Exame radiográfico na projeção dorsoventral, com pneumotórax, áreas de contusões pulmonares e acentuado padrão alveolar em lobos pulmonares do hemitórax esquerdo, com retração destes.
Fonte: Imagens radiográficas gentilmente cedidas pela Dra. Carina Outi Baroni.

> Essas lesões começam a se formar cerca de 4 a 6 horas após o trauma e evoluem atingindo seu ápice em até 48 horas, sua extensão se correlaciona diretamente com a gravidade dos achados clínicos.[2,3] Por conseguinte, a contusão pulmonar pode não ser visualizada imediatamente após o trauma nos exames de imagem;[1,9] porém, considerando sua fisiopatogenia, sua suspeita deve sempre ser levada em conta.

TABELA 1 Recomendações de ventilação mecânica de acordo com a afecção.

Afecção	Modo	VT	PEEP	MRA
Pneumotórax	PCV	Baixo	Baixo	Não, se hipertensivo
Contusão Pulmonar	PCV/VCV	Baixo	Sempre usar	Sim
Ruptura diafragmática aguda	PCV	Baixo	Baixo	Com cautela
Ruptura diafragmática crônica	PCV	Baixo	Baixo	Não

Fonte: Elaborada pelos autores.

A maior parte dos casos de contusão pulmonar responde bem ao tratamento suporte, repouso e fornecimento de oxigênio, somente uma pequena porcentagem necessita de ventilação mecânica invasiva.[6,8,9,11,12] Nesses casos, a hipoxemia é tão grave que passa a ser o fator controlador da função respiratória espontânea, sendo comum os pacientes apresentarem hiperventilação com normo ou hipocarbia.[8]

O uso da tomografia torácica melhora muito o diagnóstico da contusão pulmonar e auxilia na decisão da necessidade da ventilação invasiva, porém não é exclusiva para tal medida. A correlação entre a quantidade de lesão observada na imagem, e a evolução dos pacientes indicam que a presença de 28% ou mais do parênquima acometidos por lesão se beneficiou com a ventilação mecânica e valores abaixo de 18% necessitaram somente de suporte de oxigênio.[9] Além desses valores estimados em trabalhos, outros índices apontam para a necessidade do suporte ventilatório.

Quando há lesão pulmonar grave, hipóxia ou restrição respiratória importantes, recomenda-se o uso de ventilação mecânica.[12] Não há manuais que predizem quando e como utilizá-la especificamente nesses casos de traumas torácicos, porém há indicação quando o paciente apresenta instabilidade hemodinâmica, alterações no nível de consciência e lesões severas no tórax, a ponto de prejudicar a ventilação espontânea (**Quadro 1**).[6] Contudo, vale lembrar que, ao passo em que se trata a hipoxemia, deve-se cuidar para evitar lesões promovidas pelo próprio ventilador.

Como o pulmão contundido apresenta um padrão não homogêneo de ventilação, pois apresenta áreas inflamadas, edemaciadas e outras atelectásicas, acaba sendo muito vulnerável a mais lesões induzidas pelo ventilador (LIV).

O uso de altos volumes correntes e ausência de PEEP causa abertura e fechamento cíclicos dos alvéolos, lesionando ainda mais a membrana hialina dos mesmos e predispondo a mais edema intersticial inflamatório. Assim, o conceito de ventilação protetora já descrito é indicado nesses casos.[11]

Para recuperar as áreas de atelectasia promovidas pelo trauma, recomenda-se também a realização de manobras de recrutamento alveolar, sempre associadas à manutenção de PEEP (**Tabela 1**).[9]

Ruptura Diafragmática

Dentre os casos de rupturas diafragmáticas na rotina de cães e gatos, 77 a 85% delas são decorrentes de traumas. Comumente são secundários a acidentes automobilísticos seguidos de quedas, chutes e brigas. O restante abrange quadros congênitos ou de causa desconhecida.[13] Quais vísceras migraram e a gravidade do cenário clínico dependerão da localização e impacto do trauma.[14]

A suspeita de ruptura deve sempre existir em situações que envolvam traumas e pode ser confirmado por exames de imagem. A compressão causada pelos órgãos abdominais irá reduzir a expansão pulmonar, cursando com quadros de dificuldade respiratória e até mesmo inespecíficos de acordo com o órgão afetado e suas condições (distensões, torções etc.). São comuns também as arritmias cardíacas.[2,14]

Os exames de imagem para diagnóstico e cirurgias para correção devem ser realizados o mais precocemente possível, desde que o paciente esteja estável para tal. Em casos em que o paciente esteja estável e bem clinicamente, a ruptura pode passar despercebida sendo diagnosticada e tratada tardiamente.[13,14]

É importante lembrar que, além da ruptura do diafragma e presença de órgãos abdominais no tórax, pode haver ainda presença de ar ou efusão na cavidade. Ao longo da cirurgia, o anestesista deverá lidar com a ventilação dos pulmões que sofreram atelectasia mecânica de maneira aguda. Em alguns casos, o paciente pode levar muito tempo para manifestar sinais clínicos que o levem à cirurgia de correção; nesses casos, a cronicidade da lesão pulmonar requer cuidados diferenciados, a serem discutidos a seguir.[2]

Os pacientes com ruptura diafragmática devem ser mantidos em oxigenioterapia e decúbito esternal com o tórax em posição mais alta que o abdome, para facilitar a expansão pulmonar. O ambiente deve ser tranquilo, e o manejo precisa ser o mínimo possível, para não aumentar o esforço respiratório. A medicação pré-anestésica deve constar de fármacos pouco depressores do sistema respiratório, para não piorar o quadro ainda mais. Recomenda-se pré-oxigenação por 3 a 5 minutos em máscara, desde que esta não estresse ainda mais o animal. A indução por máscara de anestésico inalatório não é encorajada, e o material para IOT deve estar à mão da equipe para intubação rápida.[14]

Recomenda-se uso de ventilação protetora o suficiente para manter a saturação de oxigênio acima de 90%, e manutenção de PEEP para minimizar a ocorrência de novas áreas de atelectasia e recrutar aos poucos as áreas já colabadas. Assim que o paciente é induzido e mantido em decúbito dorsal, nota-se a necessidade de maiores valores de pressão inspiratória para realizar a ventilação dos pulmões. Assim que a incisão é feita e a pressão negativa cessa, a pressão inspiratória deve começar a ser reduzida também, e sequencialmente enquanto a pressão dos órgãos sobre os pulmões vai reduzindo.[14] Recomenda-se que a mesa cirúrgica tenha a cabeceira elevada cerca de 45 graus, para que o animal seja posicionado em Trendelemburg invertido e a compressão dos órgãos seja menor sobre os pulmões e coração, facilitando a ventilação e a própria cirurgia (**Figura 3**).

Quanto ao modo ventilatório a ser escolhido, estudos prévios já concluíram não haver superioridade quanto à ventilação controlada a volume ou pressão em pulmões

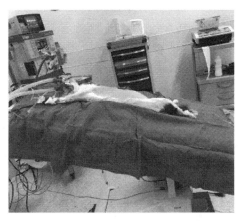

FIGURA 3 Gato anestesiado em posição de Trendelemburg invertido para ser submetido à herniorrafia.

Fonte: Acervo pessoal dos autores.

saudáveis.[15] No entanto, em quadros de ruptura diafragmática, os pulmões são mecanicamente comprimidos, e as áreas disponíveis para ventilação são bastante heterogêneas.

> Para evitar o excesso de pressão no interior dos alvéolos, na tentativa de o ventilador entregar o volume predeterminado, encoraja-se o emprego do modo de ventilação controlado a pressão.

Nos quadros agudos, indica-se a realização de recrutamento alveolar, porém de maneira lenta e gradual para minimizar a possibilidade de edema por reexpansão. Ainda assim, recomenda-se realizar uma insuflação quase máxima dos pulmões enquanto o cirurgião cerra o último nó da herniorrafia para reduzir o pneumotórax.[13,14]

Em quadros crônicos, os mesmos cuidados devem ser tomados, porém o recrutamento alveolar não é indicado. A formação de radicais livres no próprio parênquima pulmonar associado ao acúmulo de mediadores inflamatórios resultantes dos órgãos encarcerados pela ruptura acaba por induzir um edema pulmonar pela reexpansão alveolar. Assim, a recomendação é que esses pacientes tenham seus pulmões reexpandidos de maneira gradual por meio da manutenção de dreno torácico no pós--operatório, que irá cessar o pneumotórax lentamente.[16,17]

Dificilmente será necessário manter suporte ventilatório após a cirurgia, somente a oxigenioterapia, que será logo descontinuada. Ainda com esses cuidados, após correção da ruptura diafragmática, o paciente deve ser acompanhado de perto pelo alto risco de desenvolver edema e pneumotórax. Os cuidados citados e mais a analgesia adequada permitirão que os pacientes ventilem confortavelmente após o procedimento.[14]

REFERÊNCIAS BIBLIOGRÁFICAS

1. Kirberger RM, Leisewitz AL, Rautenbach Y, Lim CK, Stander N, Cassel N et al. Association between computed tomographic thoracic injury scores and blood gas and acid-base balance in dogs with blunt thoracic trauma. J Vet Emerg Crit Care. 2019;29(4):373-384.

2. Waddell LS, King LG. Abordagem geral da dispneia. In: King LG, Boag A, editores. Manual BSAVA de Emergência e Medicina Intensiva em Cães e Gatos. 2a ed. São Paulo: MedVet; 2013. p. 110-146.

3. Valiatti JL dos S, Sabbion RO, Gonsaga RAT. Trauma Torácico Fechado. In: Valiati JL dos S, Amaral JLG do, Falcão LF dos R, editores. Ventilação Mecânica: Fundamentos e Prática Clínica. 1a ed. Rio de Janeiro: Roca; 2016.

4. Hopper K, Powell LL. Basics of mechanical ventilation for dogs and cats. Vet Clin North Am - Small Anim Pract. 2013;43(4):955-969.

5. Barbas CSV, Ísola AM, De Farias AMC, Cavalcanti AB, Gama AMC, Duarte ACM et al. Brazilian recommendations of mechanical ventilation 2013. Part 2. Rev Bras Ter Intensiva. 2014;26(3):215-239.

6. Fattori S, Reitano E, Chiara O, Cimbanassi S. Predictive Factors of Ventilatory Support in Chest Trauma. Life. 2021;11(1154):1-16.

7. Gonçalves LO, Cicarelli DD. Alveolar recruitment maneuver in anesthetic practice: how, when and why it may be useful. Rev Bras Anestesiol. 2005;55(6):631-638.

8. Campbell VL, King LG. Pulmonary function, ventilator management, and outcome of dogs with thoracic trauma and pulmonary contusions: 10 cases (1994-1998). J Am Vet Med Assoc. 2000;217(10):1505-1509.

9. Trindade LMV, Lopes LC da S, Cipriano GFB, Vendrame LS, Junior AA. Alveolar recruitment in pulmonary contusion. Case report and literature review. Rev Bras Ter Intensiva. 2009;21(1):104-108.

10. Dhar SM, Breite MD, Barnes SL, Quick JA. Pulmonary Contusion in Mechanically Ventilated Subjects After Severe Trauma. Respirarory Care. 2018;63(8):950-954.

11. Prunet B, Bourenne J, David J-S, Bouzat P, Boutonnet M, Cordier P-Y et al. Patterns of invasive mechanical ventilation in patients with severe blunt chest trauma and lung contusion: A French multicentric evaluation of practices. J Intensive Care Soc. 2019;20(1):46-52.

12. Hajjar WM, Al-nassar SA, Almutair OS, Alfahadi AH, Aldosari NH, Meo SA. Chest Trauma Experience: Incidence, associated factors, and outcomes among patients in Saudi Arabia. Pakistan J Med Sci. 2021;37(2):373-378.

13. Padro TD do, Filho EF da S, Ribeiro RG, Nardi AB de. Hérnia diafragmática em cães. Enciclopédia Biosf. 2013;9(16):1229-1241.

14. Johnson AL. Cirurgia do Sistema Respiratório Inferior. In: Fossum TW, editor. Cirurgia de Pequenos Animais. 4a ed. Rio de Janeiro: Elsevier; 2014.

15. Fantoni DT, Ida KK, Lopes TFT, Otsuki DA, Auler JOC, Ambrósio AM. A comparison of the cardiopulmonary effects of pressure controlled ventilation and volume controlled ventilation in healthy anesthetized dogs. J Vet Emerg Crit Care. 2016;26(4):524-530.

16. Worth AJ, Machon RG. Prevention of Reexpansion Pulmonary Edema and Ischemia-Reperfusion Injury in the Management of Diaphragmatic Herniation. Compendium. 2006;28(7):531-540.

17. Hartsfield SM. Instrumentação das Vias Aéreas e da Ventilação. In: Tranquilli WJ, Thurmon JC, Grimm KA, editores. Lumb & Jones Anestesiologia e Analgesia Veterinária. 4a ed. São Paulo: Roca; 2013. p. 542-581.

CAPÍTULO 16

Paciente Neurológico

Keila Kazue Ida

INTRODUÇÃO

Diversas são as alterações neurológicas que podem acometer os animais. Estas podem ser classificadas como de origem intracraniana (por exemplo, trauma cranioencefálico, lesão de ocupação do espaço intracraniano, tais como hidrocefalia, abscesso, hematoma e tumor cerebral); espinhal (por exemplo, enfermidade de disco intervertebral, embolismo fibrocartilaginoso, trauma, neoplasia e instabilidade congênita); ou neuromuscular (por exemplo, miastenia *gravis*, botulismo).

Estima-se que alterações neuromusculares estão entre as causas da necessidade de ventilação mecânica em cerca de 54% dos cães[1] e 11% dos gatos[2] na unidade de terapia intensiva (UTI). Estes necessitam de ventilação mecânica por 3,3 a 508 horas e a taxa de sobrevivência é de 21 a 57%.[3-5] Nesses pacientes, a ventilação alveolar inadequada é a principal indicação da necessidade de assistência ventilatória, das quais 24 a 50% estão relacionadas com a lesão intracraniana primária, 13 a 21% com a lesão de medula espinhal cervical, 15% com a lesão intracraniana pós-ressuscitação car-

diopulmonar (RCP), 11% com a toxicose, 11% com a doença de neurônio motor inferior (NMI) e 11% com a recuperação pós--craniotomia.[4,5] A taxa de sobrevivência é de aproximadamente 86% para os casos de toxicoses, 57% para doença de NMI, 71% após craniotomia, 20 a 50% para lesão de medula espinhal cervical, 13 a 33% para lesão intracraniana e 0 a 11% para casos pós-RCP.[4,5] Em potros, um estudo clínico retrospectivo descreveu a necessidade de suporte ventilatório em 9 de 30 casos de botulismo, dos quais todos sobreviveram, exceto um potro que foi eutanasiado.[6,7] A ventilação mecânica também foi descrita em dois equinos adultos com suspeita de botulismo, ambos eutanasiados após 3[8] e 18 dias[9] de ventilação mecânica na UTI, respectivamente. Além dos pacientes neurológicos de UTI, a assistência ventilatória também pode ser necessária durante anestesia para procedimentos diagnósticos e cirúrgicos diretamente relacionados ou não com a enfermidade neurológica primária.[10]

Até o momento da edição do atual livro, não há estudos prospectivos em pacientes neurológicos ventilados mecanicamente por período prolongado na Medicina Veterinária. As recomendações sugeridas neste capítulo são baseadas em descrições retrospectivas de animais com alterações neurológicas ventilados mecanicamente, assim como na literatura médica. Mesmo na Medicina, esta, ainda é uma área de controvérsias, não havendo evidência suficiente que demonstre a superioridade de uma técnica ventilatória sobre outras.[11] Assim sendo, recomendações a seguir devem ser interpretadas e aplicadas com cautela.

FISIOPATOLOGIA

O sistema nervoso central (SNC) é composto basicamente por tecido parenquimatoso, sangue e líquor, os quais estão protegidos pela rigidez óssea do crânio e da coluna vertebral. A pressão intracraniana (PIC) é o resultado da pressão exercida por esses três componentes dentro desse espaço limitado e não expansível. Essa pressão é mantida adequada, contanto que o aumento do volume de um desses componentes seja acompanhado pela redução simultânea do volume de um dos outros dois componentes (doutrina de Monroe-Kellie).[12] Em outras palavras, caso haja aumento de volume do tecido parenquimatoso (por exemplo, edema, tumor e abcesso cerebral); volume sanguíneo (por exemplo, hemorragia subaracnóidea, vasodilatação cerebral); ou liquor (por exemplo, hidrocefalia) sem redução compensatória de um desses componentes, a PIC se elevará acima de seu valor normal (0 a 10 mmHg). O aumento da PIC descompensado, assim como a hipotensão arterial, pode levar à diminuição da pressão de perfusão cerebral (PPC) (normalmente deve ser > 70 mmHg), uma vez que esta é determinada pela diferença entre a pressão arterial média (PAM) e a PIC:

$$PPC = PAM - PIC$$

A redução da PPC, por sua vez, pode levar à diminuição do fluxo sanguíneo cerebral (FSC), o qual é determinado pela relação entre a PPC e a resistência vascular cerebral (RVC):[13,14]

$$FSC = \frac{PPC}{RVC}$$

O controle da RVC é mantido por diversos fatores, tais como autorregulação cerebral, taxa metabólica do cérebro e fatores químicos (por exemplo, dióxido de carbono e oxigênio).[12] A autorregulação cerebral protege o cérebro da isquemia ou hiperemia, apesar das flutuações da PPC. Ou seja, ela consiste na vasoconstricção e vasodilatação compensatórias à elevação e queda da PPC, respectivamente, contanto que a PPC se encontre dentro de uma margem de 50 a 150 mmHg, a qual corresponde a uma PAM de 70 a 80 mmHg (**Figura 1**).

Além disso, o aumento da taxa metabólica cerebral aumenta proporcionalmente o FSC (oferta) para atender ao aumento na demanda de oxigênio no cérebro (acoplamento metabólico). O contrário ocorre durante sedação, anestesia e hipotermia.[13]

Além de comprometer a PPC e o FSC, casos graves de aumento da PIC podem levar à herniação do cérebro através do tentório, resultando em compressão do tronco cerebral.[14] Essa alteração causa uma resposta fisiológica de hipertensão arterial e bradicardia compensatória, as quais caracterizam o reflexo de Cushing. Uma vez que o monitoramento direto da PIC não é uma prática comum na rotina clínica, a detecção do reflexo de Cushing é um meio indireta de se identificar a necessidade urgente da aplicação de estratégias para redução da PIC.

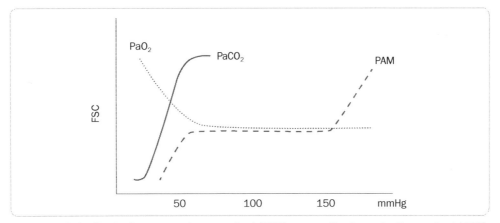

FIGURA 1 Relação do fluxo sanguíneo cerebral (FSC) e pressão de perfusão cerebral (PPC), pressão parcial de dióxido de carbono no sangue arterial ($PaCO_2$) e pressão parcial de oxigênio no sangue arterial (PaO_2). A manutenção do FSC adequado depende de autorregulação cerebral, normocapnia e normoxemia. A autorregulação mantém o FSC constante ao longo de uma ampla margem de PPC (portanto, pressão arterial média). Em casos de lesão cerebral ou por efeito de alguns fármacos anestésicos, esse mecanismo autorregulatório pode ser perdido, e o FSC passa, então, a ser diretamente proporcional à PPC ou à PAM. O FSC também é linearmente proporcional à $PaCO_2$, exceto em casos de extrema hipocapnia (vasoconstrição) ou hipercapnia (vasodilatação). A hipoxemia pode levar à vasodilatação da vasculatura cerebral, aumentando significativamente o FSC, porém contribuindo para aumento da pressão intracraniana e prejuízo da entrega de oxigênio cerebral.
Fonte: Elaborada pela autora.

> Os métodos de redução da PIC incluem posicionamento da cabeça levemente elevado até 30 graus com relação ao coração, prevenção do aumento da pressão venosa central (PVC), e uso de fármacos (manitol, solução salina hipertônica e furosemida) e da ventilação mecânica para controle da pressão parcial de dióxido de carbono no sangue arterial ($PaCO_2$).

Apesar de ser um dos métodos de redução rápida da PIC via controle da $PaCO_2$, a assistência ventilatória não é isenta de efeitos negativos.[15] Ao aumentar a pressão intratorácica, a ventilação com pressão positiva também aumenta a PVC e contribui para redução do retorno venoso, incluindo o retorno venoso da circulação cerebral e, assim, aumentando a PIC. A redução no retorno venoso também contribui para a redução da pré-carga, resultando na diminuição do débito cardíaco e da PAM. A hipotensão arterial contribui tanto para a redução da PPC, como para a perda da autorregulação cerebral. Assim sendo, a ventilação mecânica pode comprometer a PPC por diversos mecanismos de redução da PAM e aumento da PIC. Esse entendimento é essencial para o uso da ventilação mecânica na otimização hemodinâmica cerebral com mínimos efeitos negativos sobre os mecanismos fisiológicos de regulação do FSC.

INDICAÇÃO DA VENTILAÇÃO MECÂNICA EM PACIENTES NEUROLÓGICOS

As principais indicações para início da ventilação mecânica em pacientes com alterações neurológicas incluem a necessidade de rapidamente corrigir alterações na $PaCO_2$ e/ou hipoxemia refratária à suplementação não invasiva de oxigênio.[4,5,7-9,14] Tais alterações estão geralmente associadas à inadequada ventilação alveolar causada pela lesão nervosa central (cérebro e medula espinhal) ou periférica (neuromuscular) primária (**Quadro 1**).[16] Essas alterações também podem estar associadas aos efeitos respiratórios depressores de alguns fármacos necessários para sedação, anestesia, analgesia e controle de convulsões (por exemplo, barbitúricos, benzodiazepínicos, propofol, opioides). O uso de sedativos e anestésicos pode ser necessário para viabilizar a intubação orotraqueal e proteção de vias aéreas, principalmente em pacientes com disfagia ou prejuízo do reflexo da tosse e de deglutição. A sedação e anestesia também podem ser necessárias para realização de procedimentos cirúrgicos e de diagnósticos por imagem no paciente neurológico. Em condições de aumento da taxa metabólica, tal como em convulsões, hipertermia e sepse, o aumento do consumo de oxigênio e da produção de CO_2 também pode contribuir para o desenvolvimento de hipercapnia e hipoxemia.

QUADRO 1 Sinais clínicos indicativos da necessidade de ventilação mecânica em pacientes neurológicos.

- Apneia ou obstrução de vias aéreas superiores
- Dispneia
- Esforços respiratórios reduzidos ou excessivos
- Hipercapnia ($PaCO_2$, $PvCO_2$ e/ou $EtCO_2$ > 45 mmHg)
- Hipoxemia (PaO_2 < 80 mmHg ou SaO_2 < 95%) ou cianose refratárias à suplementação não invasiva de oxigênio

$PaCO_2$: pressão parcial de dióxido de carbono no sangue arterial; $PvCO_2$: pressão parcial de dióxido de carbono no sangue venoso; $EtCO_2$: pressão parcial de dióxido de carbono no ar expirado; PaO_2: pressão parcial de oxigênio no sangue arterial; SaO_2: saturação de oxiemoglobina no sangue arterial.
Fonte: Elaborado pela autora.

Controle dos Níveis de CO_2

A ventilação mecânica é uma técnica que consegue rapidamente normalizar a concentração de CO_2 no ar expirado ($EtCO_2$) e, consequentemente, da $PaCO_2$ através da manipulação do volume minuto (V_E), o qual é o produto do volume corrente (V_T) e da frequência respiratória (F_R), ou seja:

$$V_E = V_T \times F_R$$

A hipercapnia causa vasodilatação arteriolar cerebral e da medula espinhal, a qual é linearmente proporcional ao aumento da $PaCO_2$. Por sua vez, esse aumento no volume sanguíneo central pode elevar a PIC e diminuir a PPC. Em casos de hipercapnia, a rápida redução da $PaCO_2$ pode ser realizada por meio do aumento do V_E, tanto pela elevação do V_T como da F_R. Por outro lado, a hipocapnia pode levar à vasoconstricção arteriolar, podendo causar isquemia cerebral. O aumento da $PaCO_2$ pode ser alcançado tanto pela redução da V_T como da F_R.

Hipercapnia promove aumento do FSC, e consequente aumento da PIC, e diminuição da PPC. É importante aumentar a VE para normalizar a $PaCO_2$.

Hipocapnia ocasiona vasoconstrição arteriolar e isquemia cerebral. Importante diminuir a VE para normalizar a $PaCO_2$.

Hipoxemia Refratária à Suplementação Não Invasiva de Oxigênio

A hipoxemia deve ser tratada, pois pode levar à vasodilatação da vasculatura cerebral, contribuindo para aumento da PIC e redução da PPC. Em casos graves, a oxigenação inadequada também pode causar hipóxia cerebral. A assistência ventilatória permite tratamento da hipoxemia por diferentes mecanismos. O fornecimento de oxigênio por meio de tubo endotraqueal ou de traqueostomia permite aumentar a FiO_2 para valores > 0,9 (oxigênio 90%), o que geralmente não é possível com a suplementação de oxigênio não invasiva (*flow-by*, máscara, cânula nasal e câmara de oxigênio). Casos de hipoxemia associados à hipoventilação, desequilíbrios da relação ventilação-perfusão e *shunts* intrapulmonares poderão ser tratados com a ventilação mecânica. Além disso, a assistência ventilatória alivia o trabalho respiratório do paciente. Isso diminui o aumento do consumo de oxigênio associado ao aumento dos esforços respiratórios, além de proporcionar tempo para recuperação da enfermidade primária.

> Hipoxemia causa vasodilatação da vasculatura cerebral e consequente aumento da PIC e diminuição da PPC.

OBJETIVOS DA VENTILAÇÃO MECÂNICA NO PACIENTE NEUROLÓGICO

O objetivo primário da ventilação mecânica no paciente neurológico é de evitar o desenvolvimento ou agravamento de lesões cerebrais secundárias às alterações dos níveis de CO_2 e de O_2 (**Quadro 2**). Tal objetivo deve ser alcançado sem efeitos adversos, tal como comprometimento hemodinâmico sistêmico e cerebral e lesão pulmonar secundários à ventilação com pressão positiva.

Pacientes com suspeita de PIC elevada devem ser mantidos com a PAM também ligeiramente mais alta para favorecer a PPC. Por exemplo, um paciente com PIC elevada de cerca de 15 mmHg necessitará de PAM

de, no mínimo, 85 mmHg para manutenção da PPC adequada de, aproximadamente, 70 mmHg.

VENTILAÇÃO MECÂNICA

As recomendações apresentadas adiante (**Quadro 3**) são um guia para se iniciar a assistência ventilatória, a qual deverá ser avaliada e reajustada de acordo com a necessidade individual do paciente. Por exemplo, cães e gatos que também apresentam enfermidades pulmonares podem necessitar de valores mais elevados de PEEP e de

QUADRO 2   Objetivos da ventilação mecânica em pacientes neurológicos.

$PaCO_2$ 35 a 40 mmHg, $PvCO_2$ 40 a 45 mmHg ou $EtCO_2$ 30 a 35 mmHg
pH 7,35 a 7,45
PaO_2 > 80 mmHg ou relação PaO_2/FiO_2 > 300
SaO_2 > 94%
Ppico ≤ 20 cmH_2O
PAM de, aproximadamente, 85 mmHg

$PaCO_2$: pressão parcial de dióxido de carbono no sangue arterial; $PvCO_2$: pressão parcial de dióxido de carbono no sangue venoso; $EtCO_2$: pressão parcial de dióxido de carbono no ar expirado; PaO_2: pressão parcial de oxigênio no sangue arterial; SaO_2: saturação de oxiemoglobina no sangue arterial; Ppico: pressão de pico inspiratório; PAM: pressão arterial média.
Fonte: Elaborado pela autora.

QUADRO 3   Recomendações dos ajustes ventilatórios iniciais para estabilização de pacientes neurológicos.

Modalidade ventilatória: CMV ou SIMV
VT 6 a 10 mL/kg desde que Ppico ≤ 20 cmH_2O
FR 10 a 30 respirações/min
Relação inspiração:expiração 1:2 a 1:3
PEEP 0 a 5 cmH_2O
FiO_2 0,3 a 1,0

CMV: ventilação mandatória controlada; SIMV: ventilação mandatória intermitente sincronizada; V_T: volume corrente; Ppico: pressão de pico inspiratório; F_R: frequência respiratória; PEEP: pressão positiva ao final da expiração.
Fonte: Elaborado pela autora.

F_R, assim como de V_T mais baixo comparados àqueles com alterações neurológicas e pulmões hígidos.[5] Potros geralmente não necessitam de V_T tão altos como em equinos adultos (6 a 8 mL/kg *versus* 10 a 15 mL/kg).[6,9] Pacientes em choque séptico podem não tolerar PEEP e Ppico elevadas em decorrência do comprometimento hemodinâmico que a elevada pressão intratorácica positiva pode causar.

Posicionamento do Paciente

Se possível, é preferível manter o decúbito esternal, a qual impõe menos restrição à expansão torácica necessária para adequada ventilação alveolar. Essa posição também reduz o peso dos órgãos abdominais sobre a veia cava caudal, favorecendo retorno venoso, débito cardíaco e PAM. Em pacientes com aumento da PIC, a cabeça deve ser mantida em nível mais elevado que o coração em um ângulo de até 30 graus (por exemplo, apoio da cabeça sobre almofada ou inclinação da mesa). Essa posição favorece a drenagem venosa jugular, reduzindo a influência da PVC sobre a PIC. O uso de um suporte macio entre os membros pélvicos abduzidos (por exemplo, cobertor, almofada ou lençol) auxilia a reduzir o aumento da pressão intra-abdominal que contribui para o aumento da PVC.[14] Além disso, também proporciona mais conforto ao paciente, principalmente nos geriátricos ou com osteoartrite e displasia. A dor também contribui para aumento da PIC e, portanto, o conforto do paciente deve ser garantido. Nesse sentido, os membros pélvicos também podem ser posicionados para o mesmo lado (em vez de abduzidos) para aliviar a tensão sobre a pelve. O decúbito deve ser periodicamente alterado a cada 4 a 8 horas, para se evitar o desenvolvimento de úlceras de decúbito, miopatias e neuropatias, princi-

palmente em protuberâncias ósseas.[9] O movimento passivo dos membros, tal como a flexão e extensão das articulações dos membros também pode ser realizado periodicamente para se estimular o retorno venoso e minimizar o edema periférico. O uso de uma superfície macia e insulada (por exemplo: cobertores, colchões) proporciona maior conforto ao paciente, além de ajudar a minimizar os riscos de neuropatia, miopatia e hipotermia.

Intubação

Na Medicina Veterinária, a ventilação mecânica é comumente realizada de maneira invasiva, ou seja, por meio de tubo endotraqueal ou de tubo de traqueostomia. Além de permitir a formação de um sistema fechado que viabiliza a ventilação com pressão positiva e a anestesia inalatória, a ventilação mecânica invasiva também permite a proteção de vias aéreas contra o desenvolvimento de pneumonia por aspiração. Para isso, o *cuff* do tubo deve ser inflado com a mínima pressão necessária para se formar um selo traqueal, sem que haja comprometimento do fluxo sanguíneo traqueal local. Essa alteração favorece o desenvolvimento de complicações, tal como a inflamação, isquemia, estenose e necrose traqueal. Cuidados periódicos do tubo endotraqueal são necessários em pacientes intubados por período prolongado, tais como checagem da pressão do *cuff*, sucção do tubo a cada 4 a 6 horas ou mais frequentemente, se necessário.[17]

A intubação orotraqueal é geralmente utilizada em casos de ventilação mecânica de curta duração, como na anestesia para procedimento diagnóstico de imagem e cirúrgico. Em casos de assistência ventilatória mais prolongada, por exemplo, em pacientes na UTI, a intubação orotraqueal é a mais comumente utilizada em cães e gatos,[4,5] enquanto a intubação nasotraqueal é frequentemente utilizada em potros[6,18] e em equinos adultos.[8,9] Ao se realizar a intubação orotraqueal, deve-se evitar a estimulação do reflexo de tosse e de vômito. Além da possibilidade de pneumonia por aspiração e obstrução de vias aéreas, tanto a tosse quanto o vômito aumentam a PVC, contribuindo para o aumento da PIC e subsequente redução da PPC. O jejum pré-anestésico, o uso de antieméticos e procinéticos, assim como a intubação de sequência rápida (ISR) devem ser realizados quando possível. A ISR é uma técnica que consiste na administração simultânea de um agente indutor da anestesia (por exemplo, propofol ou alfaxalona) e de um agente bloqueador neuromuscular (por exemplo, cisatracurium ou rocurônio), para criação de condições ideais para intubação orotraqueal, ou seja, inconsciência, relaxamento muscular e ausência dos reflexos de tosse, deglutição e laringoespasmo. Com essas condições, a intubação orotraqueal pode ser realizada de maneira rápida e efetiva, minimizando o risco de vômito, pneumonia por aspiração, tosse e elevação da PIC.[19] O uso da lidocaína tópica sobre as aritenoides em gatos,[20] coelhos[21] e suínos,[22] assim como a administração intravenosa de lidocaína[23,24] ou fentanila em cães,[25] deve ser considerado para redução do reflexo da tosse. Essa também pode ser minimizada ao se utilizar uma técnica de indução anestésica adequada para se alcançar um plano anestésico adequado para intubação orotraqueal.

O tubo de traqueostomia é utilizado em 6 a 27% dos cães e gatos na UTI.[4,5] Entre as indicações, pode-se citar o alívio de obstrução de vias aéreas superiores e a redução da estimulação local (tosse e reflexo de deglutição) causada pelo tubo orotraqueal. Com o uso do tubo de traqueostomia, é possível reduzir a dose de fármacos anestésicos, facilitando o monitoramento da recuperação da função neurológica. Além disso, é possível que o paciente consiga comer e beber normalmente, assim como interagir com seus mentores, ao mesmo tempo que recebem assistência ventilatória via tubo de traqueostomia.[4]

Modalidade Ventilatória

Em cães e gatos com alterações neuromusculares na UTI, 21 a 82% são inicialmente estabilizados com o uso da ventilação mandatória controlada (do inglês *controlled mandatory ventilation*, CMV) por pressão, 68% com CMV por volume, e 11% com ventilação mandatória intermitente sincronizada (do inglês *synchronous intermittent mandatory ventilation*, SIMV).[4,5] A CMV por volume também foi utilizada em dois equinos adultos mecanicamente ventilados como parte do tratamento de enfermidade neuromuscular, possivelmente, botulismo.[8,9] A SIMV com pressão de suporte (PS) de aproximadamente 15 cmH_2O e sensibilidade (esforço inspiratório que o paciente necessita gerar para disparar um ciclo respiratório pelo ventilador) de 2 cmH_2O foi uma das principais modalidades ventilatórias utilizadas em potros com botulismo na UTI em um estudo retrospectivo.[7] Nesses animais, a baixa sensibilidade foi necessária devido à fraqueza muscular associada à enfermidade neuromuscular causada pelo botulismo.

Modalidades mandatórias, CMV ou SIMV, são recomendadas na fase inicial para estabilização do paciente.[4,7,15] O ventilador garante a ventilação alveolar, controlando rapidamente os níveis de CO_2, não dependendo dos esforços respiratórios espontâneos inconsistentes associados à lesão neuromuscular do paciente. Na CMV por pressão, o fornecimento de gases inspiratórios ocorre até que uma pressão predeterminada seja alcançada nas vias aéreas. Mesmo que seja uma modalidade mandatória, ainda pode resultar em um V_T insuficiente e, por conseguinte, hipercapnia, caso o animal respire contra o ventilador ou apresente baixa complacência pulmonar (por exemplo, animais geriátricos, pneumonia). Em razão dessa possibilidade de oscilação do V_T, o procedimento deve ser cuidadosamente monitorado ao se utilizar modalidades ventilatórias controladas ou assistidas por pressão.

O uso de modalidades espontâneas pode ser considerado à medida que o paciente se recupere e a respiração espontânea se torna consistente. Em estudos retrospectivos, a pressão positiva em vias aéreas (do inglês *continuous positive airway pressure,* CPAP) foi descrita em 7% dos cães e gatos com inadequada ventilação na UTI.[5] A CPAP com PS foi descrita com frequência para ventilação de potros com botulismo.[7]

Ajustes Ventilatórios Iniciais

Cada paciente possui necessidades ventilatórias particulares que dependem de fatores como a espécie animal, idade, enfermidade primária e comorbidades. Não existe um único conjunto de ajustes ventilatórios que sejam ideais para todos os pacientes em todas as ocasiões. A ventilação mecânica pode ser iniciada de acordo com ajustes ventilatórios iniciais (**Quadro 3**) e, em seguida, avaliada e reajustada para se alcançar os objetivos ventilatórios necessários (**Quadro 2**).

Os valores iniciais de V_T de 8 a 24 mL/kg, F_R (ventilador) de 10 a 26 respirações/min, Ppico 11 a 25 cmH_2O e PEEP de 0 a 6 cmH_2O são utilizados para estabilização inicial de cães e gatos com ventilação inadequada na UTI, porém em pulmões hígidos.[4,5] Tais valores diferem daqueles utilizados para estabilização de equinos adultos com enfermidade neuromuscular (V_T de 8 a 12 mL/kg, F_R de 8 a 12 respirações/min,

e Ppico 20 a 30 cmH_2O).[8,9] Em potros de 1 a 2 meses de idade com botulismo, a assistência ventilatória com um V_T de 6,2 a 8,6 mL/kg, F_R (ventilador e paciente) de 14 a 35 respirações/min e PEEP de cerca de 5 cmH_2O foi utilizada por, aproximadamente, 1 semana.[6]

Apesar da ampla margem de valores iniciais, recomenda-se dar início à ventilação utilizando-se um V_T, Ppico e PEEP mais baixos. Se necessário, podem ser gradativamente ajustados até se encontrar valores mínimos capazes de manter a normocapnia e normoxemia. O aumento do V_E pode ser feito através do aumento da F_R, em vez do V_T, evitando-se aumentos excessivos da Ppico. Valores excessivamente altos de V_T, Ppico e PEEP podem levar à lesão pulmonar, além de desequilíbrios na relação ventilação-perfusão, principalmente se mantidos por período prolongado. Além disso, também podem aumentar os efeitos hemodinâmicos cerebrais e cardiovasculares indesejáveis do aumento da pressão intratorácica.

Fração Inspirada de Oxigênio (FiO$_2$)

Uma ampla margem para os valores iniciais de FiO_2 de 0,3 a 1,0 é descrita em cães, gatos,[5] potros[6,26] e equinos adultos[8,9] ventilados mecanicamente na UTI. O objetivo da suplementação de oxigênio é o de alcançar ou manter a normoxemia. Tanto a hiperoxemia quanto a hipoxemia devem ser evitadas. O uso de $FiO_2 > 0,21$ por mais de 24 a 48 horas pode levar à toxicidade do oxigênio, o que pode agravar lesões pulmonares e de isquemia-reperfusão.[27] O uso de $FiO_2 < 0,9$ pode não ser tolerado por pacientes com taxa metabólica elevada, tais como aqueles com septicemia, hipertermia e convulsões. Uma estratégia comumente utilizada é a de se iniciar a ventilação mecânica com uma $FiO_2 > 0,9$

(> 90% de oxigênio) e, então, reduzi-la gradativamente, sempre mantendo PaO_2 > 80 mmHg e SaO_2 > 94%, até que seja possível alcançar uma FiO_2 mínima de 0,21. Essa redução condiciona o paciente a valores cada vez menores de FiO_2 até que se torne completamente independente da suplementação de oxigênio.[8,9]

Sedação, Anestesia e Analgesia

A anestesia geral é necessária para que o paciente tolere a intubação e manutenção do tubo endotraqueal, assim como a ventilação com pressão positiva. Em pacientes semicomatosos, doses baixas de sedativos e anestésicos podem ser suficientes para este fim. Em animais paralisados (por exemplo, equinos com botulismo) ou em coma (inconscientes e irresponsivos a qualquer estímulo), a intubação orotraqueal pode ser possível sem a necessidade de fármacos.[7,8,9] Em um estudo clínico retrospectivo, 4 dos 10 cães e todos os 3 gatos com lesão encefálica não necessitaram de anestesia geral para intubação orotraqueal.[5]

Apenas um breve comentário sobre algumas opções de sedativos, anestésicos e analgésicos será descrito a seguir já que não é o foco deste capítulo. O uso de agentes de ação curta e/ou que podem ter sua ação antagonizada são preferíveis, tais como benzodiazepínicos, opioides, propofol, alfaxalona e agonistas de receptores alfa-2.[3,14] Benzodiazepínicos e propofol têm efeitos anticonvulsivantes que podem ser úteis em alguns pacientes neurológicos. Opioides e agonistas alfa-2 adrenérgicos têm a vantagem de também promoverem analgesia em pacientes com dor ou que serão submetidos a procedimentos cirúrgicos. Outros analgésicos adjuntos, tais como amitriptilina, gabapentina e amantadina podem ser utilizados, mas pode acontecer de suas formulações de administração oral não serem

viáveis no paciente inconsciente. Anti-inflamatórios não esteroidais, lidocaína via intravenosa e técnicas de anestesia locoregionais também podem ser utilizados quando aplicáveis. Pacientes com comprometimento hemodinâmico grave podem não tolerar o uso de agentes agonistas alfa-2 adrenérgicos. Tais agentes podem também mimetizar sinais clínicos do reflexo de Cushing, ou seja, bradicardia e hipertensão, o que pode confundir a interpretação do monitoramento e, portanto, tomada de decisão para instituição do tratamento de controle da PIC. Entretanto, doses baixas de agonistas alfa-2 adrenérgicos, tais como medetomidina ou dexmedetomidina, podem ser consideradas em gatos ou cães não cooperativos para contenção química por questões de segurança.

A pré-oxigenação por, no mínimo, 3 a 5 minutos é recomendada imediatamente antes da indução anestésica e continuada durante esta para minimizar o risco de hipoxemia.[14] A indução da anestesia pode ser realizada com agentes anestésicos intravenosos, tais como propofol, alfaxalona ou tiopental associados ou não a benzodiazepínicos e opioides. O uso de anestésicos injetáveis é preferível em relação aos inalatórios, pois permitem uma rápida indução e intubação para proteção de vias aéreas e início da ventilação mecânica e aumento da FiO_2.[17] Anestésicos inalatórios podem ser utilizados para manutenção da anestesia, desde que em concentração alveolar média (CAM) (isofluorano < 1,5 × CAM, sevofluorano < 2,0 × CAM).[14] Concentrações mais elevadas podem levar à vasodilatação periférica e subsequente hipotensão arterial e perda da autorregulação cerebral. Nesse sentido, é preferível o uso de anestesia intravenosa total (do inglês *total intravenous anesthesia*, TIVA) com propofol ou alfaxalona associados ou não a infusões contínuas de midazolam e opioides (por exemplo, fentanila, remifentanil, butorfanol). O uso da formulação de propofol sem o preservativo álcool benzílico é preferível para se evitar a possibilidade de reações adversas durante infusão prolongada. Em gatos, o índice terapêutico de propofol é menor, por conseguinte, o uso de alfaxalona é preferível para TIVA nesses pacientes. Em um estudo prospectivo com pôneis hígidos, as infusões de propofol e butorfanol associados à dexmedetomidina ou midazolam foram considerados adequados para a assistência ventilatória por 24 horas.[18]

CUIDADOS DO PACIENTE COM PRESSÃO INTRACRANIANA ELEVADA

A PIC é raramente mensurada na prática clínica veterinária. Seu monitoramento é feito de forma indireta através da presença de sinais clínicos da PIC elevada. Esses incluem letargia, alterações pupilares, a modificações no padrão respiratório e anormalidades cardiovasculares, tal como a tríade ou reflexo de Cushing (hipertensão, bradicardia e distúrbios respiratórios). Esses sinais clínicos associados a um histórico de trauma cranioencefálico (por exemplo, queda, atropelamento, pisoteamento) e alterações na avaliação de diag-

nóstico por imagem (por exemplo, fratura de crânio, tumor cerebral, hidrocefalia) sugerem a presença de uma PIC elevada. Pacientes com possível aumento da PIC necessitam de cuidados imediatos específicos para se reduzir a PIC e manter a PPC e, assim, o desenvolvimento ou agravamento da lesão cerebral (**Quadro 4**).

MONITORAMENTO

O monitoramento do paciente neurológico deverá ser o mais completo possível, semelhante a qualquer outro paciente mantido sob ventilação mecânica. A avaliação do nível de consciência, dos reflexos autonômicos, movimentos espontâneos e esforços respiratórios é essencial para se avaliar a recuperação da alteração neurológica. O uso de capnografia, oximetria de pulso e hemogasometria arterial para monitoramento da $EtCO_2$, FR, SpO_2, $PaCO_2$, PaO_2, SaO_2 e pH é particularmente importante para controle da PIC e manutenção do FSC. A checagem constante do V_T, Ppico e PEEP é essencial para se assegurar uma ventilação mecânica efetiva e segura. Os exames de eletrocardiograma, frequência cardíaca, pressão arterial (direta de preferência), tempo de preenchimento capilar e coloração de mucosas trazem informações cardiovascu-

QUADRO 4 Métodos para redução da pressão intracraniana.
Controle ventilatório para manutenção da $PaCO_2$ 35 a 40 mmHg, $PvCO_2$ 40 a 45 mmHg ou $EtCO_2$ 30 a 35 mmHg
Manter cabeça em nível de até 30 graus mais elevado que o coração (apoio de cabeça, inclinação da mesa)
Evitar aumento da PVC – vômito, tosse, compressão do fluxo sanguíneo jugular venoso, aumento da pressão intra-abdominal (compressão abdominal), aumento excessivo da pressão intratorácica (Ppico e PEEP elevados)
Analgesia para pacientes com dor ou submetidos a procedimentos dolorosos
Manejo farmacológico (manitol, solução salina hipertônica)
$PaCO_2$: pressão parcial de dióxido de carbono no sangue arterial; $PvCO_2$: pressão parcial de dióxido de carbono no sangue venoso; $EtCO_2$: pressão parcial de dióxido de carbono no ar expirado; PVC: pressão venosa central; Ppico: pressão de pico inspiratório; PEEP: pressão positiva ao final da expiração. Fonte: Elaborado pela autora.

lares essenciais para identificação do reflexo de Cushing. Além disso, permitem a rápida identificação de depressão cardiovascular para tratamento imediato, minimizando os efeitos negativos da hipotensão sobre a PPC e FSC. O monitoramento da temperatura do paciente é importante para se manter a normotermia. Apesar das possíveis vantagens da hipotermia terapêutica na redução da taxa metabólica cerebral, ainda não existem informações suficientes para sua aplicação na Medicina Veterinária. Tanto os tremores musculares desencadeados pela hipotermia para produção compensatória de calor, quanto o aumento da taxa metabólica associado à hipertermia aumentam consideravelmente o consumo de oxigênio e devem ser evitados. O monitoramento dos níveis de glicose e lactato sanguíneos também são recomendados; a glicose, por ser o principal substrato energético do SNC. Na presença de enfermidade neurológicas, o aumento nos níveis de lactato nem sempre representam prejuízo da perfusão tecidual. O aumento na concentração de lactato em alguns pacientes neurológicos, tais como na hemorragia subaracnóidea, pode estar associado a um bom prognóstico.[28]

Além do monitoramento das funções vitais, é importante se lembrar da checagem de outros fatores feitos pelos cuidados intensivos de enfermagem. Incluem a checagem da pressão do *cuff* do tubo endotraqueal, do tubo endotraqueal quanto à obstrução (dobrado, secreção) e desconexão, da cavidade oral quanto à presença de conteúdo gástrico (e higienização), da presença de escaras de decúbito e úlceras de córnea (além da troca do decúbito e lubrificação dos olhos).[17]

TESTE DE APNEIA

Este teste é conduzido como parte do diagnóstico de morte cerebral na Medicina.[15]

Para que seja realizado, o paciente deve apresentar valores adequados de temperatura, pressão arterial, oxigenação e $PaCO_2$. O paciente é desconectado do ventilador, mas a suplementação de oxigênio continua a ser fornecida através do tubo endotraqueal. A ocorrência de movimentos respiratórios espontâneos indica que o teste de apneia é negativo (não indica morte cerebral) e a ventilação mecânica pode então ser restabelecida. Caso não haja movimentos respiratórios, mas a $PaCO_2 < 60$ mmHg ou haja hipotensão e desaturação, o paciente é reconectado ao ventilador e um novo teste poderá ser repetido posteriormente. Caso não haja movimentos respiratórios e a $PaCO_2 > 60$ mmHg ou haja um aumento da $PaCO_2 > 20$ mmHg do inicial, o teste de apneia é considerado positivo, sugerindo o diagnóstico clínico de morte cerebral. Esse teste não deve ser interpretado isoladamente, mas, sim, em associação a outras avaliações da função cerebral.

RETIRADA DO PACIENTE NEUROLÓGICO DA VENTILAÇÃO MECÂNICA

Não existe até o momento fortes evidências nas recomendações para retirada do paciente neurológico da ventilação mecânica.[29] O desmame ventilatório pode ser considerado em pacientes capazes de manter a normocapnia. Em alguns casos, a enfermidade neurológica pode não estar completamente resolvida, mas o centro respiratório se encontra funcional. A estimulação do centro respiratório através da indução da hipercapnia não é uma prática recomendada para pacientes com aumento da PIC devido à possibilidade de reduzir a PPC e FSC, resultando em lesão cerebral.

O desmame e a recuperação da anestesia podem ser prolongados. Condições favoráveis devem ser criadas para o sucesso dessa fase final. Idealmente, o desmame ventilatório deve ser iniciado no paciente normotérmico, hemodinamicamente estável e que não mais necessite de suplementação de oxigênio, apesar de tais fatores não serem pré-requisitos. O mesmo monitoramento do paciente deve ser mantido durante a retirada deste da ventilação mecânica. Os mesmos cuidados de manutenção da normocapnia, normoxemia e hemodinâmica cerebral e cardiovascular tomados durante a ventilação mecânica devem ser mantidos durante o desmame ventilatório. Se ainda necessária, a suplementação de oxigênio deve ser continuada. Sempre que possível, deve-se considerar a redução da dose ou descontinuação de fármacos depressores da respiração, assim como a antagonização de seus efeitos (por exemplo, flumazenil para benzodiazepínicos, atipamezole para agonistas de receptores alfa-2 adrenérgicos e naloxona para opioides).

Modalidades ventilatórias que permitem que o paciente respire espontaneamente são preferíveis durante a retirada do paciente da ventilação mecânica. A SIMV pode ser utilizada no início do desmame de pacientes que ainda não apresentam respiração espontânea consistente. Uma vez que a respiração se torne consistente, a modalidade ventilatória pode ser alterada para CPAP com PS. Nessa modalidade, a inspiração é sempre desencadeada pelo paciente e uma pressão positiva pré-determinada é mantida continuamente nas vias aéreas. Essa pressão positiva aumenta a capacidade residual funcional e minimiza a formação de atelectasias. O uso concomitante da PS facilita os esforços inspiratórios, recondicionando a musculatura respiratória para o retorno completo da ventilação espontânea. O uso da SIMV e da CPAP com ou sem PS tem sido descrito no desmame ventilatório de aproximadamente 22 e 66%, respectivamente, dos cães e gatos na UTI.[4,5] A adição

da PS a essas modalidades é descrita em potros com botulismo.[7]

Em equinos adultos, a desconexão do ventilador seguida do uso intermitente de uma válvula de demanda é uma opção nos casos em que o ventilador não apresente modalidades de ventilação assistida ou espontânea.[9]

O clínico deve estar preparado para controle de convulsões e regurgitação. A sedação pode ser necessária em pacientes que assumem comportamentos inadequados após craniotomia, trauma craniano ou hemorragia subaracnóidea. Alguns podem ainda necessitar de suplementação não-invasivas de oxigênio. Alguns pacientes podem não tolerar o *flow-by* e máscara, gerando muito estresse. A cânula nasal pode causar espirros ou tosse em alguns pacientes, contribuindo para o aumento na PIC. A câmara de oxigênio pode não ser eficaz em pacientes que precisam ser avaliados com frequência ou naqueles que desenvolvem hipertermia e, consequentemente, respiração ofegante.

REFERÊNCIAS BIBLIOGRÁFICAS

1. Bruchim Y, Aroch I, Sisso A, Kushnir Y, Epstein A, Kelmer E *et al*. A retrospective study of positive pressure ventilation in 58 dogs: indications, prognostic factors and outcome. J Small Anim Pract. 2014;55(6):314-319.

2. Lee JA, Drobatz KJ, Koch MW, King LG. Indications for and outcome of positive-pressure ventilation in cats: 53 cases (1993-2002). J Am Vet Med Assoc. 2005;226(6):924-931.

3. King LG, Hendricks JC. Use of positive-pressure ventilation in dogs and cats: 41 cases (1990-1992). J Am Vet Med Assoc. 1994;204(7):1045-1052.

4. Hopper K, Haskins SC, Kass PH, Rezende ML, Aldrich J. Indications, management, and outcome of long-term positive-pressure ventilation in dogs and cats: 148 cases (1990-2001). J Am Vet Med Assoc. 2007;230(1):64-75.

5. Cagle LA, Hopper K, Epstein SE. Indications and outcome associated with positive-pressure ventilation in dogs and cats: 127 cases. J Vet Emerg Crit Care (San Antonio). 2022;32(3):365-375.

6. Wilkins PA, Palmer JE. Botulism in foals less than 6 months of age: 30 cases (1989-2002). J Vet Intern Med. 2003a;17(5):702-707.

7. Wilkins PA, Palmer JE. Mechanical ventilation in foals with botulism: 9 cases (1989-2002). J Vet Intern Med. 2003b;17(5):708-712.

8. Mitten LA, Hinchcliff KW, Holcombe SJ, Reed SM. Mechanical ventilation and management of botulism secondary to an injection abscess in an adult horse. Equine Vet J. 1994;26(5):420-423.

9. Taylor SD, Toth B, Townsend WM, Bentley RT. Mechanical ventilation and management of an adult horse with presumptive botulism. J Vet Emerg Crit Care (San Antonio). 2014;24(5):594-601.

10. Bruniges N, Rioja E. Intraoperative anaesthetic complications in dogs undergoing general anaesthesia for thoracolumbar hemilaminectomy: a retrospective analysis. Vet Anaesth Analg. 2019;46(6):720-728.

11. Robba C, Poole D, McNett M, Asehnoune K, Bösel J, Bruder N *et al.* Mechanical ventilation in patients with acute brain injury: recommendations of the European Society of Intensive Care Medicine consensus. Intensive Care Med. 2020;46(12):2397-2410.

12. Wilcox SR, Aydin A, Marcolini EG. (2022). Specific Circumstances: Neurologic Injury. In: Mechanical Ventilation in Emergency Medicine. Springer, Cham.

13. Otto KA. Physiology, Pathophysiology, and Anesthetic Management of Patients with Neurologic Disease. In: Grimm KA, Lamont LA, Tranquilli WJ, Greene SA, Robertson SA. Veterinary Anesthesia and Analgesia: The Fifth Edition of Lumb and Jones. 5a ed. New Jersey: Wiley-Blackwell; 2015. Capítulo 28. p. 557-583.

14. Leece EA. Neurological disease. In: Duke-Novakovski T, de Vries M, Seymour C. BSAVA Manual of Canine and Feline Anaesthesia and Analgesia. 3rd ed. United Kingdom: British Small Animal Veterinary Association; 2016. Chapter 28. p.: 392-408. e-Book.

15. Hess DR, Kacmarek RM. Head Injury. In: Hess DR, Kacmarek RM. Essentials of Mechanical Ventilation, 4th ed. New York: McGraw-Hill Education; 2018. p. 216-226.

16. Posner LP, Mariani CL, Swanson C, Asakawa M, Campbell N, King AS. Perianesthetic morbidity and mortality in dogs undergoing cervical and thoracolumbar spinal surgery. Vet Anaesth Analg. 2014;41(2):137-144.

17. Epstein S. Care of the ventilator patient. In: Silverstein DC, Hopper K. Small Animal Critical Care Medicine. 2a ed. Philadelphia: Elsevier; 2015. Capítulo 34. p. 185-190.

18. Kerr CL, Keating SCJ, Arroyo LG, Viel L. Cardiopulmonary effects and recovery characteristics associated with 2 sedative protocols for assisted ventilation in healthy neonatal foals. Can J Vet Res. 2021;85(4):251-260.

19. Rajajee V, Riggs B, Seder DB. Emergency Neurological Life Support: Airway, Ventilation, and Sedation. Neurocrit Care. 2017;27(Suppl 1):4-28.

20. Jones TL, Boyer K, Chapman K, Craigen B, da Cunha A, Hofmeister EH. Evaluation of the time to desensitization of the larynx of cats following topical lidocaine application. J Feline Med Surg. 2021;23(6):563-567.

21. Sayce LJ, Powell ME, Kimball EE, Chen P, Gartling GJ, Rousseau B. Continuous Rate Infusion of Ketamine Hydrochloride and Dexmedetomidine for Maintenance of Anesthesia during Laryngotracheal Surgery in New Zealand White Rabbits (Oryctolagus cuniculus). J Am Assoc Lab Anim Sci. 2020;59(2):176-185.

22. McCulloch TM, Flint PW, Richardson MA, Bishop MJ. Lidocaine effects on the laryngeal chemoreflex, mechanoreflex, and afferent electrical stimulation reflex. Ann Otol Rhinol Laryngol. 1992;101(7):583-589.

23. Panti A, Cafrita IC, Clark L. Effect of intravenous lidocaine on cough response to endotracheal intubation in propofol-anaesthetized dogs. Vet Anaesth Analg. 2016;43(4):405-411.

24. Thompson KR, Rioja E. Effects of intravenous and topical laryngeal lidocaine on heart rate, mean arterial pressure and cough response to endotracheal intubation in dogs. Vet Anaesth Analg. 2016;43(4):371-378.

25. Bravo VR, Palomba N, Corletto F, Willis R, Vettorato E. Comparison between intravenous lidocaine and fentanyl on cough reflex and sympathetic response during endotracheal intubation in dogs. Vet Anaesth Analg. 2020;47(4):481-489.

26. Palmer JE. Ventilatory support of the critically ill foal. Vet Clin North Am Equine Pract. 2005;21(2):457-486.

27. Singer M, Young PJ, Laffey JG, Asfar P, Taccone FS, Skrifvars MB *et al.* Radermacher P. Dangers of hyperoxia. Crit Care. 2021;25(1):440.

28. Oddo M, Levine JM, Frangos S, Maloney-Wilensky E, Carrera E, Daniel RT *et al.* Brain lactate metabolism in humans with subarachnoid hemorrhage. Stroke. 2012;43(5):1418-1421.

29. Cinotti R, Bouras M, Roquilly A, Asehnoune K. Management and weaning from mechanical ventilation in neurologic patients. Ann Transl Med. 2018;6(19):381.

CAPÍTULO 17

Edema Pulmonar Cardiogênico e não Cardiogênico

Denise Tabacchi Fantoni
André Martins Gimenes

INTRODUÇÃO

O edema pulmonar cardiogênico (EPC) bem como o não cardiogênico (EPNC) são síndromes relativamente comuns na clínica de cães e gatos, cujo desfecho depende da presteza em seu diagnóstico e do tratamento instituído.

As causas são muito variáveis (**Quadro 1**), e a identificação da etiologia pode colaborar no diagnóstico do quadro, uma vez que os sinais clínicos de EPC ou EPNC concernentes ao sistema respiratório são muito semelhantes. Além de auxiliar no diagnóstico, conhecer as causas do edema pulmonar

(EP) facilita a instituição de tratamento direcionado, tendo-se em vista que o manejo pode ser muito distinto.

A VM é uma das intervenções terapêuticas mais importantes no edema agudo pulmonar (EAP). Muitos pacientes com EAP desenvolvem hipoxemia e hipercapnia graves que requerem esse tipo de intervenção precocemente. De fato, artigos médicos sobre o assunto demostraram que a instituição rápida de VM pode modificar a taxa de sobrevida dos pacientes.[1,2] Em estudo clássico da década de 1980 no qual se comparou dois grupos de cães em choque cardioraram induzido, verificou-se que no

QUADRO 1 Causas de edema pulmonar cardiogênico e não cardiogênico.

Edema pulmonar cardiogênico
Sobrecarga de volume
Disfunção de valva aórtica e mitral
Insuficiência cardíaca
Edema pulmonar não cardiogênico
Síndrome da angústia respiratória aguda (SARA) (sepse, pneumonia, aspiração de conteúdo gástrico, transfusão de sangue, queimadura extensa e pancreatite aguda)
Edema pós-obstrução (iatrogênico – durante intubação e broncoscopia, síndrome do braquicefálico, colapso de traqueia, paralisia de laringe, estrangulamento)
Edema neurogênico (trauma craniano, convulsão e eletrocução)
Vasculite e distúrbio na permeabilidade vascular (por exemplo, leptospirose)
Altitude – acima de 3.000 m

Fonte: Elaborado pelos autores.

grupo dos animais que permaneceram em ventilação espontânea, a taxa de mortalidade foi de 100% ao passo que todos os animais submetidos a VM sobreviveram.[3] A causa do óbito foi a falência respiratória que ocorre em decorrência do comprometimento do processo contrátil dos músculos respiratórios por fadiga extrema.

A mortalidade no EAP varia de acordo com a causa, mas sabidamente quando a suplementação de oxigênio ou a VM é iniciada rápida e adequadamente, a sobrevida aumenta e verifica-se a diminuição do tempo de internação de maneira considerável.[4] Essa informação fortalece a importância da realização da avaliação clínica e dos exames complementares dos pacientes em EAP que indicará a necessidade premente ou não da terapia.

CHOQUE CARDIOGÊNICO

Levando-se em conta que o choque cardiogênico é uma causa importante do EAP nos cães, uma breve revisão de suas principais etiologias e dos critérios de diagnóstico faz-se necessária para a melhor compreensão das modalidades terapêuticas de VM.

Os critérios de diagnóstico estão baseados na presença de hipotensão (PAS < 90 mmHg) ou necessidade de vasopressores e alterações relacionadas como má perfusão tecidual, como diminuição do nível de consciência, oligúria, aumento do tempo de preenchimento capilar e do lactato sanguíneo (> 2,5 mmol/L). O emprego de ultrassom pulmonar focado também é considerado.

> As causas de choque cardiogênico que poderão ocasionar o EPC são várias e devem também ser identificadas precocemente para se nortear a melhor maneira de assegurar a correta oxigenação do paciente, visto que as manobras ventilatórias podem interferir na hemodinâmica deste.

O choque cardiogênico é definido como a expressão clínica da insuficiência circulatória causada por uma grave disfunção cardíaca. Trata-se de uma condição clínica de alta letalidade, que representa a via final de várias afecções, levando ao comprometimento do débito cardíaco, desencadeando inflamação, isquemia e piora progressiva da função miocárdica. Pode evoluir para disfunção multiorgânica e morte, pela incapacidade de atender a demanda tecidual de oxigênio.

Fisiopatogenia do Choque Cardiogênico

A progressão da cardiopatia passa por diferentes fases. A primeira é geralmente uma fase assintomática, na qual não há manifestação clínica evidente da doença, mas o exame físico e os exames complementares podem revelar anormalidades, como um sopro, uma arritmia, presença de disfunção miocárdica inicial ou discretas alterações morfológicas estruturais. À medida que a doença cardíaca progride, manifestações de insuficiência cardíaca congestiva (ICC) começam a surgir. Nesse estágio, os mecanismos compensatórios endógenos que sustentavam o estado assintomático são sobrepujados pelo agravamento da doença cardíaca e anormalidades perceptíveis, tais como taquipneia, dispneia ou tosse por congestão pulmonar, síncope por arritmia ou distensão abdominal por ascite cardiogênica, que passam a estar presentes. Se essas anormalidades não forem controladas com tratamento adequado, ocorre deterioração do quadro clínico, o que pode levar a uma situação de risco de morte. Nem sempre o choque cardiogênico é diagnosticado em pacientes com doença cardíaca previamente documentada. No entanto, a identificação de uma cardiopatia como causa primária do estado de choque circulatório é determinante para se estabelecer esse diagnóstico.

A degeneração valvar mitral mixomatosa (DVMM), cardiopatia mais frequente adquirida na espécie canina, com maior prevalência em cães de raças de pequeno porte (com menos de 20 kg) e em animais de meia-idade a idosos (acima de 6 anos de idade), geralmente causa comprometimento do débito cardíaco secundário à disfunção sistólica apenas em fases mais avançadas da doença, quando o grau de remodelamento cardíaco e fibrose miocárdica estão presentes de forma mais significativa (estágios C e D). Apesar da disfunção sistólica ocorrer apenas em fases mais avançadas da DVMM, as alterações hemodinâmicas e progressiva alteração do padrão de enchimento do ventrículo esquerdo afetam o desempenho cardíaco geral e determinam o início da ICC.[5]

As complicações mais comuns da DVMM que causam o choque cardiogênico são a ruptura de cordoaria tendínea e a ruptura atrial. No entanto, embora o desenvolvimento de choque cardiogênico em situações de mudanças hemodinâmicas abruptas seja mais frequente, pacientes em estágios sintomáticos e avançados da doença (estágios C e D), com manifestações de insuficiência cardíaca congestiva crônica, podem também apresentar descompensação aguda, com piora do débito cardíaco, instabilidade hemodinâmica e manifestações de hipoperfusão características do choque.

A segunda cardiopatia mais frequente na espécie canina e importante causa de choque cardiogênico é a cardiomiopatia dilatada (CMD). Trata-se de uma doença miocárdica em que o músculo cardíaco é estrutural e funcionalmente anormal, na ausência de outra cardiopatia ou hipertensão arterial suficiente para causar a anormalidade miocárdica observada. Consiste na principal etiologia de ICC e morte súbita de causa cardíaca em cães de raças de portes médio, grande e gigante. Algumas raças, como Doberman, Pinscher, Boxer, Dogue Alemão, Terra-Nova, Cão Aquático Português, Cocker Spaniel e Irish Wolfhound apresentam maior prevalência de CMD.

O choque cardiogênico pode se desenvolver em cães com CMD secundário ao aparecimento súbito de uma arritmia, como fibrilação atrial, taquicardia ventricular sustentada ou não sustentada, ou ainda em decorrência de piora do desempenho ventricular esquerdo, causado pela disfunção sistólica característica nessa afecção.[6]

Cães com CMD frequentemente apresentam arritmias, antes de desenvolverem alterações cardíacas funcionais ou estruturais detectáveis ao exame ecocardiográfico, como disfunção miocárdica e remodelamento ventricular esquerdo. Complexos ventriculares prematuros isolados, aos pares, episódios de taquicardia ventricular paroxística e fibrilação atrial são arritmias frequentemente detectadas ao eletrocardiograma (ECG) e Holter (ECG de 24 horas) de animais com CMD. Dado o potencial arritmogênico, uma nova classificação com base em cinco estágios da doença foi proposta recentemente (estágios A, B1, B2, C e D). Assim como na DVMM, pacientes em estágios B1 e B2 são considerados assintomáticos sob o ponto de vista do responsável. O paciente em estágio B1 manifesta somente arritmia, sem disfunção sistólica ou remodelamento ventricular, enquanto o paciente em estágio B2 apresenta alterações ecocardiográficas características de disfunção sistólica e remodelamento do ventrículo esquerdo, secundário a sobrecarga de volume. Os cães em estágio C, a exemplo da DVMM, apresentam manifestações clínicas de ICC e os pacientes que se encontram refratários ao tratamento, mesmo com altas doses de inotrópico e diurético, são classificados em estágio D.[7]

Diferentemente da DVMM, cães com CMD apresentam comprometimento da função sistólica em estágio ainda relativamente inicial da doença (B2), evidenciada por alterações em índices ecocardiográficos.

Na espécie felina, as cardiomiopatias representam o principal grupo de doenças cardíacas. Assim como em seres humanos, as cardiomiopatias felinas são classificadas, de acordo com suas características fenotípicas, em cinco tipos: cardiomiopatia hipertrófica (CMH – a mais prevalente na espécie), cardiomiopatia restritiva (CMR), cardiomiopatia dilatada (CMD), cardiomiopatia arritmogênica do ventrículo direito (CAVD) e cardiomiopatia não específica (CMNE).[8] Arritmias supraventriculares e ventriculares são complicações frequentes em todos os fenótipos de cardiomiopatias e podem causar desde instabilidade hemodinâmica, com diferentes graus de manifestações clínicas relacionadas a hipoperfusão tecidual, como alteração no estado de consciência, intolerância a exercícios, pré-síncopes e síncopes, até morte súbita.

Cardiopatias congênitas também podem, eventualmente, causar choque cardiogênico secundário à redução do débito cardíaco ou por descompensação aguda da síndrome ICC. Embora sejam menos frequentes que as cardiopatias adquiridas, representando em torno de 5% das doenças cardíacas em pequenos animais, defeitos cardíacos congênitos frequentemente causam graves alterações hemodinâmicas. Se a cardiopatia for significativa o suficiente para causar hipoperfusão global, é provável que o paciente apresente também algum grau de comprometimento respiratório, com presença de dispneia secundária a edema pulmonar ou efusão pleural.

A persistência do ducto arterioso (PDA) é uma das principais cardiopatias congêni-

tas que afeta principalmente cães de pequeno porte, com maior predileção das raças Spitz Alemão, Maltês e Yorkshire e pode evoluir para a insuficiência cardíaca congestiva esquerda (ICCE).

Outras cardiopatias congênitas também podem comprometer o débito cardíaco e causar o desenvolvimento da síndrome ICC, como as estenoses valvares, que acometem principalmente cães de raças de grande porte (estenose pulmonar, estenose subaórtica, estenose aórtica), falhas de septação (defeitos de septos interatriais, atrioventriculares, interventriculares, *truncus arteriosus*), defeitos de septação anômala (dupla câmara do ventrículo direito, *cor triatriatum sinister, cor triatriatum dexter*), displasias valvares e Tetralogia de Fallot. Embora menos frequentes que as cardiopatias adquiridas, os defeitos cardíacos congênitos podem causar graves alterações hemodinâmicas e geralmente requerem manejo terapêutico cuidadoso e precoce, seja por meio de técnicas de intervenção via cateterismo, toracotomia, seja por terapia medicamentosa.

Os procedimentos de estabilização, ressuscitação volêmica e hemodinâmica do paciente em choque cardiogênico devem ser iniciados o quanto antes, por se tratar de uma emergência médica.

Na Medicina, existem critérios bem estabelecidos para o diagnóstico de choque cardiogênico, que incluem a presença de hipotensão persistente, caracterizada por valores de pressão arterial sistólica abaixo de 90 mmHg por mais de 30 minutos, associado a sinais de comprometimento da perfusão de órgãos-alvo como alteração do nível de consciência, extremidades frias, oligúria, aumento do lactato sérico e sinais de baixo débito cardíaco na presença de uma doença cardíaca estrutural.[9]

Embora estudos com maior evidência científica sobre choque cardiogênico ainda sejam escassos na Medicina Veterinária, algumas informações sobre critérios diagnósticos e condutas terapêuticas podem ser eventualmente aproveitadas ou adaptadas da literatura médica.

FISIOPATOLOGIA DO EDEMA AGUDO DE PULMÃO

A fisiopatologia do EAP é distinta nos quadros de edema agudo pulmonar cardiogênico (EAPC) e do não cardiogênico (EAPNC) e pode influenciar a evolução do tratamento e do quadro da falência respiratória aguda, bem como do tempo e necessidade de intubação e internação e a sobrevida. Sendo assim, é importante que se relembrem os mecanismos que levam às duas formas de EAP.

Cardiogênico

A falência respiratória de origem cardíaca ocorre por conta da congestão dos capilares pulmonares com acúmulo excessivo de água, tanto no espaço quanto na parede alveolar, causada por aumento da pressão hidrostática alveolar, ou seja, por alteração das forças de Starling. Verifica-se diminuição significativa da troca gasosa e aumento do *shunt*. O aumento da pressão hidrostática é ocasionado pela elevação da pressão diastólica final do ventrículo esquerdo em decorrência de disfunção sistólica e diastólica. Entretanto, estudos em animais e no ser humano demonstraram que, mesmo que a etiologia do edema seja o aumento da pressão microvascular pulmonar, ocorre dano da barreira alveolocapilar com importante inflamação evidenciada por extravasamento das proteínas A e B do surfactante, as quais são mensuradas no plasma. Esse fato deve ser levado em consideração na avaliação posterior do paciente inclusive quando se objetiva o desmame da

VM. Radiograficamente, verifica-se congestão com as veias pulmonares dilatadas e o edema que inicialmente apresenta um padrão intersticial e que evolui para o alveolar. Geralmente, o edema se inicia na região peri-hilar e progride para uma região mais caudodorsal.

Com relação a mortalidade, no homem há duas décadas, a porcentagem relatada de alta em pacientes com EAPC foi de 74% e a sobrevida após um ano de 50%.[10] Em estudo recentemente publicado também no homem, a mortalidade intra-hospitalar foi de 12,7 e 17,9% para pacientes em EAPC tratados com midazolam ou morfina respectivamente.[11] Já em cães com EAPC a mortalidade é variada e pobremente relatada. Em quadro de EAPC decorrente provavelmente de tratamento de hipoadrenocorticismo e de hipotireoidismo em um cão, o animal se recuperou após ser tratado com pimobendan e furosemida. Em outro estudo no qual se avaliou o emprego de US focado para o acompanhamento da evolução de EAPC, os autores relataram que de 25 casos atendidos 14 vieram a óbito, porém com uma sobrevida média de 165 dias. A mortalidade é bem diferente da mortalidade do ser humano, provavelmente pelas causas envolvidas. O infarto agudo do miocárdio é a principal causa de óbito por EAPC no homem com alta mortalidade, ao passo que nos cães o EAPC decorrente de DVMM e cardiomiopatia dilatada não cursam com alta mortalidade. De qualquer forma, pouco se relata da taxa de mortalidade intra-hospitalar desses cães por ocasião de um primeiro atendimento. Mesmo nos vários estudos publicados que abordam diferentes modalidades de terapia farmacológica e meios diagnósticos, pouco se comenta das taxas de mortalidade. Como destacaremos a seguir, o tipo de modalidade de VM empregada pode interferir na mortalidade o que seria interessante relacionar nos cães e gatos.

Não Cardiogênico

Na sepse, e nos demais quadros de EPNC, a falência respiratória aguda também se manifesta com congestão dos capilares alveolares. Porém, os motivos estão relacionados a três diferentes causas: diminuição da pressão alveolar, aumento da permeabilidade vascular ou doença neurogênica.[12] Os quadros desencadeados por diminuição da pressão alveolar ocorrem em decorrência da obstrução das vias aéreas que pode ocorrer em diferentes situações nos cães e gatos. Exemplos frequentes seriam a paralisia de laringe, corpo estranho e estrangulamento.[13,14] Nessas situações o esforço inspiratório extremo para sobrepor a obstrução aumenta a pressão negativa intratorácica que somada a hipóxia e ao aumento da atividade simpato-adrenal promovem o incremento da resistência vascular sistêmica e do retorno venoso pulmonar aumentando a pressão transmural da membrana alvéolo capilar. O resultado destas alterações é o extravasamento de líquido e a congestão pulmonar. Outro quadro que pode ocorrer de EPNC é aquele relatado em cães de caça, que manifestam após a caçada ou exercício extremo dispneia, taquipneia, cianose, baixos valores de PaO_2 ou SpO_2 e alteração do estado de consciência.[15,16]

Nos quadros de SARA, o extravasamento de líquido ocorre pela inflamação da membrana alvéolo-capilar que está relacionada a diferentes etiologias (por exemplo: transfusão, sepse, trauma). Quando o edema é neurogênico, o desencadeamento do quadro está associado a descarga maciça de catecolaminas e a vasoconstrição pulmonar e sistêmica com hipertensão de ambos os territórios sistêmico e pulmonar.[12] A fisiopatologia não é tão distinta do que é observado nos quadros obstrutivos, porém as causas são a eletrocução, o trauma e as convulsões.

A mortalidade nos quadros de EPNC é muito distinta. Os quadros que ocorrem pela diminuição da pressão alveolar, também denominados de edema pulmonar por pressão negativa (EPPN) geralmente cursam com bom prognóstico, desde que a suplementação de oxigênio ou a VM seja realizada de forma e no momento adequado. Em relato que abrangeu 35 casos de EPPN em cães, a administração de oxigênio aconteceu em 94,3% dos animais e a sobrevida foi de 80%. Por outro lado, dos 7 animais que requereram a VM apenas 2 sobreviveram.[13]

CRITÉRIOS PARA O DIAGNOSTICO DE EDEMA AGUDO DE PULMÃO

A avaliação clínica (inspeção da caixa torácica, avaliação da frequência respiratória (FR), SpO_2, gasometria, coloração de mucosas) criteriosa e complementar (raios X de tórax, TC, US) fornece os dados necessários para se estabelecer o diagnóstico do EAP. Em cães e gatos, os trabalhos publicados na literatura diferem substancialmente com relação aos critérios empregados para o diagnóstico definitivo do EAP. No relato de EAP no Dachshund, os autores valeram-se da presença de cianose, taquipneia (80 mrpm), aumento do murmúrio vesicular bilateral e presença de crepitações e oximetria de 78%, além de estado de consciência diminuído.[16] A radiografia de tórax foi realizada apenas pós a estabilização inicial do quadro com suplementação de oxigênio, sedação com butorfanol e etansilato e demonstrou sinais compatíveis com congestão. Em outro relato de EAP após valvoplastia para tratamento de estenose pulmonar publicado em 2022 pelo *Journal of Veterinary Cardiology*, o diagnóstico de EAP foi baseado na presença de taquipneia, hipoxemia (PaO_2 = 47,4 mmHg), PaO_2/FiO_2 = 225,7 mmHg), radiografias com aumento da opacidade e padrão alveolar em regiões craniais e caudais e broncograma aéreo nas porções caudais. O ultrassom pulmonar mostrou linhas B difusas, na maioria dos quadrantes pulmonares indicativos de síndrome intersticial.

Na Medicina, o diagnóstico é baseado em critérios mais definidos e desencadeiam a tomada de decisão mais rapidamente. Por exemplo, no caso relatado de valvoplastia, 1 hora antes do diagnóstico definitivo de EAP, o animal já apresentava uma PaO_2 de 70 mmHg e SaO_2 de 90% e a $PaCO_2$ de 51 mmHg em ar ambiente, o que já indicaria a necessidade de seguir imediatamente com a avaliação clínica e complementar para identificar outras alterações que indicassem a origem do problema e o tratamento adequado. Como mencionado, o interessante de se definir critérios é permitir um diagnóstico mais preciso e mais rápido fazendo com que a intervenção terapêutica seja direcionada e mais precoce.

O diagnóstico diferencial entre o EAPNC e o EAPC é a identificação de hipertensão atrial já que esta seria a principal causa de EAPC.[17] Hoje com a maior disponibilidade do exame ecocardiográfico esse diagnostico diferencial pode ser realizado precocemente.[5,18]

Na literatura médica, os critérios de EAP se baseiam nos achados dos exames clínicos e dos complementares. Dois grupos de trabalho revisaram recentemente os critérios para o diagnóstico de EAP no ser humano, os quais podem servir de subsídio para o diagnóstico em cães e encontram-se descritos no **Quadro 2**. Os devidos ajustes com relação aos valores de parâmetros como a FR, a relação E/e' devem ser observados para o cão.

TRATAMENTO DO EDEMA AGUDO DE PULMÃO

A indicação da suplementação de oxigênio no EAP ou de VM pode variar de acordo com a etiologia, mas certamente é uma das terapêuticas mais importantes nessa enfermidade. No ser humano, a incidência de falência respiratória e a necessidade de ventilação mecânica em pacientes com choque cardiogênico varia de 50 a 88%. Quando

QUADRO 2 Critérios diagnósticos para o edema agudo de pulmão.[19]

I CRITÉRIOS CLÍNICOS (TODOS):
Ia Distress respiratório agudo: aumento do trabalho respiratório (avaliado por simples inspeção), taquipneia (FR > 25*respirações por minuto), pode ser por meio do emprego de musculatura acessória ou abdominal
IB EXAME FÍSICO: CREPITAÇÕES +/– CHIADOS NO PULMÃO, TERCEIRA BULHA
Ic Falência respiratória: saturação periférica de oxigênio pela oximetria de pulso em ar ambiente $(SpO_2) < 90\%$, $PaO_2 < 60$ mmHg, $PaCO_2 > 45$ mmHg ou $PaO_2/FiO_2 < 300$ mmHg
II EXAMES COMPLEMENTARES (PELO MENOS DOIS DOS SEGUINTES):
IIa Sinais claros de congestão pulmonar tanto em radiografia de tórax quanto na TC
IIb Múltiplas linhas B no US de pulmão (três linhas B em duas zonas torácicas em cada hemitórax)**
IIIc Sinais de aumento das pressões de enchimento no ecocardiograma: no ser humano E/E' > 15; outros parâmetros de aumento da pressão do átrio esquerdo podem ser considerados***
IVd Aumento significativo dos peptídeos natriuréticos

* Notar que a FR para o cão é maior; Schober[5] relata uma média de FR de 54 para insuficiência cardíaca congestiva em cães com DVMM e Murphy et al.[20] obtiveram uma média de FR de 69 ± 27 respirações por minuto quando cães em EAPC foram hospitalizados;
** estudos publicados em cão corroboram a presença de linhas B é uma técnica acurada para o diagnóstico de EAPC;[20,21] *** considerar os índices já estabelecidos para o cão.
Fonte: Elaborado pelos autores.

não se levam em consideração os pacientes com infarto do miocárdio, a necessidade de VM é de 60,3% dos pacientes em choque cardiogênico e de 65,9% nos pacientes com choque misto.[22] A outra parte dos pacientes que não recebe a VM é tratada com oxigênio oferecido nos sistemas usuais de baixo fluxo.

A necessidade de VM no EAPC em cães não é relatada em estudos de grande casuística. No EAPNC, o estudo retrospectivo realizado com 35 cães menciona o emprego de oxigênio em 94% dos animais. No entanto, o critério que levou a essa indicação, ou os detalhes de como é realizado o tratamento com oxigênio, não são descritos de forma pormenorizada ou seguindo algum guia específico. Há, na verdade, poucos estudos sobre a oxigenioterapia nos cães e gatos, motivo pelo qual serão utilizadas as informações e condutas médicas quando necessário.

E importante ter em mente que a ventilação espontânea nada mais é que um exercício físico o qual dependendo da situação pode se tornar extenuante, especialmente em situações específicas, por exemplo, nos quadros de obstrução das vias aéreas e nas demais situações de edema pulmonar. Nos pacientes nos quais se verifica aumento exagerado do trabalho respiratório, como ocorre no EAP, a suplementação com oxigênio e o suporte ventilatório mecânico, aumenta a oferta de oxigênio reduzindo o trabalho respiratório. Dessa forma, minimiza-se a demanda metabólica e se corrige a hipoxemia e hipercapnia.

Há várias maneiras de tratar tanto a hipoxemia quanto a hipercapnia nos pacientes com EAP. As duas alterações podem estar presentes isoladamente ou associadas, e sua identificação, como ilustrada a seguir, é importante para direcionar a melhor terapêutica ventilatória. Assim, o que se consideram hipoxemia e hipercapnia no EAP e qual o nível de monitoração requerido

para esta situação devem estar bem estabelecidos nos protocolos de atendimento emergencial da clínica ou hospital.

A British Thoracic Society faz algumas definições em seu guia para o uso de oxigênio para as mais diversas situações. A primeira é que a oximetria de pulso deve estar disponibilizada em todos os locais onde há oxigênio disponível para uso emergencial.[23] A segunda diz que o oxigênio deve ser prescrito para se assegurar saturação periférica de oxigênio (SpO_2) de 94 a 98% para a maioria dos pacientes agudamente enfermos ou 88 a 92% para pacientes com alvos específicos de saturação periférica, como aqueles que apresentam doença pulmonar obstrutiva crônica (DPOC). Levando-se em conta que a oximetria de pulso pode não ser factível em alguns animais despertos ou agitados, a gasometria arterial será mandatória; outra situação na qual a gasometria é imprescindível é aquela na qual se verifica diminuição da SpO_2 de maneira inesperada abaixo dos 94% e para a monitoração do quadro.

As modalidades terapêuticas que envolvem o uso de oxigênio são designadas de: suplementação de oxigênio ou oxigenioterapia convencional (OC), ventilação não invasiva (VNI) e ventilação invasiva (VI). Como será apresentado a seguir, os *guidelines* médicos europeus e norte-americanos apresentam algumas condutas um pouco divergentes com relação à terapia inicial nos pacientes hipôxemicos, cabendo, portanto, ao profissional a escolha da melhor opção para cada paciente. Na Medicina Veterinária, as diretrizes ainda são muito insipientes havendo poucos estudos que avaliaram as diferentes modalidades de ventilação em cães e gatos, sobretudo em animais doentes. Assim, é importante que se conheçam as particularidades de cada modalidade e como cada uma delas poderia ser empregada nos pacientes com EAP.

Modalidades de suplementação de oxigênio

A suplementação de oxigênio pode ser realizada de várias formas, dependendo da disponibilidade dos aparatos, espécie e circunstâncias tendo-se em vista que a eficiência de cada método pode variar consideravelmente. Usualmente as clínicas e os hospitais veterinários têm os sistemas de baixo fluxo de oxigênio que entram na denominação de oxigenioterapia convencional. Esses sistemas podem oferecer fluxos de O_2 que normalmente podem alcançar, no máximo, 10 a 12 L/min e que para um cão dispneico, dependendo de seu porte, não suprirá sua demanda inspiratória (lembrar que o volume minuto nos animais dispneicos aumenta sensivelmente; este aumento do volume minuto pode ocorrer tanto por elevação da FR quanto pelo volume corrente para suprir as demandas metabólicas). Para ilustrar, um cão de 40 kg com FR de 40 respirações por minuto, calculando-se um volume corrente de 10 mL/kg apresentará um volume minuto de 16.000 mL; por sua vez, se a FR aumentar para 60, o volume minuto será de 24.000 mL. Dependendo da demanda metabólica, o volume minuto pode aumentar ainda mais. Por esse motivo, deve-se atentar para os aparatos disponíveis para a suplementação de oxigênio (**Quadro 3**) e prestar a devida atenção para a quantidade de litros de oxigênio que cada um consegue ofertar, bem como para a média de FiO_2 alcançada.

As vantagens e desvantagens de cada método devem ser muito bem avaliadas antes de se tomar a decisão de se instituir um ou outro método para o tratamento da falência respiratória no EAP ou em qualquer outra circunstância. Por exemplo, com os tubos de oxigênio, além de se fornecer uma baixíssima FiO_2 e para cães grandes haver inadequação do volume minuto, alguém deve segurar o tubo próximo ao animal. No caso da máscara facial, os mesmos comentários feitos para o tubo se assemelham e, ainda, se a máscara estiver muito justa, além de o animal se incomodar muito mais, caso

QUADRO 3 Diferentes aparatos de baixo fluxo para a suplementação de oxigênio em cães e gatos.

Aparato	Vantagem	Desvantagem
Fluxo de oxigênio oferecido por meio de tubo plástico com fluxo de oxigênio de 6 a 8 L/min ofertando FiO_2 de 24 a 45%	Poucos equipamentos, facilmente acessível	Diluição do oxigênio, necessidade de alguém segurando o tubo, intolerância do animal
Máscara facial que pode alcançar FiO_2 de 35 a 45% com fluxos de 1 a 6 L/min	Poucos equipamentos, facilmente acessível	Intolerância do animal, chance de reinalação, necessidade de alguém segurando a máscara
Oxigênio via cânula/cateter nasal – com um fluxo de 0,1 L/kg pode oferecer FiO_2 de 50 a 60%, ao passo que, com fluxo de 0,2 L/kg, a FiO_2 pode chegar aos 80%, desde que a boca esteja fechada; o importante é não exceder 5 L/min em cada narina	Pode de maneira efetiva alcançar altas concentrações de oxigênio	Irritação nasal, espirros, ressecamento nasal, ofegação
Caixa de oxigênio que pode alcançar FiO_2 de até 60%	Pouco estressante para os animais, porém é adequada apenas para animais de pequeno porte	Diluição do oxigênio com ar ambiente, dificuldade com o paciente

Fonte: Elaborado pelos autores.

esteja consciente, haverá a chance de reinalação de CO_2. O fluxo de oxigênio máximo alcança os 15 L/min e trará pouco benefício. Ademais, vale ressaltar que geralmente os cães não toleram esses altos fluxos na máscara convencional, sobretudo quando o ar não é aquecido e umidificado.

Já os cateteres/cânulas nasais mesmo se forem utilizados com sistemas de umidificação e aquecimento, fluxos acima de 6 L/min dificilmente serão umidificados de maneira adequada, e, igualmente, os animais de porte grande não receberão o volume minuto que necessitam. Vários cateteres/cânulas podem ser utilizados em cães e gatos para ofertar oxigênio como sondas uretrais, tubos para alimentação, entre outros. As caixas de oxigênio também apresentam vantagens e desvantagens, dentre elas pode-se citar o tempo para se alcançar adequada FiO_2, a possibilidade de causar reinalação de CO_2 em animais grandes ou quando elas se encontram fechadas e sem reabsorvedor de CO_2; as caixas comerciais podem oferecer FiO_2 de até 60%, sendo bastante confortáveis quando providas de umidificação e aquecimento.

A oxigenioterapia convencional no ser humano é normalmente realizada com as máscaras de Venturi que fornecem fluxo de oxigênio de 12 a 16 L/min ou cânulas nasais com oxigênio umedecido e aquecido, e seriam o equivalente aos dispositivos de baixo-fluxo disponíveis para cães e gatos.

O tempo de utilização desses dispositivos antes de se mudar a estratégia ventilatória varia entre os estudos, mas, nas situações de emergência com hipoxemia importante ($PaO_2 < 60$ mmHg), geralmente os dispositivos são empregados nos 30 minutos iniciais de tratamento.[24] Não havendo melhora do quadro (oximetria, *distress* respiratório, taquipneia), as outras alternativas de oxigenioterapia seriam iniciadas e envolveriam o emprego do alto fluxo em cânula nasal, a ventilação mecânica não invasiva, e na sequência, a ventilação mecânica invasiva.

Suporte Ventilatório Não Invasivo

A classificação dos tipos de assistência ventilatória no paciente com EAP ou falência respiratória aguda varia substancialmente na literatura. Uma revisão publicada em 2021 após consenso de várias sociedades médicas espanholas faz essa denominação de suporte ventilatório não invasivo que compreende duas modalidades terapêuticas: ventilação mecânica não invasiva e o alto fluxo em cânula nasal.[25] Outros autores, porém, colocam o alto fluxo por cânula nasal nas modalidades de suplementação de oxigênio.

O emprego de modalidades de ventilação mecânica não invasiva (VMNI) aumentou substancialmente nos últimos anos no ser humano, para o tratamento de EAP com bons resultados, havendo relatos de seu emprego em cães com falência respiratória aguda de várias etiologias. Apesar das indicações e da menor taxa de complicações, há várias contraindicações (**Quadro 4**) que devem ser respeitadas para não protelar a instituição da VM invasiva (VMI) especialmente nos casos de risco de vida eminente.

As principais modalidades de VMNI seriam a CPAPNI (pressão positiva contínua na via aérea não invasiva) e a PSNI (pressão de suporte não invasiva).

Sistemas de Alto Fluxo de Oxigênio

Os sistemas de alto fluxo (AF) vão oferecer um fluxo de oxigênio de até 60 L/min e uma FiO_2 que poderá ser ajustável de 21 a 100% de oxigênio. Esses valores de fluxo e a alta FiO_2 suprirão as necessidades metabólicas da maioria dos animais. As vantagens estariam relacionadas com o fato de o AF permitir a

QUADRO 4 Contraindicações absolutas para a ventilação não invasiva.

Contraindicações absolutas	Contraindicações relativas
Parada cardíaca ou respiratória	Instabilidade hemodinâmica
Distress respiratório grave	Alterações faciais
Arritmias cardíacas instáveis	Obstrução grave de via aérea
	Incapacidade de proteger a via aérea (obnubilação, coma, agitação excessiva)

Fonte: Elaborado pelos autores.

retirada do CO_2 que fica retido nas vias aéreas superiores, especialmente nos animais que se encontram em *distress* respiratório, umidificação e aquecimento do ar (sistemas de alto fluxo devem ter humidificador e aquecimento). Com o aquecimento do ar, desprende-se menos energia, e, com a umidificação, diminuíram-se a irritação e a inflamação da via aérea. Ademais, a diminuição da taxa metabólica também ocorre com esta modalidade, uma vez que o enorme trabalho respiratório realizado pelo animal quando em EAP pode levar à fadiga muscular.

Outra vantagem importante é o fornecimento de PEEP, que é gerado por conta do alto fluxo. Valores de PEEP de 5 e 10 cmH$_2$O em cães com edema de pulmão induzido promoveram melhora significativa da PaO$_2$ e diminuição significativa do *shunt*.[26] Uma desvantagem importante seria a necessidade de adaptadores específicos, os quais são direcionados ao ser humano, ao compressor de oxigênio, para fornecer os altos fluxos requeridos e necessidade de sedação. Vale ressaltar que o AF pode não ser a terapia definitiva em todos os casos de insuficiência respiratória. Assim, deve-se estar atento para a não melhora da hipoxemia/hipercapnia ou até mesmo a deterioração do quadro. Em estudo retrospectivo do emprego em cães, o AF reverteu a hipoxemia grave em 4/6 cães.[27] Em outro estudo com 22 cães, o AF foi utilizado com sucesso em até 7 horas,[28] porém em situações de falência respiratória aguda que não envolveram o EAP. Nesse estudo, a oxigenoterapia convencional prévia foi realizada por 30 minutos; a sedação empregada para os animais tolerarem o dispositivo de AF foi o butorfanol IV ou IM nas doses de 0,2 a 0,4 mg/kg.

A indicação do AF no ser humano seria a falência respiratória aguda, e o período pós-extubação. De maneira semelhante, o consenso espanhol indica o AF como suporte ventilatório inicial antes da oxigenoterapia e da VMNI na insuficiência respiratória aguda por pneumonia ou desconforto respiratório, com 60% de concordância entre os *experts*.[25] Recomenda-se seu emprego após a extubação para pacientes sem hipercapnia e com baixo risco de reintubação (61% de concordância) e para pacientes hipoxêmicos ou com risco de desenvolver hipoxemia já programados para a intubação. Nesse consenso, não há indicação explícita do emprego de AF nos pacientes com EAP, especialmente o cardiogênico. De fato, nesta situação os dados da literatura ainda são escassos. Em estudo publicado em 2017 em pacientes com EAPC, o único parâmetro que diferiu quando comparada a oxigenoterapia convencional (aparatos de baixo fluxo) da AF foi a diminuição da FR na primeira hora de tratamento.[29] Os demais resultados (mortalidade, tempo de internação, necessidade de VM) não diferiram. Para o cão, praticamente segue-se as mesmas indicações do homem.[30] Em gatos, o emprego de AF fica dificultado pelas suas características anatômicas.

Ventilação Mecânica Não Invasiva

A ventilação mecânica não invasiva (VMNI) teve início nos anos 1980, e o motivo de ser empregada cada vez mais deve-se ao fato de cursar com menos complicações que a ventilação invasiva, as quais decorrem da intubação (basicamente pneumonia) e da necessidade de sedação mais profunda. Há um pouco de divergência nos diferentes guias europeus, americanos e canadenses. Os guias canadenses alertam para o risco da VMNI que incluem falência de VD, piora da hipercapnia, aspiração e pneumotórax. Segundo esses *guidelines*, a VMNI não deve ser empregada como primeira escolha no EAPC, sendo considerada apenas para pacientes com hipoxia persistente (acima de 6 horas) a despeito do tratamento convencional. Por outro lado, estudos europeus recomendam o início rápido da VMNI em pacientes taquipneicos e hipoxêmicos (SPO_2 < 90%, ou PaO_2 < 60 mmHg).[31]

Uma metanálise publicada em 2019 mostrou que a VMNI é segura, apresentando as mesmas taxas de efeitos adversos que o tratamento convencional. Após a análise de 24 estudos que incluíram 2.664 participantes, os autores concluíram que há evidências suficientes para recomendar o emprego da VMNI, a fim de diminuir as taxas de mortalidade e de intubação nos pacientes com EAPC.[32]

Pressão Positiva Contínua na Via Aérea Não Invasiva (CPAPNI)

A pressão positiva contínua na via aérea não invasiva (CPAPNI) é a modalidade mais simples, consistindo na aplicação de um alto fluxo de oxigênio, maior que a demanda respiratória do paciente, resultando em uma pressão positiva continua nos pulmões. A CPAP pode ser fornecida sem a ajuda do ventilador, por meio do emprego de uma fonte de oxigênio e uma máscara equipada de válvula de PEEP.[33] Não exige um treinamento especial ou equipamentos de alto custo, razão pela qual na Medicina é amplamente empregada no atendimento pré-hospitalar. A priori, a CPAPNI tem sido a modalidade mais empregada no EPAC, porém o uso de pressão de suporte não invasiva (PSNI) também vem crescendo.[34] No consenso espanhol, tanto a CPAPNI quanto a PSNI alcançaram o mesmo nível de evidência no EAPC.

Em relato de EPNC em cães[14] após valvoplastia para correção de estenose pulmonar, a CPAPNI foi realizada com PEEP de 5 cmH_2O e FiO_2 de 45% dentro do capacete, associada a 1 mg/kg de furosemida intravenosa (IV). O animal depois de 1 hora ainda apresentava relação FiO_2/PaO_2 de 210. Instituiu-se aumento da PEEP para 7, mais um bólus de furosemida e foi também iniciada a infusão do diurético na dose de 0,5 mg/kg/h. Decorridas 3 horas do início do tratamento, o quadro se normalizou e as intervenções terapêuticas cessaram. Em outro relato no qual são descritos quatro casos de EAPNC após tratamento de estenose pulmonar, relata-se apenas que se realizou ventilação mecânica em um cão que sobreviveu, porém a modalidade ou técnica realizada não foi apresentada.

Pressão de Suporte Não Invasiva

Diferentemente do CPAPNI, a PSNI requer obrigatoriamente um ventilador. A pressão de suporte é programada com dois níveis distintos de pressão: expiratória e inspiratória, razão pela qual também é chamada de *bilevel* ou BIPAP (pressão positiva de via aérea em dois níveis – Bi).[33] A FR depende exclusivamente do paciente.

Em um estudo realizado em 12 UTIS na Itália, 21% dos pacientes receberam inicialmente oxigenioterapia convencional

(OC), 61% foram tratados com CPAP e 18% com BIPAP. Entretanto, um de cada quatro pacientes tratados com OC necessitaram da VMNI. Os critérios para inclusão dos pacientes foram a presença de todos as seguintes alterações: dispneia aguda, estertor pulmonar, congestão pulmonar na radiografia de tórax, e ao menos um dos subsequentes: *distress* respiratório, FR > 30 mrpm, pH < 7,35 e $PaCO_2$ > 45 mmHg a despeito de estarem na OC, ou seja, com máscara de Venturi, com FiO_2 de 0,50 e fluxo de 12 L/min. Os autores concluíram que, para o tratamento da insuficiência respiratória aguda no EAPC, a primeira escolha é a VMNI.[35]

Em outro estudo em pacientes humanos com EAPC, o emprego de ventilação mandatória intermitente sincronizada (SIMV) quando comparado ao pressão positiva contínua na via aérea/pressão de suporte (CPAP/PS) apresentou melhores resultados e de acordo com os autores, pode ser o modo preferível em pacientes com hipercarbia, e que se apresentam com menores valores na escala de Glasgow e de oxigenação.[36]

CONCLUSÕES

A VMNI tem como objetivo diminuir o trabalho respiratório e melhorar a oxigenação, sendo indicada em muitos pacientes que não respondem de maneira adequada a OC.

Diante dos resultados apresentados na literatura, pode-se pressupor que a presença de hipoxemia isolada ou de hipoxemia associada a hipercarbia pode ser um diferencial na indicação das modalidades de VMNI. Assim sendo, pacientes apresentando-se apenas com hipoxemia poderiam ser direcionados inicialmente a OC. Sendo a mesma refratária (30 a 60 minutos), o CPANI seria a indicação. Já pacientes hipoxê-

micos e hipercapneicos, o PSNI seria a primeira escolha de ventilação.

REFERÊNCIAS BIBLIOGRÁFICAS

1. Navarra SM, Congedo MT, Pennisi MA. Indications for Non-Invasive Ventilation in Respiratory Failure. Rev Recent Clin Trials. 2020;15(4):251-257.
2. Chawla R, Dixit SB, Zirpe KG, Chaudhry D, Khilnani GC, Mehta Y et al. ISCCM Guidelines for the Use of Non-invasive Ventilation in Acute Respiratory Failure in Adult ICUs. Indian J Crit Care Med. 2020;24(Suppl 1):S61-S81.
3. Aubier M, Trippenbach T, Roussos C. Respiratory muscle fatigue during cardiogenic shock. J Appl Physiol Respir Environ Exerc Physiol. 1981;51(2):499-508.
4. Abubacker AP, Ndakotsu A, Chawla HV, Iqbal A, Grewal A, Myneni R et al. Non-invasive Positive Pressure Ventilation for Acute Cardiogenic Pulmonary Edema and Chronic Obstructive Pulmonary Disease in Prehospital and Emergency Settings. Cureus. 2021;13(6):e15624.
5. Schober KE, Hart TM, Stern JA, Li X, Samii VF, Zekas LJ et al. Detection of congestive heart failure in dogs by Doppler echocardiography. J Vet Intern Med. 2010;24(6):1358-1368.
6. Côté E. Cardiogenic shock and cardiac arrest. Vet Clin North Am Small Anim Pract. 2001;31(6):1129-1145, v.
7. Wess G. Screening for dilated cardiomyopathy in dogs. J Vet Cardiol. 2022;40:51-68.
8. Kittleson MD, Côté E. The Feline Cardiomyopathies: 1. General concepts. J Feline Med Surg. 2021;23(11):1009-1027.
9. Thiele H, Ohman EM, de Waha-Thiele S, Zeymer U, Desch S. Management of cardiogenic shock complicating myocardial infarction: an update 2019. Eur Heart J. 2019;40(32):2671-2683.
10. Crane SD. Epidemiology, treatment and outcome of acidotic, acute, cardiogenic pulmonary oedema presenting to an emergency department. Eur J Emerg Med. 2002;9(4):320-324.
11. Domínguez-Rodríguez A, Suero-Mendez C, Burillo-Putze G, Gil V, Calvo-Rodriguez R, Piñera-Salmeron P et al.; MIMO (MIdazolam versus MOrphine) Trial Investigators. Midazolam versus morphine in acute cardiogenic pulmonary oedema: results of a multicentre, open-label, randomized controlled trial. Eur J Heart Fail. 2022;24(10):1953-1962.
12. Bouyssou S, Specchi S, Desquilbet L, Pey P. Radiographic Appearance of Presumed Noncardiogenic

Pulmonary Edema and Correlation with the Underlying Cause in Dogs and Cats. Vet Radiol Ultrasound. 2017;58(3):259-265.

13. Herrería-Bustillo VJ, Adamantos S, Lamb CR, García-Arce M, Thomas E, Saiz-Álvarez M, et al. Retrospective evaluation of negative-pressure pulmonary edema in dogs (2006-2018): 35 cases. J Vet Emerg Crit Care (San Antonio). 2022;32(3):397-404.

14. Oricco S, Boz E, Dravelli G, Rossi C, Papa M, Signorelli S et al. Acute pulmonary edema in a dog with severe pulmonary valve stenosis: A rare complication after balloon valvuloplasty. J Vet Cardiol. 2022;39:1-7.

15. Lord P, Olsson SE, Audell L. Acute pulmonary edema and seizures in hunting dogs. Nord Vet Med. 1975;27(2):112-116.

16. Agudelo CF, Schanilec P. Pulmonary oedema in a hunting dog: a case report. Veterinarni Medicina. 2015;60(8):446-449.

17. Schmickl CN, Shahjehan K, Li G, Dhokarh R, Kashyap R, Janish C et al. Decision support tool for early differential diagnosis of acute lung injury and cardiogenic pulmonary edema in medical critically ill patients. Chest. 2012;141(1):43-50.

18. Acute and short-term hemodynamic, echocardiographic, and clinical effects of enalapril maleate in dogs with naturally acquired heart failure: results of the Invasive Multicenter PROspective Veterinary Evaluation of Enalapril study. The IMPROVE Study Group. J Vet Intern Med. 1995;9(4):234-242.

19. Masip J, Peacock WF, Price S, Cullen L, Martin-Sanchez FJ, Seferovic P et al. Indications and practical approach to non-invasive ventilation in acute heart failure. Eur Heart J. 2018;39(1):17-25.

20. Murphy SD, Ward JL, Viall AK, Tropf MA, Walton RL, Fowler JL et al. Utility of point-of-care lung ultrasound for monitoring cardiogenic pulmonary edema in dogs. J Vet Intern Med. 2021;35(1):68-77.

21. Rademacher N, Pariaut R, Pate J, Saelinger C, Kearney MT, Gaschen L. Transthoracic lung ultrasound in normal dogs and dogs with cardiogenic pulmonary edema: a pilot study. Vet Radiol Ultrasound. 2014;55(4):447-452.

22. Berg DD, Bohula EA, van Diepen S, Katz JN, Alviar CL, Baird-Zars VM et al. Epidemiology of Shock in Contemporary Cardiac Intensive Care Units. Circ Cardiovasc Qual Outcomes. 2019;12(3):e005618.

23. O'Driscoll BR, Howard LS, Earis J, Mak V. British Thoracic Society Guideline for oxygen use in adults in helath care and emergency settings. British Medical Journal. 2019;4:e000170.

24. Masip J. Early continuous positive airway pressure in acute cardiogenic pulmonary oedema. Eur Heart J. 2007;28(23):2823-2824.

25. Luján M, Peñuelas Ó, Cinesi Gómez C, García-Salido A, Moreno Hernando J, Romero Berrocal A et al. Summary of recommendations and key points of the consensus of Spanish scientific societies (SEPAR, SEMICYUC, SEMES; SECIP, SENEO, SEDAR, SENP) on the use of non-invasive ventilation and high-flow oxygen therapy with nasal cannulas in adult, pediatric, and neonatal patients with severe acute respiratory failure. Med Intensiva (Engl Ed). 2021;45(5):298-312.

26. Dueck R, Wagner PD, West JB. Effects of positive end-expiratory pressure on gas exchange in dogs with normal and edematous lungs. Anesthesiology. 1977;47(4):359-366.

27. Keir I, Daly J, Haggerty J, Guenther C. Retrospective evaluation of the effect of high flow oxygen therapy delivered by nasal cannula on PaO2 in dogs with moderate-to-severe hypoxemia. J Vet Emerg Crit Care (San Antonio). 2016;26(4):598-602.

28. Jagodich TA, Bersenas AME, Bateman SW, Kerr CL. High-flow nasal cannula oxygen therapy in acute hypoxemic respiratory failure in 22 dogs requiring oxygen support escalation. J Vet Emerg Crit Care (San Antonio). 2020;30(4):364-375.

29. Makdee O, Monsomboon A, Surabenjawong U, Praphruetkit N, Chaisirin W, Chakorn T et al. High-Flow Nasal Cannula Versus Conventional Oxygen Therapy in Emergency Department Patients With Cardiogenic Pulmonary Edema: A Randomized Controlled Trial. Ann Emerg Med. 2017;70(4):465-72.e2.

30. Krawec P, Marshall K, Odunayo A. A Review of High Flow Nasal Cannula Oxygen Therapy in Human and Veterinary Medicine. Top Companion Anim Med. 2022;46:100596.

31. Ponikowski P, Voors AA, Anker SD, Bueno H, Cleland JG, Coats AJ et al. 2016 ESC Guidelines for the diagnosis and treatment of acute and chronic heart failure: The Task Force for the diagnosis and treatment of acute and chronic heart failure of the European Society of Cardiology (ESC). Developed with the special contribution of the Heart Failure Association (HFA) of the ESC. Eur J Heart Fail. 2016;18(8):891-975.

32. Berbenetz N, Wang Y, Brown J, Godfrey C, Ahmad M, Vital FM, et al. Non-invasive positive pressure ventilation (CPAP or bilevel NPPV) for cardiogenic pulmonary oedema. Cochrane Database Syst Rev. 2019;4:CD005351.

33. Masip J. Noninvasive Ventilation in Acute Heart Failure. Curr Heart Fail Rep. 2019;16(4):89-97.

34. Masip J. Non-invasive ventilation in acute pulmonary oedema: does the technique or the interface matter?

Eur Heart J Acute Cardiovasc Care. 2021;10(10):1112-1116.

35. Aliberti S, Rosti VD, Travierso C, Brambilla AM, Piffer F, Petrelli G *et al*. A real life evaluation of non invasive ventilation in acute cardiogenic pulmonary edema: a multicenter, perspective, observational study for the ACPE SIMEU study group. BMC Emerg Med. 2018;18(1):61.

36. Cekmen B, Bildik B, Bozan O, Atis SE, Dogan S, Kocak AO. Utility of non-invasive synchronized intermittent mandatory ventilation in acute cardiogenic pulmonary edema. Am J Emerg Med. 2022;56:71-76.

37. Wiesen J, Ornstein M, Tonelli AR, Menon V, Ashton RW. State of the evidence: mechanical ventilation with PEEP in patients with cardiogenic shock. Heart. 2013;99(24):1812-1817.

38. Alviar CL, Miller PE, McAreavey D, Katz JN, Lee B, Moriyama B *et al*. Positive Pressure Ventilation in the Cardiac Intensive Care Unit. J Am Coll Cardiol. 2018;72(13):1532-1553.

39. Alviar CL, Rico-Mesa JS, Morrow DA, Thiele H, Miller PE, Maselli DJ *et al*. Positive Pressure Ventilation in Cardiogenic Shock: Review of the Evidence and Practical Advice for Patients With Mechanical Circulatory Support. Can J Cardiol. 2020;36(2):300-312.

CAPÍTULO 18

Síndrome da Angústia Respiratória Aguda – SARA

Denise Tabacchi Fantoni

INTRODUÇÃO

O paciente com SARA constitui um dos maiores desafios para o intensivista e para o anestesiologista, pois a despeito de ser a mais importante terapêutica para esses pacientes, a ventilação mecânica é de difícil manejo e se não realizada de maneira apropriada pode aumentar a mortalidade. Na SARA, o pulmão torna-se heterogêneo, ou seja, a estratégia ventilatória que pode ser ideal para determinada área do pulmão pode ser lesiva para outra. Essa lesão desencadeada pela própria ventilação mecânica (VM) é conhecida como lesão pulmonar induzida pela ventilação (do inglês *ventilation induced lung injury* - VILI), tendo sido demonstrada há décadas.

A implementação de estratégias de VM que pudessem melhorar o quadro do paciente com SARA e não causar ou agravar a VILI foram exaustivamente investigadas por inúmeros pesquisadores, mas foi apenas no início dos anos 2000, que se alcançou algum consenso com relação a alguns parâmetros a serem ajustados no ventilador e a melhor estratégia a ser empregada. A despeito desses consensos, até hoje existem muitas variações de conduta ao redor do mundo. Para os cães e gatos, mais uma vez pode-se dizer que a literatura é muito restrita, e, portanto, aplicamos para o tratamento da SARA os mesmos conceitos empregados na Medicina, já que a essência do problema é a mesma.

Neste capítulo faremos uma breve revisão do quadro de SARA e seu manejo.

DEFINIÇÃO E CRITÉRIOS DE DIAGNÓSTICO DA SARA

O paciente com SARA apresenta lesão pulmonar aguda, difusa e inflamatória. Esta lesão inflamatória promove aumento da permeabilidade alveolocapilar e edema pulmonar não hidrostático em decorrência do extravasamento de fluido para os alvéolos. Essa situação dificulta a troca gasosa, e o paciente evolui para hipoxemia e dificuldade respiratória, que, na maioria dos pacientes, requer ventilação mecânica invasiva, ou seja, com intubação.

Os critérios diagnósticos empregados inicialmente para o diagnóstico de SARA foram presença de hipoxemia aguda, infiltrado bilateral na radiografia de tórax e ausência de hipertensão no átrio esquerdo definidos em um consenso em 1994.[1] Entretanto, esses critérios apresentavam algumas limitações que dificultavam o diagnóstico mais preciso e precoce da síndrome. Por exemplo, a ausência de hipertensão em átrio esquerdo para descartar o edema cardiogênico, implicaria a utilização de cateter de artéria pulmonar dentre outras dificuldades.

Em 2012, esses critérios foram redefinidos por um grupo de profissionais, o que ficou conhecido como Definição de Berlim. Segundo esse consenso, para o diagnóstico de SARA, os seguintes critérios devem ser considerados: o paciente deve apresentar sintomas novos ou piora do quadro de hipoxemia, no período de 1 semana, associado a uma lesão potencial; opacidades bilaterais em radiografia anteroposterior do pulmão e que não estão relacionadas com efusão, nódulo ou colapso de lobo ou do pulmão – as mesmas alterações podem ser identificadas por meio de tomografia de tórax; e hipoxemia definida como uma $PaO_2/FiO_2 < 300$ mmHg com o paciente recebendo pressão positiva expiratória final (PEEP) de, pelo menos, 5 mmHg.[2] Esses critérios pressupõem que o paciente deve estar entubado ou, pelo menos, em VNI (ventilação não invasiva) que gere PEEP de 5 mmHg ou superior.

A gravidade do quadro de SARA também pode ser graduada de acordo com os valores da relação PaO_2/FiO_2 (**Quadro 1**) que o paciente apresenta. Essa estratificação de gravidade poderia ser utilizada para se indicar a necessidade de uma modalidade

de VM invasiva ou não. Entretanto, demonstrou-se que as taxas de mortalidade em pacientes com SARA em ventilação não invasiva (VNI) que necessitam ser intubados, podem ser extremamente altas.[3]

A necessidade de se poder incluir os pacientes em ventilação não invasiva (VNI) ou em ventilação espontânea (VE) foi sempre uma preocupação dos pesquisadores e tornou-se mais importante ainda após a pandemia do SARS-covid-19. O diagnóstico de SARA sem a VM poderia auxiliar no diagnóstico mais precoce da síndrome nos cães e gatos, uma vez que nestes pacientes nem sempre a VNI com alto fluxo está presente ou é tolerada pelos animais. Embora não seja consenso, alguns pacientes com SARA podem ser ventilados por meio de ventilação não invasiva, como o alto fluxo em cateter nasal que vem ganhando adeptos no mundo inteiro.[4] Nesses pacientes nem sempre a PEEP alcança 5 mmHg, fato que teoricamente excluiria alguns pacientes do diagnóstico precoce (ou sem intubação) da SARA.

Em 2018, um grupo de pesquisadores propôs que pacientes em VE recebendo oxigênio *standard* também poderiam ser incluídos nos critérios da SARA. O objetivo do estudo foi demostrar que é possível se fazer o diagnóstico precoce da síndrome sem que haja a necessidade de se colocar o paciente em VNI antes do diagnóstico. Para tanto, utilizaram pacientes admitidos em 23 UTIs na França. A relação PaO_2/FiO_2 foi incialmente estabelecida com oxigênio *standard* e após 1 e 24 horas do início da VNI. A FiO_2 com oxigênio *standard* foi definida por meio da seguinte formula: FiO_2 = fluxo de oxigênio em litros por minuto x 0,04 + 0,21.[5] Dentre os 219 pacientes que foram submetidos ao tratamento de falência respiratória hipoxêmica aguda com VNI, 180 (82%) apresentavam infiltrados bilaterais, incluindo 161 com a PaO_2/FiO_2 menor que

QUADRO 1 Gravidade da SARA de acordo com a relação PaO_2/FiO_2.

Grau	Relação PaO_2/FiO_2
Leve	PaO_2/FiO_2 200 a 300 mmHg
Moderado	PaO_2/FiO_2 100 a 200 mmHg
Grave	PaO_2/FiO_2 < 100 mmHg

Fonte: Elaborado pelos autores.

300 mmHg em oxigênio *standard*. Dentre eles, 127 foram tratados com PEEP de pelo menos 5 mmHg e 120 (94%) preencheram os critérios de SARA dentre as 24 horas. A mortalidade verificada dentre os pacientes apresentando infiltrados bilaterais e a relação PaO_2/FiO_2 menor ou igual a 300 mmHg em oxigênio *standard* foi de 29%, valor muito próximo aquele verificado em pacientes intubados com SARA de acordo com a definição de Berlim. Quase todos os pacientes nessas condições também preencheram os critérios da definição de Berlin estando em VNI nas primeiras 24 horas com a mesma taxa de mortalidade.[6]

Deve estar claro, no entanto, que a despeito da aplicação da Definição de Berlim, muitos pacientes podem ser subdiagnosticados. A interpretação do clínico acerca da origem do edema, bem como o emprego da radiografia de tórax, são critérios por exemplo que podem gerar confusão, pois apresentam certa subjetividade em sua avaliação.

Outra maneira de se estimar a FiO_2 em pacientes respirando espontaneamente em máscara com saco respiratório seria empregar a fórmula dos 3%, onde FiO_2 estimada = 3% por litro de oxigênio + 21%.[7,8] Esse é um aspecto relevante, pois em várias situações o indivíduo se encontra com enriquecimento de oxigênio via máscara, e a FiO_2 não é estimada de forma acurada.

CAUSAS

Vários fatores podem causar a SARA. Os fatores de risco estariam relacionados a lesão direta do parênquima pulmonar de origem pulmonar como a pneumonia, aspiração, inalação de substâncias tóxicas, contusão pulmonar, afogamento, vasculite pulmonar. As causas não pulmonares seriam a sepse (não pulmonar), pancreatite, choque não cardiogênico, trauma, transfusão de sangue e a queimadura grave.[1]

O edema alveolar difuso (ocasionado pela inflamação) e o colapso alveolar diminuem a porção do pulmão que está apta para a ventilação, bem como a complacência pulmonar. Essas alterações somadas ao comprometimento da microcirculação, levam ao desequilíbrio entre a ventilação e a perfusão ocasionando *shunt* intrapulmonar e aumento do espaço morto.[9]

ESTRATÉGIAS DE VENTILAÇÃO

Estratégia Protetora

A essência da ventilação mecânica na SARA é o emprego da ventilação protetora estabelecida ao longo de anos de estudos e que é recomendada pelas principais sociedades médicas ligadas ao manejo desses pacientes (Society of Critical Care Medicine (SCCM), American Thoracic Society (ATS), European Society of Intensive Care Medicine (ESICM), Intensive Care Society (ICS) e Societé de Réanimation de Langue Française (SRLF). Para tanto, utiliza-se um baixo volume corrente com o intuito de se minimizar a ocorrência de VILI, já que é o estresse mecânico excessivo promovido por grandes volumes correntes que piora a resposta inflamatória. A hipercapnia que se observa por conta do baixo volume corrente (VT) é uma ocorrência esperada e aceitável na SARA. O estudo que estabeleceu de maneira definitiva o emprego do baixo volume corrente na SARA foi publicado em 1998 por um grupo de pesquisadores brasileiros da Faculdade de Medicina da Universidade de São Paulo (FMUSP) e colaborou para uma mudança de paradigma sobre o manejo da VM nessa doença, e por conseguinte da sobrevida.[10]

Entretanto, não é apenas o baixo VT que constitui a estratégia de ventilação protetora; a manutenção de baixas pressões de *plateau* também contribui para melhorar a mortalidade entre os pacientes com

SARA.[10,11] Outro aspecto que também deve ser levado em consideração é o valor de PEEP a ser empregado. De acordo com alguns estudos, pacientes com SARA de grau moderado a grave podem requerer altos valores de PEEP, para evitar a lesão promovida pelo colapsamento e reabertura cíclica de alvéolos.[11,12] Entretanto, a escolha do PEEP ideal no paciente com SARA ainda é fruto de controvérsias entre os autores. Por exemplo, Cavalcanti et al. 2017[13] compararam a titulação de PEEP associada a manobra de recrutamento alveolar (MRA) com baixo PEEP e baixo FiO_2 em pacientes com SARA. Os autores verificaram que a estratégia de incremento de PEEP e MRA cursaram com aumento da mortalidade. Por outro lado, o estabelecimento de um valor de PEEP ideal guiado pela pressão esofágica parece não ter impacto na mortalidade quando comparado ao emprego de alto PEEP-FiO2.[14,15] Uma maneira de se avaliar o estabelecimento da melhor PEEP seria por meio de titulação e o acompanhamento pela impedância elétrica, a qual teria como objetivo evitar a superinsuflação. A realização de manobra de recrutamento na SARA também não é consenso entre os autores havendo divergências de recomendação entre as sociedades de terapia intensiva. Por exemplo, a ICS e a SRLF são totalmente contra o emprego de MR na SARA, ao passo que a ATS, SCCM e a ESICM apontam que o emprego poderia estar condicionado a determinados pacientes.[11] Mais recentemente também se estabeleceu que a manutenção de uma *driving pressure* baixa deve ser um objetivo importante na estratégia de VM. Valores altos de *driving pressure* estariam associados a injúria pulmonar e maior mortalidade, independentemente dos valores de VT, PEEP e pressão de *plateau*.[11,16] Portanto, deve-se buscar manter a *driving pressure* em níveis abaixo de 12 a 13 cmH_2O.[12,16]

Para os cães e gatos: como seriam escolhidos estes parâmetros levando-se em conta que os estudos avaliam seres humanos? No ser humano, o baixo VT é da ordem de 4 a 6 mL/kg de peso ideal, a pressão de *plateau* < 30 cmH_2O e a *driving pressure* < 13 cmH_2O. Analisando-se os dados de mecânica respiratória, ventilação e oxigenação obtidos nas últimas publicações nessas duas espécies pode-se sugerir alguns parâmetros para o manejo da VM na SARA. A estratégia de ventilação protetora com VT de 8 mL/kg, PEEP de 5 cmH_2O, e pressão de *plateau* de 10 mmHg manteve a oxigenação adequada em cães,[17] contribuindo provavelmente para uma baixa incidência de hiperdistensão. Nos gatos que apresentam uma alta complacência da parede torácica, verificou-se que uma pressão de *plateau* de 5 cmH_2O gera um VT de aproximadamente 7 mL/kg, e ocasiona moderada hipercapnia (48 mmHg).[18] Esses parâmetros poderiam ser utilizados no pulmão lesado uma vez que a taxa de hiperinsuflação avaliada por meio de tomografia computadorizada neste estudo foi da ordem de 2%, ou seja, a chance de lesão por volutrauma seria praticamente zero.[18]

Além da escolha dos parâmetros a serem utilizados no ventilador, algumas outras medidas podem ser empregadas nos pacientes com SARA. Em recente publicação na qual os autores fizeram uma sistemática avaliação das diversas metanálises publicadas (18 metanálises) sobre o uso de corticoides na SARA, concluiu-se que os pacientes que recebem corticoides tiveram melhora na sobrevida, necessitaram menos dias de VM e permaneceram menos dias na UTI. Outro aspecto positivo levantado, foi que o emprego do corticoide atuou como uma medida preventiva de evolução para a SARA em pacientes com pneumonia comunitária.[19]

Os pacientes com SARA podem ser submetidos a diferentes estratégias de ventilação que envolvem desde a ventilação mecânica com intubação ou as modalidades de suporte ventilatório não invasivo que compreende duas modalidades terapêuticas: VNI e o alto-fluxo em cânula nasal.[20] Há vários consensos na literatura, várias revisões sistemáticas e metanálises acerca da modalidade mais indicada para as diferentes fases da SARA, mas o fato é que não há ainda um consenso universalmente aceito e que todas as UTIS sigam de maneira unânime. Faremos aqui, portanto, uma breve apresentação das modalidades mais indicadas para cada caso, lembrando que na **Seção 2** encontram-se informações adicionais sobre estas.

Ventilação Não Invasiva X Ventilação Invasiva

A VNI é muito empregada nos pacientes com falência respiratória aguda com o objetivo de evitar a intubação, fato comprovado por exemplo nos pacientes com edema agudo de pulmão cardiogênico e na exacerbação da doença pulmonar obstrutiva crônica (DPOC).[21] Entretanto, nos pacientes com falência respiratória, ou seja, aqueles que não tem edema cardiogênico ou processo pulmonar crônico, o emprego de VNI ainda é controverso.

No ser humano, as taxas de intubação são muito altas, variando de 30 a 60%, e apesar de diminuírem sensivelmente com a VNI, a mortalidade não é diferente entre grupos. O fator que pode alterar o risco de intubação é o protocolo empregado para a indicação da VNI. Emprego de sessões mais longas de VNI que aquelas curtas, ventiladores específicos para VNI em vez de ventiladores de UTI, emprego de altos valores de PEEP para melhorar a

oxigenação e o recrutamento alveolar poderiam ser fatores que contribuiriam para um melhor resultado da VNI. Entretanto, uma recente revisão sistemática, objetivou avaliar todos esses fatores e chegou à seguinte conclusão: a utilização de sessões mais longas (pelo menos, 6 horas) não influenciou a taxa de intubação, bem como o uso de ventiladores específicos. Entretanto, verificou-se que o emprego de altos níveis de PEEP (> 6 cmH_2O) contribuiu para menor taxa de intubação.[8] Em outro estudo, os pesquisadores compararam o emprego de VNI e o AFCN isolado (AF em cânula nasal) em pacientes com SARA e imunossuprimidos. O AFCN envolveu o emprego de fluxo sempre $\geq$ que 60 L/min, e, na NIV, a PEEP deveria ser superior a 8 mmHg, gerar um VT de, no máximo, 8 mL/kg inicialmente por 4 horas e nos dias subsequentes por pelo menos 12 horas. As sessões de NIV foram intercaladas com o AFCN.[22] A mortalidade verificada foi de 36 para o grupo de NIV isolado e de 35% com as duas modalidades intercaladas.

Em cães, o AFCN pode ser uma boa estratégia na SARA[23] sobretudo nas fases iniciais, porém a monitoração constante para avaliar a melhora ou deterioração do quadro deve ser constante, pois a demora para a intubação pode aumentar a mortalidade.

CONCLUSÃO

A ventilação na SARA representa um grande desafio. A melhor estratégia está baseada na escolha de parâmetros que possam minimizar a chance de aumentar a inflamação e a lesão do parênquima pulmonar. Assim, a parcimônia na escolha do VT e da pressão de via aérea e a tolerância à hipercapnia são as medidas essenciais para se aumentar a chance de sucesso e reduzir a mortalidade.

REFERÊNCIAS BIBLIOGRÁFICAS

1. Bernard GR, Artigas A, Brigham KL, Carlet J, Falke K, Hudson L et al. The American-European Consensus Conference on ARDS. Definitions, mechanisms, relevant outcomes, and clinical trial coordination. Am J Respir Crit Care Med. 1994;149(3 Pt 1):818-824.
2. Ranieri VM, Rubenfeld GD, Thompson BT, Ferguson ND, Caldwell E, Fan E et al. Acute respiratory distress syndrome: the Berlin Definition. JAMA. 2012;307(23):2526-2533.
3. Frat J-P, Thille AW, Mercat A, Girault C, Ragot S, Perbet S et al. High-Flow Oxygen through Nasal Cannula in Acute Hypoxemic Respiratory Failure. New England Journal of Medicine. 2015;372(23):2185-2196.
4. Rochwerg B, Einav S, Chaudhuri D, Mancebo J, Mauri T, Helviz Y et al. The role for high flow nasal cannula as a respiratory support strategy in adults: a clinical practice guideline. Intensive Care Med. 2020;46(12):2226-2237.
5. Wettstein RB, Shelledy DC, Peters JI. Delivered oxygen concentrations using low-flow and high-flow nasal cannulas. Respir Care. 2005;50(5):604-609.
6. Coudroy R, Frat JP, Boissier F, Contou D, Robert R, Thille AW. Early Identification of Acute Respiratory Distress Syndrome in the Absence of Positive Pressure Ventilation: Implications for Revision of the Berlin Criteria for Acute Respiratory Distress Syndrome. Crit Care Med. 2018;46(4):540-546.
7. Coudroy R, Frat JP, Girault C, Thille AW. Reliability of methods to estimate the fraction of inspired oxygen in patients with acute respiratory failure breathing through non-rebreather reservoir bag oxygen mask. Thorax. 2020;75(9):805-807.
8. Coudroy R, Hoppe MA, Robert R, Frat JP, Thille AW. Influence of Noninvasive Ventilation Protocol on Intubation Rates in Subjects With De Novo Respiratory Failure. Respir Care. 2020;65(4):525-534.
9. Fan E, Brodie D, Slutsky AS. Acute Respiratory Distress Syndrome: Advances in Diagnosis and Treatment. JAMA. 2018;319(7):698-710.
10. Amato MB, Barbas CS, Medeiros DM, Magaldi RB, Schettino GP, Lorenzi-Filho G et al. Effect of a protective-ventilation strategy on mortality in the acute respiratory distress syndrome. N Engl J Med. 1998;338(6):347-354.
11. Fernando SM, Ferreyro B, Urner M, Munshi A, Fan E. Diagnosis and Managment of acute respiratory distress syndrome. CMAJ. 2021;25(193):7.
12. Griffiths MJD, McAuley DF, Perkins GD, Barrett N, Blackwood B, Boyle A et al. Guidelines on the management of acute respiratory distress syndrome. BMJ Open Respir Res. 2019;6(1):e000420.
13. Cavalcanti AB, Suzumura É, Laranjeira LN, Paisani DM, Damiani LP, Guimarães HP et al. Effect of Lung Recruitment and Titrated Positive End-Expiratory Pressure (PEEP) vs Low PEEP on Mortality in Patients With Acute Respiratory Distress Syndrome: A Randomized Clinical Trial. JAMA. 2017;318(14):1335-1345.
14. Dianti J, Tisminetzky M, Ferreyro BL, Englesakis M, Del Sorbo L, Sud S et al. Association of Positive End-Expiratory Pressure and Lung Recruitment Selection Strategies with Mortality in Acute Respiratory Distress Syndrome: A Systematic Review and Network Meta-analysis. Am J Respir Crit Care Med. 2022;205(11):1300-1310.
15. Dianti J, Fard S, Wong J, Chan TCY, Del Sorbo L, Fan E et al. Strategies for lung- and diaphragm-protective ventilation in acute hypoxemic respiratory failure: a physiological trial. Crit Care. 2022;26(1):259.
16. Pereira Romano ML, Maia IS, Laranjeira LN, Damiani LP, Paisani DM, Borges MC et al. Driving Pressure-limited Strategy for Patients with Acute Respiratory Distress Syndrome. A Pilot Randomized Clinical Trial. Ann Am Thorac Soc. 2020;17(5):596-604.
17. Rodrigues RR, Ambrósio AM, Engbruch AM, Gonçalves LA, Villela PA, Sanchez AF et al. Intraoperative Protective Mechanical Ventilation in Dogs: A Randomized Clinical Trial. Front Vet Sci. 2022;9:842613.
18. Martins ARC, Ambrósio AM, Fantoni DT, Pinto ACBC, Villamizar-Martinez LA, Soares JHN et al. Computed Tomography Assessment of Tidal Lung Overinflation in Domestic Cats Undergoing Pressure-Controlled Mechanical Ventilation During General Anesthesia. Front Vet Sci. 2022;9:842528.
19. Rashid M, Khan S, Datta D, Thunga G, Chandran VP, Balakrishnan A et al. Efficacy and safety of corticosteroids in acute respiratory distress syndrome: An overview of meta-analyses. Int J Clin Pract. 2021;75(11):e14645.
20. Luján M, Peñuelas Ó, Cinesi Gómez C, García-Salido A, Moreno Hernando J, Romero Berrocal A et al. Summary of recommendations and key points of the consensus of Spanish scientific societies (SEPAR, SEMICYUC, SEMES; SECIP, SENEO, SEDAR, SENP) on the use of non-invasive ventilation and high-flow oxygen therapy with nasal cannulas in adult, pediatric, and neonatal patients with severe acute respiratory failure. Med Intensiva (Engl Ed). 2021;45(5):298-312.
21. Navarra SM, Congedo MT, Pennisi MA. Indications for Non-Invasive Ventilation in Respiratory Failure. Rev Recent Clin Trials. 2020;15(4):251-257.

22. Coudroy R, Frat JP, Ehrmann S, Pène F, Decavèle M, Terzi N *et al*. High-flow nasal oxygen alone or alternating with non-invasive ventilation in critically ill immunocompromised patients with acute respiratory failure: a randomised controlled trial. Lancet Respir Med. 2022;10(7):641-649.

23. Krawec P, Marshall K, Odunayo A. A Review of High Flow Nasal Cannula Oxygen Therapy in Human and Veterinary Medicine. Top Companion Anim Med. 2022;46:100596.

CAPÍTULO 19

Paciente Obeso

Cristiane Luchesi de Mello Morais

INTRODUÇÃO

A presença excessiva de tecido adiposo em cães e gatos implica alterações fisiopatológicas da função respiratória, dentre elas disfunção na mecânica respiratória, mudança no volume pulmonar e alterações nas trocas gasosas.[1-3] O paciente obeso caracteriza-se por maior propensão à ocorrência de atelectasia, havendo maior chance de lesão pulmonar durante a ventilação mecânica, tornando importante o ajuste cuidadoso das variáveis da ventilação.

No homem obeso sob anestesia e em terapia intensiva, tem sido aplicados os princípios da ventilação protetora para minimização da incidência de lesão pulmonar. Ainda são necessários mais estudos que avaliem desfechos clínicos de diferentes estratégias de ventilação protetora em animais obesos, sendo que muitos conceitos são aproveitados do uso no ser humano. Serão discutidos neste texto a fisiopatologia da obesidade em pequenos animais, bem como as possíveis estratégias da ventilação mecânica no contexto perioperatório e em terapia intensiva.

Atualmente, a prevalência mundial estimada de cães com sobrepeso e obesos é estimada em 45%.[4] São considerados cães e gatos com sobrepeso os que apresentam um escore de 6-7/9 na classificação de Laflamme, e obesos os que apresentam escore de 8-9/9. É importante ressaltar que o atendimento de pacientes obesos também envolve possíveis comorbidades, como representado na **Figura 1**.[1,5]

ALTERAÇÕES FISIOPATOLÓGICAS DO SISTEMA RESPIRATÓRIO NO PACIENTE OBESO

Aspectos Gerais

O impacto da obesidade no sistema respiratório é descrito na literatura como efeito "abraço de urso". A gordura torácica excessiva exerce um peso aumentado sobre cavidade torácica restringindo sua mobilidade, e a gordura abdominal eleva a pressão sobre o diafragma, levando ao deslocamento cranial do pulmão. Como consequência, há aumento da pressão pleural e da elastância pulmonar, o que diminui tanto a capacidade residual funcional (CRF) como o volume de reserva expiratória.[6]

Foi observado em cães obesos anestesiados sob ventilação mecânica que as

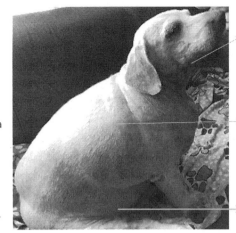

FIGURA 1　Representação de alterações patofisiológicas no paciente obeso.
PK: farmacocinética; PD: farmacodinâmica.
Fonte: Acervo pessoal da autora.

alterações da CRF e elastância são proporcionais ao percentil de gordura corporal.[7] Por outro lado, estudos demonstraram que a perda de peso em cães e gatos obesos favoreceu a melhora da função respiratória, com incremento do volume corrente e diminuição da frequência respiratória.[2,3] Assim, pacientes obesos respiram a volumes correntes mais baixos, e, no ser humano, descreve-se uma limitação do fluxo expiratório associada. Em cães, a disfunção expiratória parece estar presente, porém foi evidenciada em cães obesos somente em momentos de hiperpneia.[8]

O tecido adiposo em excesso também altera a mecânica respiratória pela redução da complacência pulmonar e maior resistência de vias aéreas, o que leva ao aumento da demanda metabólica da respiração, exigindo que o corpo despenda maior energia para realizar a ventilação com aumento do trabalho respiratório.

Dessa maneira, há aumento compensatório do *drive* neural respiratório. Quando esta compensação não é suficiente pode ocorrer hipercapnia e hipoxemia.[6] Um estudo demonstrou que a pressão parcial sanguínea de oxigênio foi significativamente menor em cães obesos acordados quando comparados a cães não obesos, porém ainda dentro dos valores normais, não havendo hipoxemia. Os valores melhoraram após emagrecimento, o que pode sugerir melhora da eficiência da oxigenação.

No ser humano, é descrito que pacientes obesos têm maior predisposição à formação de pressão positiva expiratória final (PEEP) intrínseca (auto-PEEP).[6] Na **Figura 1**, estão representadas as alterações fisiopatológicas do sistema respiratório no paciente obeso descritas.

Atelectasia no Paciente Obeso

A obesidade associa-se a aumento do risco de atelectasia e disfunção respiratória durante a sedação ou anestesia geral, podendo levar a complicações pulmonares pós-operatórias no ser humano. Um estudo em cães sedados que receberam oxigênio a 100% demonstrou que o escore corporal se correlacionou com a formação de atelectasia posicional.[9] Também foi demonstrado que cães obesos anestesiados sob ventilação mecânica apresentam formação de atelectasia (ausência de aeração) e áreas extensivas de hipoaeração, principalmente em regiões dependentes e próxima ao diafragma.[10]

A presença de atelectasia pode levar à ocorrência de *shunt* pulmonar e prejuízo nas trocas gasosas. No pulmão de paciente obeso, pode haver maior perfusão sanguínea nas regiões dependentes, que, ao se apresentarem atelectásicas, leva a uma diminuição da relação $\dot{V}/\dot{Q}$ (ventilação/perfusão) com consequente hipoxemia.[6] Reduções da PaO_2 e da relação PaO_2/FiO_2 foram observadas em cães obesos profundamente sedados.[11,12] Nesse estudo, houve melhora da oxigenação em cães obesos que perderam peso, reafirmando que a atelectasia por reabsorção e compressiva secundárias ao excesso de gordura pode contribuir para os déficits de oxigenação intraoperatória.[1,11]

A ocorrência de atelectasia representa um dos principais gatilhos para os efeitos deletérios da ventilação mecânica. O atelectrauma é definido por abertura e fechamento cíclicos das unidades pulmonares (recrutamento e colapso cíclicos) e pode ocorrer no manejo ventilatório com volumes correntes baixos e com ajuste inadequado do nível de PEEP. O fechamento e a abertura cíclicos alveolares produzem injúria por estresse de cisalhamento, alteração do surfactante e injúria microvascular. Ao mesmo tempo, o volume corrente que não atinge os alvéolos colapsados pode hiperdistender os alvéolos restantes que estão abertos, podendo causar volutrauma. Em pessoas obesas, demonstrou-se que a maior incidência de atelectasia apresenta risco aumentado de VILI (do inglês *ventilator induced lung injury*), ou seja, lesão pulmonar associada à ventilação mecânica.[13]

VENTILAÇÃO MECÂNICA NO PACIENTE OBESO

Os cuidados na ventilação mecânica de pacientes cirúrgicos e de terapia intensiva podem ser resumidos nos momentos pré-intubação, monitorização da ventilação mecânica e extubação. A utilização da ventilação mecânica em obesos pode ser dividida em: pacientes com pulmões saudáveis, geralmente referindo-se ao contexto intraoperatório; e pacientes com pulmões lesionados, como aqueles acometidos de síndrome da angústia respiratória aguda (SARA). Em Medicina Veterinária, faltam estudos de ventilação mecânica em animais obesos com SARA.

Momento Pré-intubação

A hipoxemia peri-intubação é comum em pessoas obesas com lesão pulmonar em terapia intensiva, demonstrando uma dessaturação mais grave e mais rápida que pessoas de peso ideal.[14] A aplicação de mudança no posicionamento, com elevação das porções corporais craniais, diminui a pressão abdominal sobre o diafragma, e o uso da ventilação não-invasiva associada a pré-oxigenação do paciente e aplicação da manobra de recrutamento após a intubação, demonstraram melhora na PaO_2 no momento peri-intubação no ser humano.[10,14] Para intubação de cães obesos, recomenda-se o uso do laringoscópio. No ser humano, recomenda-se maior infraestrutura para condições de intubação dificultada, como máscaras laríngeas e acesso a broncoscópio flexível.[15,16]

Na literatura, os riscos e benefícios de métodos de pré-oxigenação antes da indução anestésica são discutidos. A pré-oxigenação com máscara facial com boa coaptação eleva a saturação sanguínea e pode fornecer mais tempo para a realização de intubação. No entanto, o oxigênio em altas concentrações também favorece a formação de atelectasia por absorção, sendo necessário avaliar a necessidade da utilização desse recurso.[13,15] Em cães saudáveis, demonstrou-se que uma pré-oxigenação de 3 minutos aumentou o tempo de dessaturação.[13] Cães de raças braquicefálicas que apresentam obstrução de vias aéreas superiores e apresentam hipoxemia antes da indução podem ser tratadas com técnicas como CPAP (do inglês *continuous positive airway pressure*).[17,18]

Ventilação Mecânica

Os princípios da ventilação protetora têm sido utilizados em pessoas obesas anestesiadas com pulmão saudável ou em obesos com pulmão com SARA.[15] A aplicação de volume corrente baixo associado ao uso da PEEP, manobras de recrutamento alveolar e monitoramento da *driving pressure* têm como propósito minimizar a incidência de complicações pulmonares.

Volume Corrente: Valores e Cálculo pelo Peso Predito

Em cães e gatos obesos, ainda não há uma definição padronizada de valores de volume corrente baixo nas diferentes raças, espécies e condições de escore corporal. Sabe-se que, no cão, o volume de espaço morto anatômico pode variar de 6,5 a 7,5 mL/kg,[19] sendo que volume corrente pulmonar (V_T) consiste na soma de volume espaço morto anatômico com o volume alveolar. Alguns estudos em cães anestesiados saudáveis que compararam diferentes volumes correntes

utilizaram valores de 7 e 8 mL/kg em cães com escore corporal ideal.[20,21] Em outro estudo em cães com sobrepeso ou moderadamente obesos foi utilizado um V_T de 10 mL/kg. Esses valores estão representados na **Figura 2**, que contém um resumo das sugestões na ventilação mecânica em cães obesos.

Recomenda-se que, em pessoas com alto escore de condição corporal, o volume corrente seja calculado com base no peso predito (ou ideal), em vez do peso real. Com isso, objetiva-se evitar a administração excessiva de volume pulmonar.[15] O peso predito no ser humano é baseado em sua altura.

Um estudo em cães obesos anestesiados e sob ventilação mecânica comparou o cálculo do volume corrente pulmonar de acordo com o peso predito com o cálculo com base no peso ideal. O peso corporal predito baseou-se na estimativa da gordura corporal, conforme demonstrado abaixo. Como resultado da comparação, o uso do V_T com base no peso real apresentou estresse *index* indicativo de hiperdistensão alveolar, enquanto o V_T com base no peso predito foi associado ao recrutamento alveolar cíclico (estresse *index* < 1). Nesse estudo houve utilização de PEEP.[7]

Peso corporal predito (kg) = peso atual – [gordura corporal (%) × peso corporal atual]

Machos (% gordura corporal) = -1,4 (TJ cm) + 0,77 (PC cm) + 4

Fêmeas (% gordura corporal) = −1,7 (TJ cm) + 0,93 (PC cm) + 5

Em que TJ corresponde ao comprimento (em cm) do tubérculo do calcâneo até o ligamento patelar. TJ: tubérculo do calcâneo até o joelho; e CP: circunferência pélvica medida ao redor do nível do flanco.

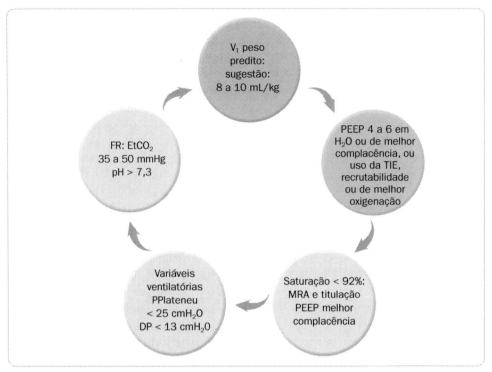

FIGURA 2 Sugestões para ventilação mecânica intraoperatória em cães obesos. Na titulação após MRA, sugere-se PEEP de melhor complacência ou PEEP de melhor complacência + 2 cmH$_2$O. A escolha da PEEP pode ser baseada em diferentes metodologias, conforme apresentado no texto a seguir.

V$_T$: volume corrente pulmonar; TIE: tomografia por impedância elétrica; MRA: manobra de recrutamento alveolar; DP: *driving pressure*; FR: frequência respiratória; EtCO$_2$: *end tidal* CO$_2$.
Fonte: Elaborada pela autora.

Ajuste de Volume Corrente Personalizado

Mauri propôs um ajuste do volume corrente personalizado, bem como o ajuste da PEEP personalizada, com uma abordagem fisiológica com base em medidas à beira do leito.[22] Essa estratégia é utilizada para o tratamento de pessoas com SARA, porém os conceitos apresentados podem ser ponderados para o uso em pacientes obesos.

Nesta estratégia, após o ajuste da PEEP, utilizou-se um volume corrente baixo (6 mL/kg no homem com SARA) que posteriormente foi ajustado de acordo com limites de segurança de variáveis fisiológicas como a pressão de *plateau* (≤ 28 cmH$_2$O) a *driving pressure* (< 15 cmH$_2$O) e pressão transpulmonar (22 a 24 cmH$_2$O).

A *driving pressure* (Pplateau – PEEP) afeta desfechos pós-operatórios na ventilação mecânica, e demonstrou-se que valores maiores que 14 cmH$_2$O aumentaram o risco de mortalidade, sendo uma variável importante na titulação do V$_T$.[22]

À beira do leito, a análise da curva P-V permite acessar o estresse *index*. O formato da curva a partir da inspiração até o pico de pressão durante o modo ventilação controlada a volume (VCV) depende da complacência dinâmica durante a inspiração.

Uma curva convexa apresenta estresse *index* > 1 por diminuição da complacência, indicando hiperdistensão. Com esse sinal, deve-se diminuir o volume corrente.

No monitoramento da ventilação, a hemogasometria é importante para avaliação da $PaCO_2$ e do pH sanguíneo, verificando a ocorrência de hipercapnia. A frequência respiratória é definida de acordo com o V_T escolhido, de forma que um pH aceitável tem valor > 7,3.

PEEP e Manobra de Recrutamento Alveolar

A aplicação de manobra de recrutamento alveolar seguida da titulação da PEEP consiste em uma estratégia para redução da atelectasia, melhora da mecânica respiratória e oxigenação no período intraoperatório. No **Quadro 1**, encontra-se a descrição dos efeitos favoráveis e adversos da aplicação da PEEP em pacientes sob ventilação mecânica.[22]

A manobra de recrutamento alveolar e aplicação da PEEP se mostrou efetiva para melhorar a complacência pulmonar em cães com sobrepeso ou moderadamente obesos.[23] Há, porém, incertezas sobre o nível ótimo de PEEP em pacientes obesos, dada a variedade de raças, decúbitos e níveis de obesidade.

Inicialmente, no ser humano, acreditava-se que a administração de uma PEEP elevada associada a um volume corrente baixo seria adequada. No entanto, um estudo clínico randomizado internacional, com pessoas que apresentavam maior risco para complicações pulmonares, demonstrou que o uso de PEEP elevada associada à manobra de recrutamento alveolar não ofereceu vantagens com relação à PEEP baixa no desfecho de complicações pós-operatórias.[24] O objetivo inicial da PEEP alta seria melhora da complacência, oxigenação, limitação do fluxo expiratório, diminuição da *driving pressure*, homogeneização da ventilação e minimização do recrutamento alveolar cíclico. Observa-se sobre as manobras de recrutamento neste estudo que foram realizadas após a intubação endotraqueal e após momentos de desconexão do paciente com o ventilador mecânico.

Bonatti *et al.*[15] sugerem que, no ser humano obeso, a individualização da PEEP deve ser levada em consideração na prática clínica, uma vez que um valor fixo pode não ser adequado para todos os pacientes.

Uso de PEEP de Melhor Complacência, *Open Lung*-PEEP em Cães Obesos

Em um estudo que incluiu cães moderadamente obesos, verificou-se que a *Open lung*-PEEP (PEEP de melhor complacência + 2 cmH_2O), definida em um estudo de Garcia-Sanz,[25] foi semelhante a obtida em cães com escore corporal normal. O valor de

QUADRO 1 Efeitos da aplicação da PEEP como consequência do uso de uma PEEP ótima (efeitos favoráveis) ou uma PEEP excessivamente alta (efeitos adversos).

Aplicação da PEEP	
Efeitos Favoráveis	**Efeitos Adversos**
Manter o pulmão aberto	Instabilidade hemodinâmica: hipotensão e bradicardia
Estabilizar recrutamento alveolar	
Reduzir atelectrauma	Hiperdistensão alveolar
Reduzir o volutrauma	*Stress* estático
Reduzir inflamação	Diminuição da drenagem linfática pulmonar

Fonte: Elaborado pela autora.

PEEP de melhor complacência obtido foi de 4 (2-8) cmH_2O, e, portanto, a *Open lung- -PEEP* (PEEP de melhor complacência + 2 cmH_2O) foi de 6 (4-10) cmH_2O,[23] um resultado inesperado, sendo necessário mais estudos em cães com nível maior de obesidade.

Diferentes metodologias podem ser utilizadas para o ajuste da PEEP, dentre elas a utilização da tomografia por impedância elétrica. Também é possível ajustar a PEEP pela oxigenação e fração de *shunt*, ou escolher aplicar nível de PEEP de menor impacto hemodinâmico, porém ainda são necessários mais estudos desses recursos em animais obesos.

Escolha da PEEP com Ajuste Personalizado

Assim como o V_T, a PEEP pode ser ajustada em continuação à abordagem fisiológica anteriormente citada, tendo sido aplicada em pessoas acometidas de SARA em terapia intensiva.[22] Nessa abordagem, são definidos os seguintes passos:

1. Acessar o potencial de recrutamento alveolar à beira do leito, a fim de identificar pacientes que se beneficiarão de uma PEEP de valor mais alto.
2. Para pacientes recrutáveis, a PEEP alta é aplicada e ajustada por métodos fisiológicos à beira do leito, para otimização da hemodinâmica.
3. Em pacientes com baixa recrutabilidade, aplica-se uma PEEP baixa, ajustada pela melhor complacência ou oxigenação.
4. Após o ajuste da PEEP, é realizado o ajuste do V_T, respeitando valores limites de segurança das variáveis ventilatórias.

Diferentes métodos são indicados para avaliar a recrutabilidade, conforme descrito na literatura.[22] Um dos métodos mais simples (porém com baixa especificidade)

é por meio da avaliação da oxigenação. Uma vez que o *shunt* pulmonar aumenta com o colapso alveolar, uma correlação foi encontrada, e conclui-se que uma PEEP alta foi benéfica em pacientes com relação $PaO_2/FiO_2 \leq 200$ mmHg.

Após Extubação

Animais obesos podem apresentar necessidade de assistência respiratória após extubação com o uso de ventilação não invasiva (VNI). Diferentes técnicas de CPAP podem ser indicadas para reduzir risco de falha na extubação e hipoxemia pós-operatória.[18]

Cães de raças braquicefálicas, que frequentemente se apresentam com sobrepeso ou obesos, podem apresentar obstrução de vias aéreas. O buldogue inglês tem uma anatomia propensa a distúrbios respiratórios do sono,[26] e pode apresentar apneia obstrutiva do sono. No ser humano, complicações pós-operatórias podem ocorrer em pacientes com essas mesmas comorbidades, dentre elas, a insuficiência respiratória hipercápnica aguda, sendo indicada VNI terapêutica pós-operatória.[27]

CONCLUSÃO

O principal estudo em cães obesos anestesiados evidenciou a importância do uso do volume corrente com base no peso predito. Mais evidências são necessárias na demonstração da titulação do V_T definindo valores limites de segurança de variáveis ventilatórias como a *driving pressure* para animais obesos. A partir dos trabalhos descritos, sugere-se um volume corrente de 8 a 10 mL/kg, com PEEP fixa de 4 a 6 cm H_2O ou PEEP de melhor complacência ou melhor complacência + 2 (**Figura 2**), sendo indicado o uso de manobra de recrutamento em caso de queda na saturação de oxigênio, após indução e em caso de desconexão do ventilador. Mais estudos são requeridos para acessar os melhores ajustes ventilatórios para animais obesos.

REFERÊNCIAS BIBLIOGRÁFICAS

1. Love L, Cline MG. Perioperative physiology and pharmacology in the obese small animal patient. Vet Anaesth Analg. 2015;42(2):119-132. Erratum in: Vet Anaesth Analg. 2015;42(3):241.
2. García-Guasch L, Caro-Vadillo A, Manubens-Grau J, Carretón E, Camacho AA, Montoya-Alonso JA. Pulmonary function in obese vs non-obese cats. J Feline Med Surg. 2015 Jun;17(6):494-499.
3. Pereira-Neto GB, Brunetto MA, Oba PM, Champion T, Villaverde C, Vendramini THA et al. Weight loss improves arterial blood gases and respiratory parameters in obese dogs. J Anim Physiol Anim Nutr (Berl). 2018;102(6):1743-1748.
4. McGreevy PD, Thomson PC, Pride C, Fawcett A, Grassi T, Jones B. Prevalence of obesity in dogs examined by Australian veterinary practices and the risk factors involved. Vet Rec. 2005;156(22):695-702.5.
5. Manens J, Ricci R, Damoiseaux C, Gault S, Contiero B, Diez M et al. Effect of body weight loss on cardiopulmonary function assessed by 6-minute walk test and arterial blood gas analysis in obese dogs. J Vet Intern Med. 2014;28(2):371-378.
6. Anderson MR, Shashaty MGS. Impact of Obesity in Critical Illness. Chest. 2021;160(6):2135-2145.
7. Araos J, Lacitignola L, de Monte V, Stabile M, Porter I, Hurtado DE et al. Evaluation of Lung Aeration and Respiratory System Mechanics in Obese Dogs Ventilated With Tidal Volumes Based on Ideal vs. Current Body Weight. Front Vet Sci. 2021;8:704863.
8. Bach JF, Rozanski EA, Bedenice D, Chan DL, Freeman LM, Lofgren JL et al. Association of expiratory airway dysfunction with marked obesity in healthy adult dogs. Am J Vet Res. 2007;68(6):670-675.
9. Barletta M, Almondia D, Williams J, Crochik S, Hofmeister E. Radiographie evaluation of positional atelectasis in sedated dogs breathing room air versus 100% oxygen. Can Vet J. 2014;55(10):985-991.
10. Futier E, Constantin JM, Pelosi P, Chanques G, Massone A, Petit A et al. Noninvasive ventilation and alveolar recruitment maneuver improve respiratory function during and after intubation of morbidly obese patients: a randomized controlled study. Anesthesiology. 2011;114(6):1354-1363.

11. Mosing M, German AJ, Holden SL, MacFarlane P, Biourge V, Morris PJ et al. Oxygenation and ventilation characteristics in obese sedated dogs before and after weight loss: a clinical trial. Vet J. 2013;198(2):367-371.
12. Maia LA, Silva PL, Pelosi P, Rocco PRM. Controlled invasive mechanical ventilation strategies in obese patients undergoing surgery. Expert Rev Respir Med. 2017;11(6):443-452.
13. McNally EM, Robertson SA, Pablo LS. Comparison of time to desaturation between preoxygenated and nonpreoxygenated dogs following sedation with acepromazine maleate and morphine and induction of anesthesia with propofol. Am J Vet Res. 2009;70(11):1333-1338.
14. Dixon BJ, Dixon JB, Carden JR, Burn AJ, Schachter LM, Playfair JM et al. Preoxygenation is more effective in the 25 degrees head-up position than in the supine position in severely obese patients: a randomized controlled study. Anesthesiology. 2005;102(6):1110-1115; discussion 5A.
15. Bonatti G, Robba C, Ball L, Silva PL, Rocco PRM, Pelosi P. Controversies when using mechanical ventilation in obese patients with and without acute distress respiratory syndrome. Expert Rev Respir Med. 2019;13(5):471-479.
16. Esquinas AM, Lemyze M. Mechanical ventilation in the critically ill obese patient. Mechanical Ventilation in the Critically Ill Obese Patient. 2018.
17. Grimm KA, Lamont LA, Tranquilli WJ, Greene SA, Robertson SA. Veterinary Anesthesia and Analgesia: The Fifth Edition of Lumb and Jones. 2017.
18. Meira C, Joerger FB, Kutter APN, Waldmann A, Ringer SK, Böehm SH, Iff S et al. Comparison of three continuous positive airway pressure (CPAP) interfaces in healthy Beagle dogs during medetomidine-propofol constant rate infusions. Vet Anaesth Analg. 2018;45(2):145-157.
19. Bumbacher S, Schramel JP, Mosing M. Evaluation of three tidal volumes (10, 12 and 15 mL kg-1) in dogs for controlled mechanical ventilation assessed by volumetric capnography: a randomized clinical trial. Vet Anaesth Analg. 2017;44(4):775-784.
20. De Monte V, Bufalari A, Grasso S, Ferrulli F, Crovace AM, Lacitignola L et al. Respiratory effects of low versus high tidal volume with or without positive end-expiratory pressure in anesthetized dogs with healthy lungs. Am J Vet Res. 2018;79(5):496-504.
21. Ambrósio AM, Sanchez AF, Pereira MAA, Andrade FSRM, Rodrigues RR, Vitorasso RL et al. Assessment of Regional Ventilation During Recruitment Maneuver by Electrical Impedance Tomography in Dogs. Front Vet Sci. 2022;8:815048.

22. Mauri T. Personalized Positive End-Expiratory Pressure and Tidal Volume in Acute Respiratory Distress Syndrome: Bedside Physiology-Based Approach. Crit Care Explor. 2021;3(7):e0486.

23. García-Sanz V, Canfrán S, Gómez de Segura IA, Aguado D. Effect of recumbency and body condition score on open-lung positive end-expiratory pressure and respiratory system compliance following a stepwise lung recruitment manoeuvre in healthy dogs during general anaesthesia. Res Vet Sci. 2020;132:177-185.

24. Writing Committee for the PROBESE Collaborative Group of the PROtective VEntilation Network (PROVEnet) for the Clinical Trial Network of the European Society of Anaesthesiology; Bluth T, Serpa Neto A, Schultz MJ, Pelosi P, Gama de Abreu M; PROBESE Collaborative Group et al. Effect of Intraoperative High Positive End-Expiratory Pressure (PEEP) With Recruitment Maneuvers vs Low PEEP on Postoperative Pulmonary Complications in Obese Patients: A Randomized Clinical Trial. JAMA. 2019;321(23):2292-2305. Erratum in: JAMA. 2019;322(18):1829-1830.

25. García-Sanz V, Aguado D, Gómez de Segura IA, Canfrán S. Comparative effects of open-lung positive end-expiratory pressure (PEEP) and fixed PEEP on respiratory system compliance in the isoflurane anaesthetised healthy dog. Res Vet Sci. 2019;127:91-98.

26. Hendricks JC, Kline LR, Kovalski RJ, O'Brien JA, Morrison AR, Pack AI. The English bulldog: a natural model of sleep-disordered breathing. J Appl Physiol (1985). 1987;63(4):1344-1350.

27. Kaw R, Pasupuleti V, Walker E, Ramaswamy A, Foldvary-Schafer N. Postoperative complications in patients with obstructive sleep apnea. Chest. 2012;141(2):436-441.

CAPÍTULO 20

Ventilação Mecânica em Equinos

Aline Magalhães Ambrósio

INTRODUÇÃO

Os equinos submetidos à anestesia geral inalatória apresentam frequentemente complicações relacionadas com o decúbito em que se encontram na mesa cirúrgica. Tais complicações estão associadas a dificuldades nas trocas gasosas, dadas a diminuição da relação ventilação/perfusão, as atelectasias pulmonares e a queda na pressão arterial.

A atelectasia pulmonar em equinos é produzida principalmente em decúbito dorsal ou lateral, pois em decúbito dorsal os pulmões recebem a compressão do diafragma produzida pela compressão das vísceras abdominais, e no decúbito lateral o pulmão superior comprime o mediastino, e consequentemente o pulmão inferior. Dada a perda de áreas funcionais dos pulmões, ocorre queda nas trocas gasosas, causando redução na pressão parcial de oxigênio arterial e aumento na pressão parcial de dióxido de carbono arterial, prejudicando o funcionamento correto dos processos celulares.

A ventilação controlada com pressão positiva intermitente não deve ser utilizada como medida para evitar ou reverter a atelectasia pulmonar por si só. Estudos atuais observaram que a simples instituição da ventilação controlada não apresentou tantos benefícios, e que é necessário a aplicação de outras técnicas como as manobras de recrutamento alveolares (MRAs) e a aplicação de pressão positiva no final da expiração (PEEP), com a finalidade de abrir os alvéolos atelectásicos e fazer a manutenção destes abertos.

As MRAs não são isentas de efeitos colaterais: barotrauma, volutrauma e até mesmo atelectrauma; sendo de suma importância a avaliação destas. A avaliação pode ser feita por meio de exames de imagem como a tomografia computadorizada (TC) no ser humano e em pequenos animais. Nos equinos, porém, só é possível por meio da tomografia por impedância elétrica, atualmente muito estudada nessa espécie. Essa técnica é utilizada para avaliação da função pulmonar, e seu funcionamento se dá por emissão de corrente elétrica de baixa frequência e intensidade, e não há radioatividade, excluindo o risco de contaminação do paciente e da equipe cirúrgica. Outras formas de avaliar a efetividade das MRAs é por meio da mecânica ventilatória e oxigenação sanguínea por gasometria arterial.

DECÚBITO E DISFUNÇÃO RESPIRATÓRIA

Os equinos submetidos à anestesia geral em decúbito são propensos a dificuldades de trocas gasosas, desenvolvendo hipercapnia e hipóxia.[1-3] A disfunção respiratória é comprovada pela presença da baixa relação pressão parcial de oxigênio/fração de oxigênio inspirada (PaO_2/FiO_2) e alta diferença entre pressão de oxigênio alveoloarterial ($P(A-a)O_2$). Por conseguinte, mesmo animais recebendo FiO_2 de 100% ocorre pouco ou nenhum aumento na troca gasosa.[4,5] A anestesia geral aumenta o *shunt* pulmonar e diminui a oxigenação do sangue arterial, em decorrência da formação de atelectasias no pulmão dependente de gravidade, gerando áreas de baixa ventilação. A principal causa de formação de atelectasia pulmonar é o decúbito em que o animal se encontra durante a anestesia, o qual promove compressão de áreas pulmonares, diminuindo a capacidade residual funcional e ocasionando alteração na relação ventilação/perfusão (V/Q).[6,7] Na espécie equina, a atelectasia pulmonar é mais intensa, principalmente em animais submetidos ao decúbito dorsal, dado o posicionamento do diafragma e tórax anatomicamente mais alongado.[6] (**Figura 1**).

Ao contrário do que ocorre na posição quadrupedal, quando posicionados em decúbito lateral ou dorsal, os efeitos da gravidade sobre a circulação pulmonar e a restrição mecânica da expansão torácica contribuem para o desenvolvimento de grandes desequilíbrios na relação V/Q. Esses desequilíbrios são acompanhados pela formação e persistência de grande quantidade de *shunts* intrapulmonares, sendo essas alterações mais acentuadas no decúbito dorsal que no lateral.[6-8]

As alterações na ventilação pulmonar e as perdas na oxigenação com aumento do dióxido de carbono nos equinos em decúbito se devem ao aumento das áreas de colapso pulmonar, sejam estas formadas por compressão do parênquima pulmonar ou por absorção dos gases intra-alveolares. Consequentemente, é possível observar áreas com perfusão sanguínea adequada, mas com ausência de ventilação alveolar (*shunt* pulmonar), gerando os distúrbios de ventilação/perfusão no paciente.

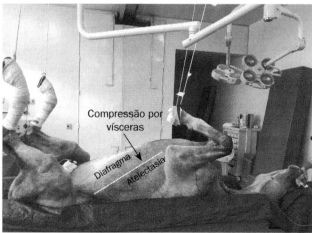

FIGURA 1 Mecanismo de formação de atelectasias pulmonares por compressão em equino em decúbito dorsal.

Fonte: Acervo pessoal da autora.

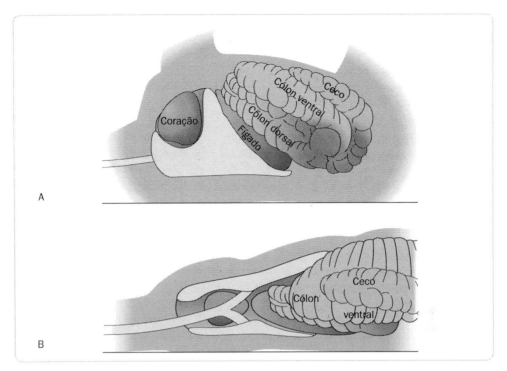

FIGURA 2 **(A)** Esquema representativo do equino em decúbito dorsal mostrando a compressão do diafragma e pulmões pelo conteúdo abdominal. **(B)** Esquema representativo do equino em decúbito lateral mostrando a compressão do pulmão inferior (dependente de gravidade), o qual não recebe ventilação adequada, e do pulmão superior (não dependente de gravidade), o qual recebe ventilação, mas pouca perfusão.
Fonte: Elaborada pela autora.

O colapso pulmonar está associado a consequências clínicas negativas e complicações respiratórias no pós-operatório. Não há um método fácil de se correlacionar o colapso pulmonar com complicações respiratórias decorrentes, pois o diagnóstico clínico dessas áreas atelectásicas necessita de equipamentos sofisticados. Estudos em seres humanos utilizando a técnica de tomografia computadorizada indicaram que 90% dos pacientes desenvolveram atelectasia pulmonar durante a anestesia.[9] Outra preocupação relacionada ao colapso pulmonar é a lesão pulmonar causada pela ventilação mecânica, principalmente em áreas que não estavam colapsadas e acabam recebendo maiores pressões ou volumes.[10,11]

MANOBRAS DE RECRUTAMENTO ALVEOLAR

As manobras de recrutamento alveolar (MRAs) são estratégias ventilatórias que apresentam como objetivo principal a abertura de alvéolos colapsados.

Os pulmões podem ser abertos através da aplicação de alta pressão na via aérea, e consequentemente pulmonar, seguido da aplicação de uma pressão expiratória final (PEEP) suficiente para manutenção das áreas alveolares recrutadas abertas.[12,13] Desse modo, mais tecido pulmonar fica disponível para realizar as trocas gasosas, além de evitar lesões pulmonares em razão de abertura e fechamento repetitivo dos alvéolos.[1,14] A MRA pode ser realizada pelo aumento gradual da PEEP e, em seguida, manutenção com a PEEP de melhor valor da PaO_2 (**Figura 3**). A PEEP ideal não deve ser alta ao ponto de distender demais os alvéolos não atelectásicos; no entanto, deve ser alta o suficiente para manter os alvéolos atelectásicos abertos.[15] Outro tipo de MRA é baseado no aumento da pressão de pico (Ppico) mantendo esse aumento por alguns segundos (10 a 20 s) com o objetivo de promover hiperinsuflação dos pulmões, esse aumento podendo ser realizado uma única vez ou ocorrendo repetidamente em intervalos de tempo específicos. É importante salientar que, após esse procedimento, deve ser aplicada a PEEP para manutenção dos alvéolos abertos também[2] (**Figura 4**). A não aplicação da PEEP após as MRAs pode aumentar a reação inflamatória pulmonar, em decorrência de abertura e fechamento cíclico dos alvéolos, o que pode causar prejuízos na oxigenação do animal, ocasionando retorno ao estado de atelectasia dos alvéolos recém-recrutados. A aplicação de Ppico excessiva e PEEP acima do ideal aumenta o risco de barotrauma, lesão de capilares alveolares e comprometimento da hemodinâmica. Hopster et al.[16] avaliaram as alterações histológicas e expressão de RNA mensageiro em pulmões de equinos submetidos a diferentes estratégias ventilatórias, e observaram que os animais anestesiados e mantidos em respiração espontânea e aqueles que receberam ventilação com pressão positiva intermitente (IPPV) apresentaram elevados graus de atelectasias. No entanto, os animais que foram submetidos à MRA apresentaram superdistensão alveolar e leve aumento de interleucinas inflamatórias.

Atualmente há diversos estudos de recrutamento alveolar em equinos com os dois tipos de MRAs citados anteriormente. Alguns estudos sugerem que MRA por insuflação sustentada apresenta maior instabilidade cardiovascular, além de promover altos valores de pressão intrapulmonares, podendo ocasionar lesões.[6,13] Ambrósio et al.[15]

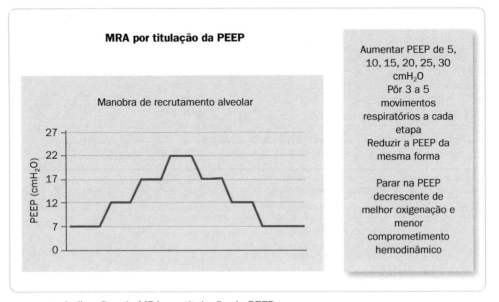

FIGURA 3 Indicações de MRA por titulação da PEEP.
Fonte: Elaborada pela autora.

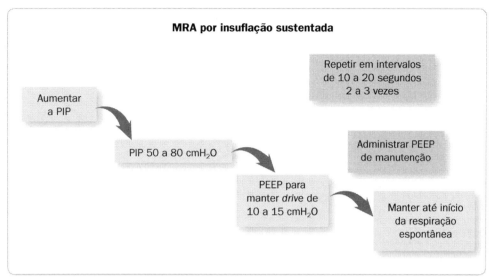

FIGURA 4 Indicações de MRA por insuflação sustentada.
Fonte: Elaborada pela autora.

demonstraram a utilização de uma MRA cíclica através de titulação da PEEP, gerando um aumento gradual na pressão das vias aéreas, recrutando, dessa maneira, as áreas colapsadas, e melhorando a PaO2 e os parâmetros de mecânica ventilatória, sem ocasionar alterações significativas nos parâmetros cardiovasculares. Do mesmo modo, Andrade et al.[17] demonstraram semelhantes resultados com o mesmo tipo de MRA, porém com menores intervalos de tempo entre os patamares, também com melhora da oxigenação e mecânica pulmonar.

Mesmo que a PEEP ideal ainda não tenha sido estabelecida para a espécie equina, estudos demonstram melhora na função pulmonar por causa de sua aplicação. Para se titular a PEEP ideal, deve-se realizar a monitoração da PaO2 durante o aumento e diminuição da mesma, buscando qual o menor valor no qual se observa uma abertura e manutenção dos alvéolos abertos em conjunto com a melhor PaO2 obtida, porém sem comprometimento cardiovascular importante.[1] Alguns estudos demonstraram bons resultados com relação à manutenção dos parâmetros de mecânica pulmonar e de oxigenação após a MRA em equinos utilizando PEEP titulada entre 12 e 17 cmH2O do degrau decrescente da titulação.[13,17]

MONITORAÇÃO DA VENTILAÇÃO

Sabendo-se da necessidade do emprego de ventilação mecânica em determinadas intervenções anestésicas e de seus possíveis riscos, inúmeros trabalhos têm surgido a cada ano com o objetivo de avaliar a eficácia ventilatória durante a anestesia com ventilação espontânea e controlada. Os trabalhos usam métodos de avaliação como gasometria arterial, analisadores de gases, tomografia computadorizada e tomografia por impedância elétrica.

A tomografia por impedância elétrica[18] é uma técnica atual, que estima o campo de condutividade no interior do corpo mediante um método particular de obter imagens, por meio da injeção de corrente elétrica de baixa potência no objeto a caracterizar. A imagem é obtida dos potenciais elétricos ou correntes detectados na superfície do objeto. Os valores de corrente empregados são baixos e variam na frequência entre 10 kHz e 1 MHz e na intensidade entre 0,5 a 10 mA. A técnica baseia-se em uma cinta posicionada na superfície corpórea ao redor da seção transversal que se deseja analisar, então aplica-se corrente elétrica em um par de eletrodos e os potenciais elétricos que surgem nos demais são mensurados e registrados por um sistema de aquisição de dados. A análise desses dados gera uma imagem em corte transversal do tecido, do órgão ou do sistema a ser analisado.

Em equinos, diversos estudos já vêm sendo realizados utilizando a tomografia por impedância elétrica (TIE) como forma de monitoração da ventilação pulmonar: os de Marly-Voguer et al.;[19] Ambrisko et al.,[20] sobre a distribuição da ventilação regional e de Moens et al. (2014)[21] sobre recrutamento alveolar por insuflação sustentada. Mosing et al.[22] demonstraram utilização da TIE para avaliação de diferentes modalidades ventilatórias, indicando melhora na ventilação ao instituir IPPV quando comparada a ventilação espontânea. Por sua vez, Ambrisko et al.[23] demonstraram a utilização da TIE para avaliação da MRA por escalonamento da PEEP em ventilação controlada por pressão, buscando observar a migração das áreas de ventilação para regiões dependentes pulmonares.

Marly-Voquer et al.[19] e Mosing et al.,[22] estudando a distribuição da ventilação com TIE em equinos durante respiração espontânea e controlada, verificaram que, durante a respiração espontânea, a ventilação ocorre essencialmente nas regiões dorsais dependentes e, durante a IPPV em decúbito dorsal, esta se distribuiu para as regiões ventrais não dependentes, indicando

que somente a instituição da IPPV como método de tentativa de reversão das áreas de atelectasia pulmonares não é eficiente, demonstrado pela hiperinsuflação das áreas não dependentes e ausência de melhora da ventilação nas áreas dependentes.

Ambrisko et al.,[23] estudando a distribuição da ventilação durante a manobra de recrutamento alveolar com TIE em equinos submetidos a anestesia geral com isofluorano e decúbito dorsal, notaram que a distribuição da ventilação é deslocada para a direção esquerda dorsal durante o recrutamento. Seus resultados mostram que a proporção de volume corrente distribuído para as áreas pulmonares dependentes esquerda aumentam durante o recrutamento, possivelmente como resultado da abertura de alvéolos atelectásicos. Em outro estudo sobre a distribuição da ventilação, também em equinos, após a recuperação da anestesia com o TIE, Mosing et al.[22] observaram que no pós-operatório com o paciente em posição quadrupedal, a ventilação é distribuída para as regiões ventrais durante a inspiração por, pelo menos, 24 horas após a anestesia em decúbito dorsal.

Andrade et al.,[24] estudando a MRA por titulação da PEEP por meio da TIE, verificaram que pode haver hiperinsuflação pulmonar transitória durante o procedimento nos valores de PEEP mais elevada (32 e 23 cmH_2O), corroborando com os achados de Hopster et al.[16] Dessa forma, diversos estudos têm demonstrado a eficiência da TIE para avaliação da MRA durante anestesia em equinos, com resultados indicando melhora da ventilação nas regiões dependentes pulmonares e mostrando melhora na ventilação/perfusão, mecânica pulmonar e na oxigenação do paciente, e estes com mínimos efeitos deletérios ao paciente ou com formação de áreas de hiperinsuflação, e ainda indicando benefícios para o pós-operatório do paciente.

REFERÊNCIAS BIBLIOGRÁFICAS

1. Wettstein D, Moens Y, Jaeggin-Schmucker N, Bohm SH, Rothen HU, Mosing M et al. Effects of an alveolar recruitment maneuver on cardiovascular and respiratory parameters during total intravenous anesthesia in ponies. American Journal of Veterinary Research. 2006;67(1):152-159.

2. Bringewatt T, Hopster K, Kastner SBR, Rohn K, Ohnesorge B. Influence of modified open lung concept ventilation on the cardiovascular and pulmonary function of horses during total intravenous anaesthesia. Veterinary Record. 2010;167(26):1002-1006.

3. Moens Y, Böhm S. Ventilating horses: moving away from old paradigms. Vet Anaesth Analg. 2011;38(3):165-168.

4. Staffieri F, Bauquier SH, Moate PJ, Driessen B. Pulmonary gas exchange in anaesthetised horses mechanically ventilated with oxygen or a helium/oxygen mixture. Equine Vet J. 2009;41(8):747-752.

5. Hubbell JA, Aarnes TK, Bednarski RM, Lerche P, Muir WW. Effect of 50% and maximal inspired oxygen concentrations on respiratory variables in isoflurane-anesthetized horses. BMC Vet Res. 2011;7:23.

6. Nyman G, Hedenstierna G. Ventilation-perfusion relationships in the anaesthetised horse. Equine Vet J. 1989;21(4):274-281.

7. Hedenstierna G, Edmark L. Mechanisms of atelectasis in the perioperative period. Best Pract Res Clin Anaesthesiol. 2010;24(2):157-169.

8. Day TK, Gaynor JS, Muir WW, Bednarski RM, Mason DE. Blood-Gas Values during Intermittent Positive Pressure Ventilation and Spontaneous Ventilation in 160 Anesthetized Horses Positioned in Lateral or Dorsal Recumbency. Veterinary Surgery. 1995;24(3):266-276.

9. Tusman G, Belda JF. Treatment of anesthesia-induced lung collapse with lung recruitment maneuvers. Current Anaesthesia & Critical Care. 2010;21(5-6):244-249.

10. Ranieri VM, Suter PM, Tortorella C, De Tullio R, Dayer JM, Brienza A et al. Effect of mechanical ventilation on inflammatory mediators in patients with acute respiratory distress syndrome: a randomized controlled trial. JAMA. 1999;282(1):54-61.

11. Neto AS, Hemmes SN, Barbas CS, Beiderlinden M, Fernandez-Bustamante A, Futier E et al. Association between driving pressure and development of postoperative pulmonary complications in patients undergoing mechanical ventilation for general anaesthesia: a meta-analysis of individual patient data. Lancet Respir Med. 2016;4(4):272-280.

12. Lachmann B. Open up the lung and keep the lung open. Intensive Care Med. 1992;18(6):319-321.

13. Hopster K, Kästner SB, Rohn K, Ohnesorge B. Intermittent positive pressure ventilation with constant positive end-expiratory pressure and alveolar recruitment manoeuvre during inhalation anaesthesia in horses undergoing surgery for colic, and its influence on the early recovery period. Vet Anaesth Analg. 2011;38(3):169-177.

14. Canfrán S, Gómez de Segura IA, Cediel R, García-Fernández J. Effects of a stepwise lung recruitment manoeuvre and positive end-expiratory pressure on lung compliance and arterial blood oxygenation in healthy dogs. Vet J. 2012;194(1):89-93.

15. Ambrósio AM, Ida KK, Souto MT, Oshiro AH, Fantoni DT. Effects of positive end-expiratory pressure titration on gas exchange, respiratory mechanics and hemodynamics in anesthetized horses. Vet Anaesth Analg. 2013;40(6):564-572.

16. Hopster K, Jacobson B, Hopster-Iversen C, Rohn K, Kästner SBR. Histopathological changes and mRNA expression in lungs of horses after inhalation anaesthesia with different ventilation strategies. Res Vet Sci. 2016;107:8-15.

17. Andrade FS, Facó LL, Ida KK, Silva LC, Fantoni DT, Ambrósio AM. Effects of 12 and 17 cmH $_2$ O positive end-expiratory pressure applied after alveolar recruitment maneuver on pulmonary gas exchange and compliance in isoflurane-anesthetized horses. Vet Anaesth Analg. 2019;46(1):64-73.

18. Mosing M, Auer U, Macfarlane P, Bardell D, Schramel JP, Böhm SH et al. Novas estratégiasem ventilação artificial: diagnóstico e prevenção do barotrauma/biotrauma através da tomografia de impedância elétria (TIE).

19. Marly-Voquer C, Waldmann AD, Bohm SH, Bettschart-Wolfensberger R, Mosing M. Regional ventilation distribution and dead space in anesthetised horses treated with and without continuous positive airway pressure (CPAP).

20. Ambrisko TD, Schramel JP, Adler A, Kutasi O, Makra Z, Moens YP. Assessment of distribution of ventilation by electrical impedance tomography in standing horses. Physiol Meas. 2016;37(2):175-186.

21. Moens Y, Schramel JP, Tusman G, Ambrisko TD, Solà J, Brunner JX et al. Variety of non-invasive continuous monitoring methodologies including electrical impedance tomography provides novel insights into the physiology of lung collapse and recruitment – case report of an anaesthetized horse. Vet Anaesth Analg. 2014;41(2):196-204.

22. Mosing M, Marly-Voquer C, MacFarlane P, Bardell D, Böhm SH, Bettschart-Wolfensberger R et al. Regional distribution of ventilation in horses in dorsal

recumbency during spontaneous and mechanical ventilation assessed by electrical impedance tomography: a case series. Vet Anaesth Analg. 2017;44(1):127-132.

23. Ambrisko TD, Schramel J, Hopster K, Kästner S, Moens Y. Assessment of distribution of ventilation and regional lung compliance by electrical impedance tomography in anaesthetized horses undergoing alveolar recruitment manoeuvres. Vet Anaesth Analg. 2017;44(2):264-272.

24. Andrade FSRM, Ambrósio AM, Rodrigues RR, Faccó LL, Gonçalves LA, Garcia Filho SGThe optimal PEEP after alveolar recruitment maneuver assessed by electrical impedance tomography in healthy horses. Front Vet Sci. 2022;9:1024088.

SEÇÃO 5

DESMAME OU RETIRADA DO PACIENTE DA VENTILAÇÃO MECÂNICA

CAPÍTULO 21

Desmame ou Retirada do Paciente da Ventilação Mecânica

Aline Magalhães Ambrósio
Keila Kazue Ida

INTRODUÇÃO

A retirada ou o desmame do paciente da ventilação mecânica é o processo de descontinuação do suporte ventilatório invasivo. Ao fim desse processo, o paciente deve ser capaz de manter uma ventilação e oxigenação adequadas sem o auxílio de aparelhos.

O termo desmame é mais utilizado para pacientes que estão sob ventilação mecânica em um período superior a 24 horas, sendo, portanto, o termo retirada da ventilação mecânica utilizado para os pacientes de anestesia ou com suporte ventilatório menor que 24 horas. Na rotina hospitalar, o termo desmame acaba sendo utilizado em ambos os casos. Uma vez que o uso de fármacos anestésicos e sedativos é necessário para manter os pacientes intubados, o desmame ventilatório é geralmente acompanhado pela recuperação anestésica e seguido pela extubação.

Existem basicamente dois tipos de pacientes que necessitam de ventilação mecânica e, portanto, do desmame ventilatório. O primeiro caso consiste naqueles com a função pulmonar adequada, mas que apresentam depressão do centro respiratório e,

consequentemente, hipoventilação, apneia ou hipoxemia associados aos efeitos da anestesia geral. Nesse caso, a retirada do suporte ventilatório geralmente é possível por um processo mais abreviado, que ocorre relativamente rápido e sem complicações.

O segundo tipo inclui os pacientes em estado grave que apresentam enfermidades respiratórias, neurológicas e/ou musculares que os impossibilita de manter a oxigenação e ventilação adequadas. Esses pacientes dependem de uma assistência ventilatória completa e monitoramento constante na unidade de terapia intensiva (UTI) por um período mais prolongado. Essa maior duração de ventilação artificial poupa o sistema respiratório e neuromuscular de algumas de suas funções, abrindo uma janela de oportunidade para que sejam tratados e se recuperem da enfermidade primária que levou à necessidade da ventilação mecânica.

Estima-se que 43 a 44% dos cães e 11 a 25% dos gatos que necessitam de ventilação mecânica por, no mínimo, 24 horas são retirados do ventilador, sendo que 29 a 38% dos cães e 11 a 21% dos gatos recebem alta hospitalar.[1,2] Esses números não parecem ser influenciados pelo fato de o cão ser braquicefálico, nos quais a taxa de desmame ventilatório é de 46 a 47%, e a de alta hospitalar é de cerca de 27%.[2,3] O alcance de um prognóstico favorável do desmame ventilatório é influenciado pela enfermidade primária que levou à necessidade da ventilação mecânica, assim como pela espécie animal. A taxa de sucesso na retirada do paciente da assistência ventilatória é de 36% dos cães e gatos que necessitam de ventilação mecânica em razão de enfermidade pulmonar (hipoxemia), dos quais 20 a 22% recebem alta hospitalar. Naqueles que a necessitam em decorrência de enfermidade neuromuscular (hipoventilação), mas que não apresentam alteração pulmonar, a taxa de desmame é de cerca de 50%, e a de alta hospitalar de 39 a 57%.[1,2,4] Entre os cães com enfermidade pulmonar, cerca de 50% dos que apresentam pneumonia aspirativa chegam a ser desmamados, enquanto apenas 8% dos que apresentam síndrome da angústia respiratória aguda (SARA) são retirados da ventilação mecânica.[1] Cães com pneumonia que são ventilados mecanicamente por um período mais longo (≥ 24 horas) foram relacionados com uma maior taxa de desmame ventilatório e alta hospitalar (37%). Nesses pacientes, a ventilação artificial por período mais curto (< 24 horas) foi associada a uma taxa de desmame de apenas 5% e alta hospitalar de 2%.[2] Gatos apresentam aproximadamente 3 vezes menos chances de serem retirados da ventilação mecânica com sucesso após necessitarem de assistência ventilatória por um período prolongado.[1] Não há estudos publicados em outras espécies animais.

Apesar de o desmame ventilatório ser o foco de diversos estudos na Medicina, os estudos em animais ainda são escassos. Entretanto, muitas das informações obtidas de estudos no ser humano podem ser aplicadas em animais, dadas as semelhanças em aspectos fisiológicos, e serão citadas neste capítulo quando clinicamente relevantes.

ETAPAS DO DESMAME VENTILATÓRIO

Existem diferentes formas de se retirar o paciente da ventilação mecânica. Na Medicina, o uso de técnicas de desmame é recomendado em pacientes da UTI por reduzir o tempo de hospitalização e custos.[5] Entretanto, ainda não há um consenso sobre a melhor técnica de retirada do paciente da ventilação mecânica. Um ponto em comum é que o sucesso do desmame ventilatório é otimizado quando esse processo é abordado de maneira organizada. Assim sendo, neste capítulo, foram reunidas recomendações de diferentes estudos veterinários e da Medicina em um *checklist*, ou lista de verificações, para auxílio na tomada de decisão durante o desmame ventilatório (**Figura 1**).[1,6,7] Quatro etapas podem ser identificadas nesta lista de verificação:

- **Etapa 1: Identificação do paciente apto para a retirada da ventilação mecânica.**
- **Etapa 2: Assistência ventilatória parcial (etapa opcional):** geralmente não é necessária em pacientes hígidos, porém recomendada em pacientes de UTI para transferência gradual do trabalho respiratório do ventilador de volta ao paciente. Essa etapa permite o recondicionamento da musculatura inspiratória enfraquecida ou atrofiada pelo desuso. A realização dessa etapa também depende do equipamento disponível e da experiência clínica do médico veterinário responsável pelo caso.
- **Etapa 3: Retirada completa da ventilação mecânica:** também conhecida por teste de respiração espontânea (TRE), no qual o paciente pode ser desconectado ou não do ventilador (possibilidade de suporte de oxigenação).
- **Etapa 4: Extubação.**

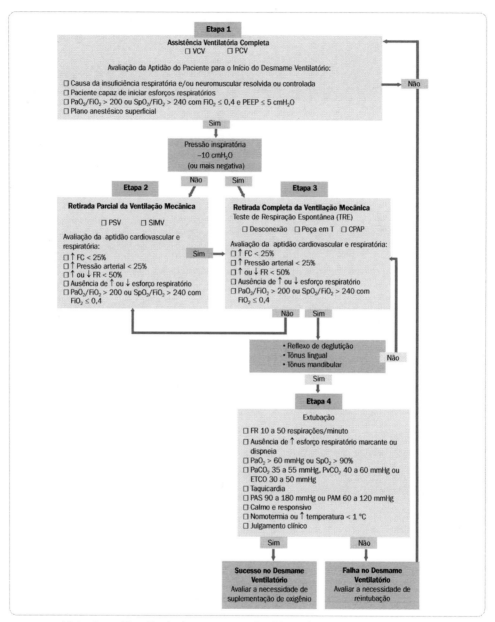

FIGURA 1 Lista de verificação do desmame ventilatório.

VCV: ventilação com volume controlado; PCV: ventilação com pressão controlada; PaO_2/FiO_2: relação entre a pressão parcial de oxigênio no sangue arterial e a fração inspiratória de oxigênio; SpO_2/FiO_2: relação entre a saturação de oxi-hemoglobina no sangue arterial e a fração inspiratória de oxigênio; PSV: pressão de suporte ventilatório; SIMV: ventilação mandatória intermitente sincronizada; FC: frequência cardíaca; FR: frequência respiratória; FiO_2: fração inspiratória de oxigênio; CPAP: pressão positiva em vias aéreas; $PaCO_2$: pressão parcial de dióxido de carbono no sangue arterial; $PvCO_2$: pressão parcial de dióxido de carbono no sangue venoso; $EtCO_2$: pressão parcial de dióxido de carbono no ar expirado; PAS: pressão arterial sistólica; PAM: pressão arterial média.

Fonte: Elaborada pela autora.

MANEJO ANESTÉSICO DURANTE O DESMAME VENTILATÓRIO

Na Medicina, o desmame ventilatório é realizado com o paciente consciente, calmo, cooperativo e capaz de seguir instruções. Na Medicina Veterinária, a ventilação mecânica invasiva sem sedação ou anestesia geral é descrita em apenas cerca de 12 a 18% dos cães e gatos, geralmente por apresentarem alterações neurológicas primárias ou em consequência de parada cardiopulmonar.[1,2] Essa é uma grande limitação, nos quais a maioria dos animais necessita de sedação profunda ou anestesia geral para cooperação e aceitação da ventilação mecânica através de um tubo endotraqueal. Apesar de essenciais, esses fármacos também têm o potencial de contribuir para depressão do centro respiratório bulbar (por exemplo, propofol, alfaxalan, opioides, agonistas de receptores alfa-2 adrenérgicos, agentes inalatórios) e relaxamento muscular central (por exemplo, benzodiazepínicos, EGG) e periférico (por exemplo, bloqueadores neuromusculares), podendo interferir na capacidade de manter uma ventilação e oxigenação adequadas. Sendo assim, a redução da dose anestésica pode ser necessária para o retorno da respiração espontânea dos pacientes, ou seja, para se dar início ao processo do desmame ou da retirada da ventilação mecânica. Além disso, a dose de tais agentes poderá ser ainda mais reduzida, descontinuada ou ter sua ação antagonizada para adequada avaliação da capacidade de ventilação e oxigenação do paciente durante a remoção parcial ou completa da assistência ventilatória. Esse manejo anestésico deve ser feito com cautela e paralelamente para se evitar que o paciente se recupere da anestesia e rejeite o tubo endotraqueal antes de estar preparado para extubação. Alguns pacientes, principalmente aqueles ansiosos ou agitados, podem ser beneficiados por uma sedação leve ou plano superficial de anestesia, em vez da completa recuperação anestésica. A infusão contínua de pentobarbital, por apresentar ação prolongada, pode necessitar de até 24 horas para o término de seus efeitos. Além disso, efeitos adversos, tais como hiperreflexia, disforia e convulsões, podem ocorrer por um período prolongado durante a recuperação da anestesia.[1] O controle dessas complicações pode ser feito com o uso de infusões de anestésicos de ação mais curta e/ou reversível, tal como o propofol, midazolam ou dexmedetomidina. Em gatos, a recuperação anestésica geralmente é prolongada após infusão contínua de agentes anestésicos, devendo-se considerar o início da redução das doses mais cedo durante o desmame ventilatório.

A técnica da interrupção da sedação, ou diminuição das doses dos fármacos administrados em infusão contínua em determinado período do dia pode ser utilizada para diminuir o efeito cumulativo tecidual e permitir uma depuração mais rápida, o que pode facilitar um desmame bem-sucedido quando o paciente estiver pronto. Assim, recomenda-se diminuir as doses de sedação diariamente até a dose efetiva mínima durante a noite ou em momentos mais silenciosos da unidade de terapia intensiva (UTI), para evitar causar estresse e agitação dos pacientes que estão com doses mais baixas de sedação. Também é importante lembrar que, se o paciente estiver sob ação de medicação de ação prolongada como barbitúricos, deve-se iniciar a redução gradual das doses com 12 a 24 horas antes da tentativa de desmame.[18]

Outro cuidado importante é o controle da ansiedade e agitação do paciente durante o desmame, o que melhora substancialmente as chances de este ser bem-sucedido. Para tanto, pode-se administrar acepromazina na dose de 0,003 a 0,01 mg/kg IV, 30 a 60 minutos antes do desmame, para facilitar um despertar mais tranquilo.[18]

A diminuição da FiO_2 do paciente também é fundamental para o sucesso do desmame, e esta deve ser reduzida de 100% para, pelo menos, 60% ou menos, durante as primeiras 24 a 48 horas de ventilação, se possível, para diminuir o risco de toxicidade ao O_2 e consequente dificuldade para a retirada do ventilador.[18]

MONITORAMENTO DURANTE O DESMAME VENTILATÓRIO

O paciente deve ser monitorado para pronta identificação de alterações que indiquem a necessidade de retornar à assistência ventilatória parcial ou completa. Para isso, a presença de um cuidador dedicado exclusivamente ao paciente em questão é essencial. Idealmente, esse monitoramento deve incluir os parâmetros a seguir para reconhecimento das seguintes alterações:

- FR: taquipneia, dispneia, apneia;
- Movimentos da caixa torácica e narinas: aumento do esforço respiratório, movimentos torácicos paradoxais;
- Coloração de mucosa: cianose, palidez;
- Oximetria de pulso e hemogasometria arterial: hipoxemia, função pulmonar inadequada;
- Capnografia e hemogasometria: hipercapnia e hipoventilação e espirometria: esforços inspiratórios, hipoventilação, pressão inspiratória alta;
- Eletrocardiograma: arritmias cardíacas;
- Frequência cardíaca: taquicardia;
- Pressão arterial: hipertensão;
- Comportamento do animal: ansiedade, agitação, disforia;
- Temperatura: hipertermia pode ser observada em casos de aumento do esforço respiratório e/ou infecção (por exemplo, pneumonia) e pode exacerbar a taquipneia e dificuldade respiratória.

ETAPA 1 – IDENTIFICAÇÃO DO PACIENTE APTO PARA A RETIRADA DA VENTILAÇÃO MECÂNICA

Apesar de poder salvar vidas, a ventilação com pressão positiva não é livre de efeitos hemodinâmicos secundários e complicações, sendo que tanto sua utilização prolongada como sua retirada precoce foram associadas a um aumento na mortalidade.[8] A busca ativa de critérios específicos auxilia na identificação do momento mais adequado para se dar início à retirada do paciente da ventilação mecânica. Na Medicina Veterinária, os critérios de desmame são baseados naqueles utilizados em estudos em animais[1,3,9,10] e nas recomendações da Medicina (**Quadro 1**).[11,12]

QUADRO 1   Critérios para Retirada ou Desmame da Ventilação Mecânica.

- Enfermidade respiratória e/ou neuromuscular primária resolvida ou controlada;
- Paciente capaz de iniciar esforços inspiratórios;
- Relação $PaO_2/FiO_2 \geq 150$ a 200 com $FiO_2 \leq 0,4$ e PEEP ≤ 5 cmH_2O;
- Estabilidade hemodinâmica;
- Ausência de falência de órgãos.

Fonte: Elaborada pelas autoras.

A causa da enfermidade respiratória e/ou neuromuscular que levou à necessidade de ventilação mecânica deve ter sido resolvida ou controlada. O paciente precisa ser capaz de iniciar esforços inspiratórios para que o desmame seja iniciado. Em pacientes hígidos, o retorno da respiração espontânea geralmente ocorre rapidamente em resposta à leve hipercapnia ($PaCO_2 \leq 55$ mmHg ou $EtCO_2 \leq 60$ mmHg) induzida pela diminuição da frequência respiratória (FR) no ventilador mecânico. Em pacientes da UTI, recomenda-se que a redução da FR seja feita gradualmente, para se minimizar o desenvolvimento de acidose respiratória que este processo possa causar. O paciente deve apresentar oxigenação arterial adequada, ou seja, uma $PaO_2 \geq 60$ mmHg com fração inspiratória de oxigênio (FiO_2) $\leq 0,4$. A presença de troca gasosa pulmonar adequada com mínima assistência, evidenciada por uma relação $PaO_2/FiO_2 \geq 200$ com pressão positiva ao final da expiração (PEEP) ≤ 5 cmH_2O, também deve estar presente.

Assim como a ventilação mecânica pode levar a alterações hemodinâmicas, sua transição para ventilação espontânea também pode causar impacto significativo na *performance* cardiovascular. Sendo assim, é desejável que o paciente apresente frequência cardíaca (FC), pressão arterial e balanço hídrico, eletrolítico e ácido-básico adequados para se iniciar sua retirada do ventilador. Pacientes com falência de órgãos também podem apresentar deterioração do estado clínico durante o processo do desmame e deverão ser estabilizados antes desta transição. Recomenda-se que esses critérios sejam avaliados diariamente para identificação o quanto antes possível do paciente apto para retirada da assistência ventilatória.

ETAPA 2 – ASSISTÊNCIA VENTILATÓRIA PARCIAL

Esta etapa pode não ser necessária em pacientes relativamente hígidos que necessitem de ventilação mecânica apenas por um curto período de tempo durante anestesia geral para um procedimento cirúrgico ou de imagem. Nesses pacientes, o desmame ventilatório pode ser realizado diretamente através da remoção completa da ventilação mecânica (Etapa 3).

> Em animais na UTI que necessitem de ventilação mecânica por um período prolongado, a pressão de suporte ventilatório (PSV) e a ventilação mandatória intermitente sincronizada (do inglês *synchronous intermitent mandatory ventilation*, SIMV) têm sido utilizadas para retirada gradual do paciente da ventilação mecânica.

PRESSÃO DE SUPORTE VENTILATÓRIO NA RETIRADA DO SUPORTE VENTILATÓRIO

O uso da pressão de suporte ventilatório (PSV) foi descrito em 3 a 28% dos desmames ventilatórios de cães e gatos na UTI.[2,3] Essa é uma modalidade ventilatória espontânea, portanto, é indicada apenas em pacientes capazes de realizar esforços inspiratórios, mas que não sejam suficientes para manter a ventilação adequada (pressão negativa inspiratória baixa). O ventilador fornece pressão inspiratória adicional, aumentando aquela gerada pelos esforços inspiratórios do paciente. Essa pressão adicional é a pressão de suporte, e seu valor pode ser ajustado de modo a diminuir gradualmente o grau de suporte de acordo com o retorno da força muscular inspiratória do paciente.

> A vantagem da PSV é a de que o paciente mantém o controle do volume corrente (V_T), taxa de fluxo inspiratório e FR.

Uma possível desvantagem da PSV é a de que o paciente deve ser mantido conectado ao ventilador mecânico, o qual impõe certa resistência inspiratória aos esforços espontâneos do paciente. Além disso, se por algum motivo o paciente apresentar apneia, o ventilador não desencadeará um ciclo respiratório e o ocorrido dependerá de um monitoramento completo para que não passe despercebido.

A escolha da PSV inicial depende do paciente e sua enfermidade primária e pode ser titulada para se iniciar com a mínima pressão necessária a fim de se manter uma oxigenação e ventilação adequada. Essa pressão poderá, então, ser gradualmente reduzida a cada 2 a 3 cmH_2O. Uma PSV inicial de 12 cmH_2O e final (antes da desconexão do ventilador) de 2 a 5 cmH_2O foi descrita em cães.[2,7] O fluxo de ciclagem é ajustado de forma oposta, ou seja, seu valor inicial geralmente é baixo, sendo, então, aumentado com o retorno da força muscular respiratória. Um fluxo de 0,5 L/min pode ser utilizado inicialmente, seguido do aumento gradativo a cada 0,5 a 2 L/min. Com relação as outras variáveis ajustáveis da PSV, uma configuração típica no desmame ventilatório é a sensibilidade do disparo expiratório de 25% do pico máximo de fluxo inspiratório e tempo de subida (tempo de aumento da pressão para a pressão-alvo) de 0,5 segundo.

VENTILAÇÃO MANDATÓRIA INTERMITENTE SINCRONIZADA NA RETIRADA DO SUPORTE VENTILATÓRIO

O uso da SIMV é descrito em cerca de 47 a 57% dos desmames ventilatórios em cães e gatos na UTI[1,3] e em 22% dos casos de sucesso da retirada da assistência ventilatória.[2]

Esta modalidade ventilatória combina ciclos respiratórios mandatórios fixos desencadeados pelo ventilador e permite que o paciente realize esforços respiratórios assistidos e espontâneos.

Quando usado no desmame ventilatório, o número de ciclos mandatórios deverá ser reduzido gradualmente pelo clínico à medida que os esforços respiratórios espontâneos aumentem em frequência, transferindo o trabalho respiratório ao paciente. Essa redução é feita até que os ciclos inspiratórios do paciente compreendam a maior parte do volume minuto requerido.

Uma das vantagens da SIMV é que um volume minuto mínimo é garantido pelo ventilador, mesmo que o paciente falhe em desencadear um ciclo espontâneo. Sendo assim, é indicado para pacientes que alcancem os critérios para início do desmame, mas que não sejam capazes de manter uma ventilação adequada. Essa modalidade também é indicada para pacientes cujo desencadeamento de esforços inspiratório espontâneos ainda não seja consistente.

A desvantagem da SIMV é que o paciente recebe maior grau de assistência ventilatória comparado a outras modalidades, e talvez por isso seja a modalidade ventilatória associada a um desmame ventilatório mais prolongado em estudos no ser humano. Além disso, assim como na PSV, o paciente deve respirar através do circuito ventilatório, o qual impõe certa resistência inspiratória que não reflete exatamente a carga muscular respiratória que o paciente necessita alcançar ao ser desconectado do ventilador e extubado.

ETAPA 3 – RETIRADA COMPLETA DA VENTILAÇÃO MECÂNICA

TRE – Teste de Respiração Espontânea

A remoção completa da ventilação mecânica é conhecida como teste de respiração espontânea (TRE). É realizada em pacientes que apresentem um esforço inspiratório suficiente, traduzido pela pressão negativa inspiratória de no mínimo -10 cmH$_2$O.[6] A TRE consiste basicamente na interrupção da assistência ventilatória e desconexão do paciente do ventilador, inicialmente por alguns minutos, no paciente ainda intubado para monitoramento de sua resposta ventilatória e de oxigenação com autonomia. A duração da TRE é, então, prolongada gradativamente até que o paciente demonstre total capacidade de manter volume minuto e oxigenação adequados.

As vantagens dessa técnica é ser um método simples que não requer modalidades ventilatórias específicas. Não impõe resistência ao esforço inspiratório do paciente e, caso não seja capaz de manter a ventilação e oxigenação arterial adequados, o ventilador pode ser reconectado e a assistência ventilatória ser rapidamente reiniciada.

> A desvantagem da TRE é ser um processo abrupto, na qual o paciente deve assumir todo o trabalho respiratório de repente, além de não existir um período predeterminado para que seja aplicado diariamente. Assim, a TRE por meio da desconexão abrupta não é recomendada diretamente após longos períodos de ventilação mecânica. As chances de falha do desmame ventilatório são maiores nesses casos, pois tendem a apresentar maior grau de enfraquecimento ou atrofia da musculatura respiratória por desuso.

Peça em "T" ou Circuito de Bain

Outra forma de TRE é pela conexão do paciente a uma peça em "T" ou circuito de Bain, para que continuem recebendo suplementação de oxigênio através do tubo endotraqueal. Esses circuitos impõem menor resistência inspiratória por não apresentarem válvulas unidirecionais e canister, sendo indicados em pacientes pequenos e/ou aqueles que dependem apenas de uma PEEP baixa. A FiO_2 também poderá ser inicialmente ajustada para os mesmos valores que o paciente estava recebendo e, então, gradualmente reduzidos até 21%. Um fluxo de oxigênio de 150 mL/kg/h foi recomendado durante esta etapa do desmame ventilatório.[6]

Pressão Positiva Contínua em Vias Aéreas

Uma terceira técnica de TRE consiste na manutenção do paciente conectado ao ventilador com uma assistência ventilatória mínima através da pressão positiva contínua em vias aéreas (do inglês *continuous positive airway pressure* - CPAP).

O uso da CPAP no desmame ventilatório é descrita em 14 a 23% dos cães e gatos de UTI,[1,3] e em 66% dos casos de retirada com sucesso da ventilação mecânica.[2]

A CPAP mantém a pressão de vias aéreas positiva em todos os estágios do ciclo respiratório, sendo indicada em pacientes com tendência ao desenvolvimento de atelectasias pulmonares. Exemplos incluem pacientes obesos, geriátricos, com efusão pleural ou edema pulmonar, os quais podem ainda necessitar de PEEP mínima de 3 a 5 cmH_2O, que é, então, fornecida pela CPAP.[6] Nessa técnica, a FiO_2 também pode ser ajustada e gradualmente reduzida até 21%. Pelo fato de o paciente continuar conectado ao ventilador, os alarmes e o monitoramento do ventilador podem alertar sobre uma possível falha no TRE, ou seja, apneia.

Entretanto, uma desvantagem é a maior resistência inspiratória imposta pelo ventilador, o que pode levar a aumento do trabalho respiratório em um paciente cujos esforços inspiratórios ainda estão em fase de recuperação.

ÍNDICES PREDITIVOS DO SUCESSO DO DESMAME VENTILATÓRIO

Algumas variáveis foram avaliadas durante o TRE quanto à possibilidade de predizer sucesso ou falha do desmame ventilatório.

Índice de Ventilação Superficial Rápida

Na Medicina, a respiração rápida e superficial no momento da TRE foi associada à falha da retirada do paciente da ventilação mecânica. Esse tipo de respiração é caracterizado pela FR elevada e volume corrente (V_T) baixo, o que é traduzido pela taxa FR/V_T, também conhecida como índice de ventilação superficial rápida (IVSR). Um IVSR > 100 respirações/minuto/L durante o

TRE tem sido utilizado para predizer a falha do desmame ventilatório, ou seja, a necessidade de retorno à ventilação mecânica ou de reintubação em 24 horas.[13]

Na Medicina Veterinária, o valor do IVSR é altamente variável em razão das diferenças de FR e V_T consideradas adequadas para cada espécie animal. Em equinos hígidos, um IVSR $\geq$ 0,6 respiração/min/L foi correlacionado ao desenvolvimento de hipoxemia, hipercapnia ou acidose respiratória após a desconexão do ventilador (sensibilidade de 90% e especificidade de 90%).[9] O menor IVSR em equinos é explicado pela FR mais baixa e V_T mais alto comparados aos seres humanos. Apesar do fato de o IVSR não ter sido determinado em outras espécies animais, o desenvolvimento de uma respiração ofegante durante o TRE pode ser interpretado como um possível alerta de que o paciente poderá falhar no desmame ventilatório.

Fração de Espessamento do Diafragma

A fração de espessamento do diafragma (do inglês *diaphragmatic thickness fraction*, DTF) é outro índice que também tem sido utilizado na Medicina durante o TRE. A espessura do diafragma é mensurada ao fim da inspiração (volume pulmonar total) e ao fim da expiração (volume residual). A DTF é, então, calculada pela fórmula: [(espessura do diafragma ao final da inspiração – espessura do diafragma ao final da expiração) / espessura do diafragma ao final da expiração] × 100. Uma DTF < 30 a 36% durante o TRE foi associada a maior chance de falha do desmame ventilatório.[14]

PaO_2/FiO_2

A PaO_2/FiO_2 também foi estudada como índice preditivo do desmame ventilatório na Medicina Veterinária. Em equinos hígidos, a PaO_2/FiO_2 < 300 durante TRE foi associada a uma maior chance de desenvolvimento de hipoxemia e hipercapnia na recuperação anestésica (sensibilidade de 82% e especificidade de 89%).[9] Em cães com enfermidade pulmonar (hipoxemia) que necessitam de ventilação mecânica prolongada na UTI, uma PaO_2/FiO_2 < 200 imediatamente antes do desmame ventilatório foi associada à falha no desmame ventilatório e a uma taxa de sobrevivência de apenas 6% (sensibilidade de 80% e especificidade de 79%).[15] Em cães braquicefálicos, a PaO_2/FiO_2 de 210 ± 57 foi observada naqueles que acabaram sendo eutanasiados após desmame ventilatório, comparados a PaO_2/FiO_2 de 359 ± 92 observada naqueles que tiveram alta hospitalar.[3]

A falha no desmame ventilatório também foi indicada durante a TRE por V_T < 18 mL/kg em equinos hígidos[16] e pelo pH arterial < 7,30 em cães com enfermidade pulmonar (sensibilidade de 83% e especificidade de 77%).[15]

Outras variáveis, tais como $EtCO_2$ e pressão negativa inspiratória, também podem auxiliar na tomada de decisão para remover o paciente da ventilação mecânica. O essencial é que qualquer índice ou variável não deva ser interpretado de maneira isolada. O ideal é que sejam utilizados em conjunto com o julgamento clínico ao se decidir por prosseguir ou não com o desmame ventilatório. Além disso, a interpretação conjunta desses índices com os sinais clínicos durante a TRE pode antecipar possíveis complicações, auxiliando na pronta aplicação do tratamento caso ocorram.

ETAPA 4 – EXTUBAÇÃO

Na Medicina Veterinária, o desmame ventilatório é raramente desvinculado da extubação. A remoção da assistência ventilatória é seguida pela extubação, uma vez que pacientes conscientes e sem alterações neurológicas geralmente não toleram a presença do tubo endotraqueal. Uma exceção pode ser pacientes com um tubo de traqueostomia.

Pacientes ventilados através de um tubo de traqueostomia não necessitam ser extubados ao fim do desmame ventilatório, mas representam apenas cerca de 18% dos cães mecanicamente ventilados na UTI.[1]

A traqueostomia geralmente é considerada em casos de obstrução de vias aéreas em razão de enfermidade primária ou em cães braquicefálicos que necessitem de ventilação mecânica prolongada. Estima-se que 47% dos cães braquicefálicos necessitem de tubo de traqueostomia na UTI.[3] O tubo de traqueostomia ajuda a manter o fluxo de ar para os pulmões com menos resistência e espaço morto, diminuindo o esforço respiratório e a necessidade de sedação profunda ou anestesia geral durante a ventilação mecânica. Apesar dessas vantagens, a maioria dos animais conscientes geralmente não tolera a assistência ventilatória, mesmo através do tubo de traqueostomia. Além disso, existe a tendência de se movimentarem constantemente e possivelmente se desconectarem do ventilador, somado ao fato de que as traqueostomias podem apresentar complicações, como aumento de secreção traqueal, distensão do estômago com gás e aumento dos dias de hospitalização e custos na UTI.

Sendo assim, pacientes mecanicamente ventilados através de um tubo de traqueostomia geralmente também necessitam de sedação ou anestesia geral. Casos de animais com alterações neurológicas ou neuromusculares podem ser uma exceção, mas a escolha pela ventilação através do tubo de traqueostomia deve ser avaliada de acordo com cada caso individualmente.

Dadas essas considerações, cães braquicefálicos mecanicamente ventilados através de um tubo de traqueostomia não apresentam maior taxa de desmame ventilatório.[3] Além disso, recomenda-se a manutenção do tubo de traqueostomia por, no mínimo, 24 horas após desmame ventilatório, caso haja necessidade da retomada da ventilação mecânica.

Na maioria dos cães (82%) e em praticamente 100% dos gatos, a assistência ventilatória é proporcionada através de um tubo endotraqueal, portanto, a extubação é necessária ao fim do processo de desmame.[17] Nesses casos, a extubação é apenas considerada em pacientes que alcancem os seguintes critérios:

- Adequada resposta ao TER;
- Plano anestésico superficial ou completa recuperação da anestesia: presença de reflexo palpebral, tônus mandibular, reflexo de retirada e/ou movimentos espontâneos;
- Presença de reflexo de deglutição repetitivo e consistente;
- Tônus lingual.

Durante e após a extubação, o paciente deve continuar sendo monitorado para rápida detecção de possível falha no desmame ventilatório e, assim, encaminhamento a tratamento imediato.

A presença de hipoxemia como única alteração após extubação pode ser tratada com suplementação de oxigênio e não necessariamente é considerada uma falha no desmame ventilatório. Essa suplementação de oxigênio pode ser feita com *flow-by*, cânulas nasais, máscaras, câmeras de oxigênio (incubadoras) ou oxigênio com alto fluxo.

Caso o paciente continue hipoxêmico, mesmo com o fornecimento de oxigênio por uma dessas técnicas, a reintubação é indicada para fornecimento de assistência ventilatória, o que é então classificado como falha no desmame ventilatório.

FALHA NO DESMAME VENTILATÓRIO

A falha no desmame ventilatório foi descrita em 10 a 13% dos cães e gatos retirados da UTI em dois estudos retrospectivos.[1,2] Em um dos estudos, a falha no desmame foi observada apenas em cães cuja causa da necessidade de ventilação mecânica foi associada à hipoxemia causada por enfermidade pulmonar.[1] Esses pacientes necessitaram ser reintubados e a ventilação mecânica ser reinstituída, dos quais 7% foram a óbito por eutanásia ou parada cardiopulmonar.[1] Em outro estudo, 13% dos cães e gatos desmamados do ventilador apresentaram parada cardiopulmonar ou foram eutanasiados em 24 horas.[2] Taquipneia foi observada em todos esses pacientes, sendo que 35% também apresentaram hipoxemia, e 24% instabilidade cardiovascular.[2]

Pacientes que falham no desmame ventilatório geralmente se tornam agitados e ansiosos, taquipneicos ou dispneicos, além de apresentarem aumento no esforço respiratório, hipoxemia, cianose e/ou hipoventilação após extubação.[1,7]

A identificação da falha no desmame deve ser prontamente seguida de reintubação e fornecimento de assistência ventilatória e suplementação de oxigênio para reavaliação do paciente. Entretanto, essa identificação também requer certo julgamento clínico; por exemplo, agitação e ansiedade podem estar associadas à dor ou disforia. O aumento da temperatura pode representar uma resposta ao aquecimento do paciente anteriormente hipotérmico. Alguns casos de hipoxemia podem ser responsivos à suplementação de oxigênio e não necessariamente exigirem reintubação e retorno à ventilação mecânica (**Quadro 2**).

QUADRO 2 Alterações Indicativas de Falha na Retirada da Ventilação Mecânica

- Ansiedade e agitação;
- Taquipneia;
- Aumento do esforço respiratório ou dispneia;
- Hipoxemia (PaO_2 < 60 mmHg, SpO_2 < 90% ou cianose);
- PaO_2/FiO_2 < 300;
- Hipoventilação ($PaCO_2$ > 55 mmHg, $PvCO_2$ > 60 mmHg ou $EtCO_2$ > 50 mmHg);
- Taquicardia;
- Hipertensão (PAS > 180 mmHg ou PAM > 120) ou hipotensão (PAS < 90 mmHg ou PAM < 60 mmHg);
- Hipertermia ou aumento da temperatura > 1 °C;
- Julgamento clínico.

Fonte: Elaborada pelas autoras.

REFERÊNCIAS BIBLIOGRÁFICAS

1. Hopper K, Haskins SC, Kass PH, Rezende ML, Aldrich J. Indications, management, and outcome of long-term positive-pressure ventilation in dogs and cats: 148 cases (1990-2001). J Am Vet Med Assoc. 2007;230(1):64-75.
2. Cagle LA, Hopper K, Epstein SE. Indications and outcome associated with positive-pressure ventilation in dogs and cats: 127 cases. J Vet Emerg Crit Care (San Antonio). 2022;32(3):365-375.
3. Hoareau GL, Mellema MS, Silverstein DC. Indication, management, and outcome of brachycephalic dogs requiring mechanical ventilation. J Vet Emerg Crit Care (San Antonio). 2011;21(3):226-235.
4. King LG, Hendricks JC. Use of positive-pressure ventilation in dogs and cats: 41 cases (1990-1992). J Am Vet Med Assoc. 1994;204(7):1045-1052.
5. Blackwood B, Burns KE, Cardwell CR, O'Halloran P. Protocolized versus non-protocolized weaning for reducing the duration of mechanical ventilation in critically ill adult patients. Cochrane Database Syst Rev. 2014;2014(11):CD006904.
6. Mellema MS, Haskins SC. Weaning from mechanical ventilation. Clin Tech Small Anim Pract. 2000;15(3):157-164.
7. Calero Rodriguez A, Oostrom H, Grauw J. Long-term mechanical ventilation of an 8-week-old dog with idiopathic polyradiculoneuritis. Veterinary Record Case Reports. 2022;10(Issue 2).
8. Béduneau G, Pham T, Schortgen F, Piquilloud L, Zogheib E, Jonas M et al. Epidemiology of Weaning Outcome according to a New Definition. The WIND Study. Am J Respir Crit Care Med. 2017;195(6):772-783.

9. Ida KK, Fantoni DT, Souto MT, Otsuki DA, Zoppa AL, Silva LC *et al*. Effect of pressure support ventilation during weaning on ventilation and oxygenation indices in healthy horses recovering from general anesthesia. Vet Anaesth Analg. 2013;40(4):339-350.

10. Cagle LA, Hopper K, Epstein SE. Complications associated with long-term positive-pressure ventilation in dogs and cats: 67 cases. J Vet Emerg Crit Care (San Antonio). 2022;32(3):376-385.

11. MacIntyre NR, Cook DJ, Ely EW, Jr., Epstein SK, Fink JB, Heffner JE *et al*. Evidence-based guidelines for weaning and discontinuing ventilatory support: a collective task force facilitated by the American College of Chest Physicians; the American Association for Respiratory Care; and the American College of Critical Care Medicine. Chest. 2001;120(6 Suppl):375S-395S.

12. SBPT). ADMIBASBDPET. Diretrizes Brasileiras De Ventilação Mecânica. J Bras Pneumol; 2013;39(1 Suppl.1S).

13. Yang KL, Tobin MJ. A prospective study of indexes predicting the outcome of trials of weaning from mechanical ventilation. N Engl J Med. 1991;324(21):1445-1450.

14. Zambon M, Greco M, Bocchino S, Cabrini L, Beccaria PF, Zangrillo A. Assessment of diaphragmatic dysfunction in the critically ill patient with ultrasound: a systematic review. Intensive Care Med. 2017;43(1):29-38.

15. Bruchim Y, Aroch I, Sisso A, Kushnir Y, Epstein A, Kelmer E *et al*. A retrospective study of positive pressure ventilation in 58 dogs: indications, prognostic factors and outcome. J Small Anim Pract. 2014;55(6):314-319.

16. Ida KK, Fantoni DT, Souto MT, Otsuki DA, Zoppa AL, Silva LC *et al*. Effect of pressure support ventilation during weaning on ventilation and oxygenation indices in healthy horses recovering from general anesthesia. Vet Anaesth Analg. 2013;40(4):339-350.

17. Lee JA, Drobatz KJ, Koch MW, King LG. Indications for and outcome of positive-pressure ventilation in cats: 53 cases (1993-2002). J Am Vet Med Assoc. 2005;226(6):924-931.

18. Balakrishnan A. Current Standards and Practices in Small Animal Mechanical Ventilation. Advances in Small Animal Care 2. 2021;69-83.

Índice Remissivo

A

Acidemia, 53
Acidose Metabólica, 130, 131
   metabólica normoclorêmica, 130
   respiratória, 53, 129
Aeração pulmonar, 145
Agentes
   farmacológicos, 84
   agentes Reversores, 91
Ajustes Ventilatórios, 180
Alcalose
   metabólica, 131
   respiratória, 129
Alterações da
   oxigenação, 59
   alterações da Pós-carga, 67
   hemodinâmicas, 163
   Hemodinâmicas, 59
   na relação $\dot{V}_A/\dot{Q}$, 41
   neurológicas, 173
   pulmonares, 118
Alto Fluxo de Oxigênio, 195
Alto volume corrente, 106
Alveolar, 36
Analgesia, 181
Anestesia, 88
   geral, 181, 217, 151
   intravenosa total, 85, 139
Anestesias de longa duração, 118
Apneia, 183
Áreas de colapso pulmonar, 218
Assistência ventilatória, 177
   parcial, 231
Atelectasia, 41, 119, 125, 210, 209
   Intraoperatória, 150
   pulmonar, 150
Atelectasias, 60
   pulmonares, 95
Atracúrio, 90
Átrio direito, 64

B

Baixo volume corrente, 106
Baixos volumes correntes, 104
Balão, 73
Bloqueadores neuromusculares, 89
Brometo de rocurônio, 90
Broncoconstrição, 15
Broncodilatação, 15

C

Cálculo do VDFis/VT, 44
Cânula nasal de alto fluxo, 14
Capacidade
   de fechamento, 5
   inspiratória, 4
   pulmonar total, 4
   residual funcional, 3
   residual funcional, 4
   vital, 4
Capnografia, 111
   volumétrica, 115, 116
Capnometria, 112
Cetamina, 89
Choque Cardiogênico, 187
Choque circulatório, 58
Ciclagem
   por fluxo, 76
   por pressão, 76
   por Tempo, 74
   volume, 76
Ciclo respiratório, 71
Ciclos respiratórios por unidade de tempo, 71
Ciclos Ventilatórios, 76
Ciclo ventilatório normal, 7
Circuito de Bain, 233
Circulação pulmonar, 34
Cisatracúrio, 90
Colapso pulmonar, 219

Complacência, 8
  da caixa torácica, 64
  pulmonar, 64
Complicações pulmonares pós-operatórias, 105
Compostos carbamínicos, 31
Concentração
  arterial total de O_2, 29
  de Hb, 49
  de oxigênio no sangue arterial, 49
Constante de Tempo Ventilatória, 16
Controle
  da Ventilação, 33
  de pressão, 74
Contusão pulmonar, 168, 169
Coração-pulmão, 63
Corrente elétrica, 137
Curva de
  dissociação da oxiemoglobina, 30, 111
  de impedância global, 134
  de pressão venosa central, 159
  pressão-volume, 9

D

Débito cardíaco, 67
Decúbito, 218
  dorsal, 23, 54, 218
  esternal, 23, 178

  lateral, 23, 219
Degeneração valvar mitral mixomatosa, 188
Depressão do SNC, 130
Derrame pleural, 119
Desconforto respiratório, 89
Deslizamento pleural, 152
Desmame, 226
  da ventilação mecânica, 149
  ventilatório, 183, 227, 229, 230, 232-233, 236
Dexmedetomidina, 85, 87
Diâmetro das vias aéreas, 14
Difusão limitada, 43
Dióxido de carbono, 31
Disfunção respiratória, 218
Disparado
  pelo tempo, 73
  por fluxo, 74

  por pressão, 73
Distensão alveolar, 36
Distribuição
  da perfusão pulmonar, 35
  da ventilação, 35
  da ventilação pulmonar, 16
  Distribuição relativa do volume corrente, 133
Distúrbios ácido-básicos simples, 128
Doença pulmonar obstrutiva crônica, 193
Doppler, 156
Dose anestésica, 229
Drive neural respiratório, 209
Driving pressure, 19, 101, 102, 212

E

Ecocardiografia, 162
Edema
  agudo de pulmão, 190, 191, 192
  alveolar difuso, 203
  pulmonar cardiogênico, 186
  pulmonar não cardiogênico, 186
Efeito da
  Anestesia e decúbito, 22
  Idade, 23
  Obesidade, 23
Elastância, 8
Eletrocardiograma, 188
Enfermidade respiratória, 230
Enfisema pulmonar, 59
Equação do ar alveolar, 50
Equinos, 217, 218
  adultos, 3
Escore de reaeração em SARA, 148
Escore LUS, 149
Esforço inspiratório espontâneo, 66
Espaço morto
  alveolar, 43
  anatômico, 28
  das vias aéreas, 117
  fisiológico, 43, 115
  instrumental, 28
Espectrofotometria, 110
Estratégia de proteção pulmonar, 104
Estrutura pulmonar, 28
Exame

radiográfico, 120, 125
radiográfico do tórax, 118
complementares de imagem, 123
ultrassonográfico, 123
Expiração durante a ventilação controlada, 59
Extubação, 214, 234, 235

F

Falência de múltiplos órgãos e sistemas, 60
Fase expiratória, 71
Fibrose, 159
Fluidorresponsividade, 160
Fluxo
    expiratório, 6
    inspiratório, 6
    laminar, 12, 14
    sanguíneo cerebral, 175
    transicional, 14
    turbulento, 13, 14
Forças elásticas, 7
    e resistivas, 7
Fração
    de espaço morto fisiológico, 51
    de espessamento do diafragma, 234
    de oxigênio inspirada, 218
    de shunt, 51
    inspirada de O_2, 30
    inspirada de oxigênio, 72, 180
    volumétrica, 46
Fragilidade vascular, 159
Fratura de costelas, 167
Frequência respiratória, 56, 72
F-shunt, 51
Função pulmonar, 2

G

Gasometria arterial, 127
Gestação, 3

H

Hematose, 28
Hemogasometria, 127
    arterial, 53, 55

Hemotórax, 167
Hipercapnia, 40, 176
Hiperdistensão, 10
    alveolar, 59, 150
Hiperventilação, 34
Hipoventilação, 40, 53, 33, 55
    grave, 57
Hipovolemia, 59
Hipoxemia, 39, 95, 176
    peri-intubação, 210
    por shunt, 43
    Refratária, 176
Hipóxia, 39

I

Impedância, 133
Índice de ventilação superficial rápida, 233
Infarto agudo do miocárdio, 190
Inspiração na ventilação, 58
Insuficiência cardíaca congestiva, 67
Insuflação
    sustentada, 95, 221
Interdependência ventricular, 68
Interrupção da sedação, 229
Intersticial, 36
Intubação, 178
    orotraqueal, 178

L

Laparotomias, 41
Lei de
    Dalton, 47
    Fick, 29, 47, 48
    Frank Starling, 66
    Graham, 29, 48
    Henry, 29, 48
    Laplace, 10
    Ohm, 52
Lesão pulmonar
    aguda, 57
    grave, 169
    induzida pela ventilação, 5
    induzida pela ventilação mecânica, 60
    induzida pelo oxigênio, 60
Lesões pulmonares, 60

M

Manejo anestésico, 229
Manobra de recrutamento alveolar, 95, 137, 157, 213
Manobras ventilatórias, 42
Mecânica
    do sistema respiratório, 2
    ventilatória, 2
    ventilatória em diferentes espécies, 22
Método
    da superseringa, 20
    de Enghoff, 55
    de interrupção do fluxo, 18
    de regressão linear múltipla, 21
    do fluxo lento, 20
Métodos estáticos, 18
Midazolam, 86
Mistura venosa, 51, 53, 54
Modelo de três compartimentos pulmonares:, 37
Modelo linear unicompartimental, 21
Modos ventilatórios, 76, 82
Monitoração
    da ventilação, 221
    hemodinâmica, 155
Monitores multiparamétricos, 162
Monitorização da antibioticoterapia, 149
MRA, 220
Mudanças no retorno venoso, 66

O

Obstrução de via aérea, 130
Open Lung-PEEP, 213
Opioides, 87
Oxigenação arterial, 41
Oxigenioterapia convencional, 193
Oximetria de pulso, 110
    convencional, 111

P

Paciente
    cirúrgico, 150
    obeso, 208, 209
Pacientes neurológicos, 175
PEEP, 148, 157, 204, 213, 220
Perfusão, 218
    pulmonar, 34
Peso corporal, 9
Pneumonia, 119
    Associada à ventilação mecânica, 149
Pneumotórax, 151, 152, 168
    aberto, 8
Ponto de
    inflexão inferior, 9
    inflexão superior, 10
Posição de Trendelemburg, 41, 170
Posição quadrupedal, 218
Posicionamento em Trendelemburg, 56
Pressão
    alveolar, 7, 65
    arterial, 36, 155
    arterial invasiva, 156
    barométrica, 39
    circundante, 65
    controlada, 76
    das vias aéreas, 17
    de oclusão da artéria pulmonar, 52
    de perfusão cerebral, 174, 175
    de pico inspiratório, 5
    de platô, 18
    de recuo elástico, 16
    de suporte, 179
    de suporte não invasiva, 197
    de suporte ventilatório, 231
    de vapor da água, 39
    de vias aéreas, 5
    do átrio direito, 64
    elástica, 9, 17
    esofágica, 5
    expiratória final, 5
    expiratória final positiva, 72
    gerada pela musculatura respiratória, 16
    gerada pelo ventilador, 16
    inercial, 16
    intracraniana, 182
    intracraniana elevada, 182
    intrapulmonar, 63
    intratorácica, 64, 65
    média da artéria pulmonar, 52
    média de enchimento circulatório, 64
    motriz, 5
    motriz de sistema respiratório, 6
    no átrio esquerdo, 52

parcial, 46

parcial alveolar de CO_2, 32

parcial alveolar de O_2, 32

parcial alveolar média de CO_2, 44

parcial expirada mista de CO_2, 44

parcial inspirada, 39

pleural, 5, 65

positiva contínua, 197, 233

positiva contínua nas vias aéreas, 80

positiva expiratória final, 209

positiva no final da expiração, 5, 60, 96, 100

resistiva, 12, 16, 17

transmural do átrio direito, 65

transmural do ventrículo esquerdo, 67

transpulmonar, 5, 65

venosa central, 158

Propofol, 85

Pulmonar adequada, 226

R

Reaeração pulmonar, 145

Receptores muscarínicos, 15

Recrutamento alveolar, 106, 219

Induzido por PEEP, 148

Recuperação da anestesia, 183

Relação

inspiração/expiração, 72

PaO_2/FIO_2, 50

Resistência

do fluxo de ar nas vias aéreas, 12

tecidual viscoelástica, 12

vascular pulmonar, 52, 67

Respiração

aeróbia, 31

espontânea, 142

Restrição de ventilação, 130

Retorno venoso, 64

Ruptura diafragmática, 169

S

SARA, 148, 201, 204

Saturação de O_2 no sangue arterial, 49

Sedação, 181

e Anestesia, 84

Sensibilidade do disparo, 73

Sepse, 191

Shunt pulmonar, 59, 60

Sinais ultrassonográficos, 148

Síndrome

da angústia respiratória aguda, 57, 201

interstício-alveolar, 146

Sistema

cardiovascular, 209

endócrino, 209

nervoso central, 174

nervoso parassimpático, 15

respiratório, 7

vascular pulmonar, 67

Strain, 11, 12

Stress, 11, 12

Suplementação de oxigênio, 194

Suporte

de pressão, 79

ventilatório, 166

ventilatório não invasivo, 195

Surfactante, 11

T

Tecido adiposo, 208

Tempo

expiratório, 71, 72

inspiratório, 7, 72

Tensão superficial e surfactante, 10

Teste de respiração espontânea, 232

Tipo de manobra, 98

Tomografia computadorizada, 118, 119, 124

de tórax, 139

por impedância elétrica, 132, 221

torácica, 169

Trabalho ventilatório, 21

Transporte dos gases no sangue, 29

Traqueostomia, 178, 235

Trauma torácico, 166

Troca

gasosa pulmonar, 28

gasosa pulmonar normal, 38

Tubo de traqueostomia, 179

U

Ultrassom, 148

Pulmonar, 144, 151

Unidades de terapia intensiva, 84

V

Variação da pressão de pulso, 160
Variáveis de ciclagem, 74
Vasoconstrição pulmonar hipóxica, 35
Vasos de
    capacitância, 63
    de resistências, 63
Venosa, 36
Ventilação, 31
    assistida, 17
    assistida proporcional, 81
    bifásica com pressão positiva, 80
    com pressão positiva, 230
    controlada, 16, 217
    controlada mecânica, 142
    de suporte adaptativo, 81
    espontânea, 17, 193
    invasiva, 205
    mandatória controlada, 179
    mandatória intermitente sincronizada, 79
    mandatória intermitente sincronizada, 232
    mecânica, 56, 63, 70, 155, 176, 210, 227, 230
    mecânica intraoperatória, 212
    mecânica não invasiva, 166, 197
    monopulmonar, 42
    não invasiva, 84, 196, 205
    não invasiva por máscara de pressão positiva contínua nas vias aéreas, 14
    protetora, 170, 211
    pulmonar, 2
    total por minuto, 31
Ventiladores pulmonares em anestesia, 82
Ventilador pulmonar, 70, 73
Vet BLUE, 146
Volume, 7
    controlado, 78
    controlado com pressão regulada, 80
    corrente, 3, 31, 72
    de ar contido, 3
    pulmonar, 4, 14
    e capacidades pulmonares, 3
    sistólico, 161
Volutrauma pulmonar, 60

Z

Zonas de West, 35